Stb

Dr. med. RUEDIGER DAHLKE, Jahrgang 1951, studierte Medizin in München und bildete sich zum Arzt für Naturheilweisen und Psychotherapie fort. Von 1978 bis 2003 war er als Psychotherapeut tätig, 1989 gründete er zusammen mit seiner Frau Margit das Heil-Kunde-Zentrum Johanniskirchen. Heute ist er als Fastenarzt, Seminarleiter und Vortragender international tätig.

Dieses Buch spiegelt die 30jährige Erfahrung des Autors mit der Mandala-Therapie wider und bietet eine Fülle neuer Mandala-Darstellungen aus aller Welt und aus den verschiedensten Kulturen und Zeiten. Übungen bekommen ebenso ihren Raum wie einfache Rituale der Zentrierung und Konzentration auf das Wesentliche.

Ruediger Dahlke

Arbeitsbuch zur
Mandala-Therapie

30 Jahre im Kreis der Mandalas

Mit 166 Mandalas
zum Ausmalen

Nach alten Vorlagen und neuen Ideen von
Ruediger und Margit Dahlke,
ausgeführt von Elisabeth Mitteregger,
Julia und Andrea Druckenthaner,
Willi Weis und Ruediger Dahlke

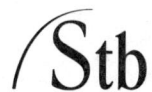

© 2010 Schirner Verlag, Darmstadt

Alle Rechte vorbehalten

ISBN 978-3-89767-682-4

1. Auflage

Umschlaggestaltung: Murat Karaçay, Schirner
Satz: Elke Truckses, Schirner
Printed by Reyhani Druck und Verlag, Germany

www.schirner.com

Inhalt

Vorwort 9

Warum ein Malbuch für Erwachsene? 12

Therapeutische Erfahrungen mit Mandalas 17
Einführung 17
Ehrlich machende Mandalas 21
Mandala-Therapie statt Diagnose 22
Diagnose-Andeutungen 25
Bisherige Therapie-Erfahrungen 27
Patiententypen oder die Malrichtung im Mandala 31
Seelentherapie im Mandala 33
Körperliche Krankheitsbilder und Mandala-Therapie 41
Energielenkung durch Mandala-Arbeit 43
Erschließung der inneren Energiequelle durch Mandalas 45
Mandala-Malen als Spieltherapie 47
Mandalas als Weg zur Vollkommenheit 49
Mandala-Rituale 51
Pädagogische Anwendungen und Erfahrungen 53

Das Mandala als Grundmuster der Schöpfung 56

Der Weg als Mandala 149

Mandalas der Kultur 169

Die kulturelle Universalität des Mandala
oder spirituelle Ökumene 198

Mandalas der Moderne 248
Anmerkungen 298
Literatur 299
Veröffentlichungen von Ruediger Dahlke 300

Für Naomi-Magdalena Dahlke

Danksagung

Für ihre Unterstützung bei der Erstellung der Mandalas danke ich Elisabeth Mitteregger, Julia und Andrea Druckenthaner und Willi Weis, für Unterstützung und Ideen Margit Dahlke.

»Ich erkannte immer deutlicher,
dass das Mandala das Zentrum ist,
es ist Ausdruck allen Lebens,
es ist der Weg der Individuation.«

C. G. Jung

Vorwort

Als ich vor 30 Jahren anfing – inspiriert von C. G. Jungs Arbeit und angeregt von persönlicher Vorliebe –, Mandala-Malen in die Psychotherapie einzuführen, war ich mir unsicher, ob sich derlei »Kindliches« würde durchsetzen können. Anfang der 80er Jahre begann ich das Buch »Mandalas der Welt« aus eigenem Spaß, andererseits aber auch um unseren Patienten ein eigenes Malbuch als Therapiebegleitung an die Hand zu geben. Dass es eine ganze Mandala-Mal-Welle auslösen würde, ahnte ich nicht im Mindesten.

Mit einem Wohnmobil von Kathedrale zu Kathedrale fahrend, malte ich die gotischen Fensterrosen ab, die mich mit jeder weiteren mehr zu faszinieren begannen und die ich bis heute als den Höhepunkt der Mandala-Kultur empfinde. Mit der Zeit enthüllten die besuchten Kathedralen Geheimnisse, die zwar von den Mandalas ausgingen, aber weit darüber hinausreichten. Allmählich fand ich überall in Natur und Kultur Mandalas und mir dämmerte, wie mit dem Mandala alles andere zusammenhing. Seitdem begleiten mich Mandalas auf Schritt und Tritt, und ihr Geheimnis, das Kreisen um die Mitte, hat mich nie mehr losgelassen.

Am Ende war eine strenge Auswahl der Bilder nötig, um das Buch nicht aus allen Nähten platzen zu lassen. Obwohl ich mit großem Engagement und geradezu Feuereifer bei der Sache war, fand ich lange keinen Verlag. Niemand traute sich, etwas so Unpopuläres zu drucken. Die Mandalas und ich bekamen überall zwar nette, aber deutliche Absagen. Zwanzig Jahre später gibt es inzwischen kaum noch einen Verlag, der sich nicht an die Mandala-Welle gehängt hätte. Unter jeweils etwas veränderten Schwerpunkten wurde die Malbuch-Idee von »Mandalas der Welt« oft kopiert. Das Wundervolle dabei ist der offenbar dahinterstehende und noch immer wachsende Wunsch nach Mandalas. Heute hat sich das Mandala auch bei uns, wo es lange verloren schien, aus eigener Kraft wieder Räume geschaffen. Ohne Werbefeldzüge und Unterstützung der Presse steckte ein Mandala-Freund den anderen an, und so entstand eine Art Welle, das Feld der Mandalas[*].

Meine Schwierigkeiten Anfang der 80er Jahre des letzten Jahrhunderts, ein Zuhause für die Mandalas zu finden und jemanden für sie zu begeistern, beruhten darauf, dass sich niemand vorstellen konnte, dass etwas so Einfaches »gehen« würde. Die Mandalas aber gehen und gehen und gehen, und so will ich sie nach den frühen Anfängen, die zu »Mandalas der Welt« führten, nun auch persönlich weitergehen lassen.

Gewissermaßen als »Vater« der Mandala-Mal-Welle und nach mehr als 30 Jahren Umgang mit ihnen schien es mir an der Zeit, einen Schritt weiterzugehen bzw. zu malen und die gemachten therapeutischen Erfahrungen in der Hoffnung zu veröffentlichen, dass sie noch mehr Patienten und Suchenden auf dem Lebensweg weiterhelfen mögen.

Bezüglich der Malvorlagen für den zweiten praktischen Teil haben wir uns an bewährte Handarbeit gehalten und bewusst auf maschinelle Perfektion verzichtet, wie sie inzwischen mit Computerhilfe längst möglich ist. Da aber auch der Computer zu einem wesentlichen Teil unserer modernen Welt geworden ist, hat Willi Weis die Urprinzipien-Mandalas mit seiner Hilfe erstellt wie auch die Mandalas in dem speziellen Kapitel »Mandalas aus der modernen Welt«. Eigentlich kommt dem Mandala Vollkommenheit nur in der immateriellen Mitte zu; draußen in der Peripherie, die für die polare Welt der Gegensätze steht, ist sie nicht angemessen, was der Computer ignoriert. So jedenfalls empfinden Menschen aus Mandala-Kulturen bzw. aus solchen, die bis heute in der Bewusstheit von Mandalas leben. Wir haben also ansonsten nur jenes Handwerkszeug verwendet, das schon den Arbeitern der Bauhütten zur Verfügung stand: Zirkel, Win-

---

[*] Zur Feld-Idee siehe die CD Ruediger Dahlke »Bewusstseins-Felder« (Goldmann-Arkana-Audio)

kelmaß und Lineal. Die drei haben offensichtlich ausgereicht, die gotischen Kathedralen zu errichten mit ihren unübertroffenen Mandala-Fensterrosen.

Warum ein Malbuch für Erwachsene?

Diese Frage wurde mir oft und manchmal geradezu aggressiv gestellt. Malbücher seien doch Kinderkram. Mandalas sind tatsächlich grundsätzlich in jedem Lebensalter zu empfehlen. Weil sie das ganze Leben in sich umfassen, können sie auch jede Lebensphase begleiten. Sicher ist es aber kein Zufall, dass Kinder mit Malbüchern beginnen und sich darin üben, vorgegebene Strukturen nachzuvollziehen. Tatsächlich ist der Mensch insgesamt viel mehr in einen vorbestimmten Rahmen gestellt, als er sich zumindest im Westen eingesteht. Das Mandala mit seinen festen Rahmenbedingungen ist ein gutes Abbild unserer wahren Situation. Beim Ausmalen vorgegebener Strukturen üben wir, uns einzufügen in ein Muster, das wir vorgefunden haben und nicht wesentlich verändern können. Wir dürfen und sollen ihm allerdings unsere ganz persönliche Note geben. Auch wenn tausend Menschen dasselbe Mandala ausmalen, kommen keine zwei gleichen dabei zustande.

Wenn also Kinder an Malbuchvorlagen üben, dem Leben ihre Farben zu geben, lernen sie zugleich, feste Vorgaben zu beachten. Zu oft wird dieser Aspekt heute heruntergespielt und die Freiheit betont. Das entspricht zwar unserer Zeit, aber nicht dem Leben und folglich auch nicht dem Mandala. Ganz abgesehen davon, dass Mandala-Ausmalen fast allen Kindern – großen wie kleinen – Spaß macht. Statt das christliche Wieder-werden-wie-die-Kinder in den Schatten beziehungsweise Körper sinken zu lassen, wie etwa bei der Krankheit Alzheimer, wären wir gut beraten, unserem inneren Kind mehr Spielraum zu lassen, wie es im Mandala geschieht.

Natürlich ist auch Kreativität ein wichtiges, oft zentrales Thema, aber damit haben wir weniger Probleme. Urprinzipiell ist sie dem Sonnenprinzip zugeordnet, das bei uns keineswegs unterrepräsentiert, sondern in höchsten Ehren gehalten wird. Das zuverlässige Befolgen der Gesetze, das freiwillige Sich-Unterordnen unter zeitlose Gegebenheiten entspricht dagegen dem Urprinzip Saturn, mit dem wir heute große Probleme haben und das der »Astrologie« der Illustrierten als großes Unglück gilt. Insofern wäre es für die meisten wohl wichtiger, Mandalas auszumalen als sie freischaffend zu konstruieren. Wenn letzteres mehr Spaß macht, zeigt das nur, dass eben viel mehr Lust auf das Sonnenprinzip besteht als auf das des Saturn. Da aber jedes Urprinzip unersetzlich ist und Respekt einfordert, leiden wir viel mehr an saturninen Problemen.

Wenn ich mir drei Jahrzehnte medizinische und psychotherapeutische Praxis im Rückblick anschaue, finde ich ungezählte Dramen, die sich um das Nichtbeachten von (kosmischen) Gesetzen ranken, und deutlich weniger, die ihren Ursprung in ungelebter Kreativität haben. Diese Gesetze wie sie in »Die Schicksalsgesetze – Spielregeln fürs Leben«[*] dargestellt sind, zu lernen und zu beachten, gehört zu den großen Aufgaben unseres Lebens.

Nicht wenige Menschen erkranken allerdings auch an einer Mischung aus beiden Problemen, daran nämlich, wenn sie weltliche Gesetze für absolut halten, während sie die kosmischen ignorieren und so mangels Initiative und Kreativität gar nicht mehr zu ihrem eigenen Leben finden.

So hat es also sicherlich Sinn, im freien Malen Kreativität zu üben und Erfahrungen darin zu machen, von Menschen gezogene Grenzen zu überwinden, was wir dem uranischen Prinzip zuordnen würden. Noch viel wichtiger aber erscheint mir, dass wir wieder lernen, uns den kosmischen bzw. göttlichen Gesetzen unterzuordnen, die unser Leben bestimmen, ob wir das nun wollen oder nicht. Beim Mandala-Malen geschieht aber genau das auf angenehme Weise. Darin sehe ich auch dessen beispiellosen Erfolg in der Vergangenheit begründet. Ohne uns dessen meist richtig bewusst zu sein, üben wir hier eine der wichtigsten Aufgaben, die uns das Leben stellt.

---

[*] Ruediger Dahlke »Die Schicksalsgesetze – Spielregeln fürs Leben: Polarität – Resonanz – Bewusstsein«, (Goldmann)

Mit kosmischen Gesetzen meine ich dabei gar nicht nur die großen Zusammenhänge wie das Polaritäts- oder Resonanzgesetz, sondern auch so profane Dinge wie zum Beispiel eine artgerechte Ernährung oder die Notwendigkeit, Ruhe und Bewegung in ein natürliches Verhältnis zu bringen. Wer wie der Mensch als Allesfresser mit einer starken Tendenz zu vegetarischer Kost geboren wurde, braucht sich nicht zu wundern, wenn er unter täglicher, über Jahrzehnte praktizierter Eiweißmast allmählich zum Arteriosklerotiker oder Rheumatiker verkommt. Er hält sich nicht an die Gesetze und muss dafür bezahlen. Dass eine große Mehrheit sich nicht um diese Regeln kümmert, ändert nichts an deren Wirksamkeit. So kommen wir dann eben auf circa fünf Millionen Rheumatiker allein in Deutschland und einen Stand der Verkalkung, der seinesgleichen sucht und bereits mit der Pubertät beginnt. Das Erkennen und daraus folgende Anerkennen der Grundgesetze dieser Schöpfung ist der wirkungsvollste Schritt, das eigene Leben in den Griff zu bekommen, wie ich seit Jahrzehnten in entsprechenden Seminaren erlebt habe.

Wahrscheinlich hat der westliche Mensch, der im Allgemeinen in die Idee verliebt ist, alles in jedem Moment selbst bestimmen und entscheiden und sich über alle Gesetze hinwegsetzen zu können, deshalb das Mandala so lange ignoriert, weil es ihm den Rahmen seines Lebens und damit ein gerüttelt Maß an Vorbestimmung so deutlich vor Augen führt. Erst in den letzten drei Jahrzehnten, die deutlich machten, dass unsere »Machergesellschaft« an ihre Grenzen stößt und anfängt, uns und unseren Heimatplaneten zu gefährden, konnte das Mandala den Weg zurück ins Bewusstsein finden. Zunehmend wird den Menschen der Industrienationen klarer, dass sie durchaus nicht die Mittel und schon gar nicht die Macht haben, ihr Leben gegen die Gesetze der Schöpfung zu leben. Eigentlich müsste jedem bewusst sein, dass es nicht einmal gelingt, die wesentlichen Lebensübergänge, wie sie im Mandala aufscheinen, zu kontrollieren. Ob wir Empfängnis und (Er-)Lösung im Mittelpunkt des Mandala betrachten oder die Lebensmitte in seiner Peripherie – die Erfolge moderner Medizin sind anerkennenswert, aber sie bleiben doch sehr vordergründig und können an den wesentlichen Rahmenbedingungen menschlichen Lebens nichts ändern.

Zwar setzen wir alles daran, den Tod aufzuhalten, müssen aber trotzdem immer wieder erkennen, dass er am längeren Hebel sitzt. Selbst wenn wir Sterbenden noch schnell einzelne Organe entnehmen und so seine Einzelteile am Sterben hindern, um mit ihnen das Sterben anderer Patienten zu verhindern, bleibt das doch alles Stückwerk gegenüber der überlegenen Macht und stillen Würde des Todes, dem zum Schluss immer das letzte Wort bleibt.

Was beim Tod noch den meisten klar ist, gerät bei anderen Lebensübergängen zunehmend in Vergessenheit. Eigentlich können wir auch den Zeitpunkt des Wechsels in der Lebensmitte nicht bestimmen, doch lassen wir kaum etwas unversucht, um es wenigstens zu versuchen. Mittels flächendeckender Hormontherapie versuchten Gynäkologen allen Ernstes, ihnen anvertrauten Frauen die Erfahrungen des Wechsels zu ersparen und bescherten ihnen dadurch doch nur in erschreckendem Ausmaß Brustkrebs. Der Grund lag auf der Hand. Immer weniger Menschen hatten Lust, wenn sie in der Peripherie des Mandala angekommen waren, umzukehren und sich auf den Heimweg der Seele zu begeben. Könnten wir frei entscheiden, wann wir wechseln wollen, würden sich wohl die wenigsten vor ihrem hundertsten Lebensjahr dazu entschließen. In Wirklichkeit beginnt die Menopause aber statistisch mit 51 Jahren.

Nach der gleichen Logik, nach der Frauen die Erfahrung des Wechsels hormonell unterdrückten, könnten wir demnächst auch den Kindern die Pubertät ersparen. Immerhin ist es doch auch unangenehm, wenn plötzlich die vertrauten Spiele keinen Spaß mehr machen, *kind* sich nirgendwo und schon gar nicht in der eigenen Haut wohlfühlt und die wunderschöne Zeit der Kindheit dahinsiecht. Medizinisch könnte man bei Mädchen zum Beispiel Anti-Östrogene geben, die uns aus der Brustkrebstherapie vertraut sind. So weit allerdings treiben wir den Wahnsinn in diesem Lebensabschnitt noch nicht, um so leichter könnten wir in der Analogie erkennen, wie weit es in anderen Bereichen schon mit uns gekommen ist.

Bei genauer und ehrlicher Betrachtung müssen wir erkennen, dass das ganze Leben eine Mischung aus Malbucharbeit und freiem Malen ist. Allerdings ist das Malbuch mit seinem Nachvollzug eines vorgegebenen Rahmens das grundlegendere Thema und kommt daher im Leben auch zeitlich lange vor dem freien kreativen Malen. Dass es später vielen Erwachsenen eher gegen den Strich geht, hat mit unserem Zeitgeist und seiner Verkennung der Wirklichkeit zu tun. Tatsächlich ist Malbuchmalen Kindersache. Dass es trotzdem so vielen Erwachsenen Spaß macht und für noch mehr Menschen wichtig wäre, ist ein Symptom unserer Zeit, die mangels entsprechender Bewusstheit für die Übergänge des Lebens und die dazu notwendigen Rituale kaum noch Erwachsene hervorbringt.

Wichtig für die Entwicklung sind meist gerade die Dinge, die schwerfallen, und so ist es naheliegend, zuerst zu lernen, sich in Unabänderliches zu fügen, bevor wir darangehen, das zu gestalten, was unserer Entscheidung und unseren kreativen Möglichkeiten zugänglich ist. Wunderbar kommt diese Erkenntnis in folgender Bitte zum Ausdruck:

> »Lieber Gott, gib mir die Demut zu akzeptieren, was ich nicht ändern kann, die Kraft zu ändern, was ich ändern kann, und die Weisheit, das eine vom anderen zu unterscheiden.«

Erst wer Meister im Nachvollziehen geworden ist, wer das *Dein Wille geschehe* anerkannt hat, kann in der Kreativität sein volles Potenzial ausschöpfen. So ist Malbucharbeit als Nachvollzug vorgegebener Muster für Kinder wie Erwachsene gleichermaßen wichtig. Wenn kleine und große Kinder sich im Nachvollziehen vorgezeichneter Strukturen üben, lernen sie dabei gleichsam symbolisch Demut gegenüber der Schöpfung. Das wird sie auch befähigen, später ihrer Kreativität im freiem Gestalten noch engagierter Ausdruck zu verleihen. Unschwer lässt sich beobachten, dass gerade jene Menschen, die der vorgefundenen Schöpfung mit Demut begegnen und den großen Rahmen ihres Lebens annehmen, zugleich diejenigen sind, die sich in schöpferischer Hinsicht besonders hervortun.

Therapeutische Erfahrungen mit Mandalas

Einführung

Jahre nach Erscheinen von »Mandalas der Welt« erhielt ich einen Brief von einer jungen Ärztin mit einer erstaunlichen Frage bezüglich der Wirkung von Mandalas. Auf dem Weg zur Fachärztin für Neurologie musste sie ein Pflichtjahr in der Psychiatrie ableisten. Dort landete sie in einer geriatrischen Abteilung mit minimalen therapeutischen Ansprüchen, wo eigentlich nur das Leiden alter, psychiatrisch auffällig gewordener Menschen mehr schlecht als recht verwaltet wurde. Eine Zeit lang versuchte sie, sich dagegen zu stemmen und therapeutische Ansätze einzubringen, aber allmählich verbrauchte sich ihre Energie am zähen Widerstand von Psychiatern und Patientinnen, die beide längst resigniert hatten.

Durch einen Zufall war ihr mein Mandala-Malblock* in die Hände gefallen, und weil schon alles andere versagt hatte, begann sie, wenigstens Mandalas und Stifte zu verteilen und ließ diejenigen ihrer Patientinnen, die Lust dazu hatten, Mandalas malen. Allmählich hing die Station voll davon, und das Malen breitete sich immer mehr aus. Es machte offenbar auch Patientinnen Spaß, von denen das niemand mehr erwartet hatte, da es so leicht war und ohne jede Anleitung nachgemacht werden konnte. So wurde es zu einer Art harmloser, aber sehr ansteckender »Seuche«, wie einer ihrer Kollegen bemerkte. Nach Wochen ohne Anzeichen von Nachlassen der Mandala-Mal-Lust ergaben sich erstaunliche Veränderungen unter den Patientinnen. Nicht nur erschienen sie der Ärztin zentrierter und ruhiger, auch die Stimmung war insgesamt harmonischer und heiterer geworden. Zwei alte Damen, die schon seit Jahren nicht mehr sprachen und

---

* Ruediger Dahlke »Mandala-Malblock«, Neptun Music München

auch sonst kaum mehr Kontakt aufnahmen, fingen zum Erstaunen aller ebenfalls an zu malen. Als eine von ihnen schließlich wieder zu sprechen begann, wurde der Verdacht immer stärker, dass all das mit den Mandalas zusammenhängen müsse. Als auch die zweite begann, sich wieder verbal einzubringen, war sich die junge Ärztin sicher, mit den Mandalas auf ein eigenartiges Geheimnis gestoßen zu sein.

Von solchen Erfahrungen und ans Wunderbare grenzenden Geschichten habe ich inzwischen viel gehört. Leider sind sie meines Wissens niemals wissenschaftlich verfolgt worden, einfach weil sich unsere Wissenschaft um solche Phänomene grundsätzlich nicht kümmert. Welcher Konzern, welche Universität würde schon eine Studie über die Wirkung von Mandalas auf psychiatrische Patienten finanzieren? Die Tatsache, dass daran nichts zu verdienen ist, mag deutlich machen, warum das auch in Zukunft nicht zu erwarten ist. So wurde die Mandala-Welle auf der Station mit dem Weggang der jungen Ärztin auch wieder abgewürgt, schon allein wohl deshalb, weil der alte Trott einfacher zu organisieren war. Patienten, die nicht mehr sprechen und sich wie Topfpflanzen verwalten lassen, sind bequemer.

So bleibt nichts übrig, als aus einzelnen Beobachtungen und Erfahrungen Schlüsse zu ziehen und sich ein Bild zu machen. Dieses wurde im Laufe von 30 Jahren – dem Mandala entsprechend – immer runder. Viele der Erfahrungen sind zu anrührend, um sich in dürren Worten vermitteln zu lassen. Das wird hoffentlich später beim eigenen Malen geschehen.

Werden sie zu sachlichen Berichten zusammengefasst, bleibt etwas Wesentliches auf der Strecke, das mit der wundervollen Eigenschaft der Mandalas zusammenhängt, Menschen auf berührende Weise zu emotionalisieren, zu sammeln und zu integrieren. Wir haben bisher kaum Erfahrung darin, den menschlichen Individuationsprozess in Worte zu kleiden, weil diese Gesellschaft ihn bis zu C. G. Jungs bahnbrechenden Arbeiten gar nicht beachtenswert fand und auch seither im Wesentlichen wieder links liegen lässt. Lediglich Randgruppen kümmern sich im gesellschaftlichen Abseits der spirituellen Szene darum. Das mag vor allem erstaunlich wirken, da die archaischen Kulturen gar kein anderes Ziel kannten als diesen Weg.

Die Mandalas jedenfalls scheinen diesen Entwicklungsweg anzustoßen, und da er etwas äußerst Individuelles und jedem Menschen Eigenes ist, sind die Wirkungen der Mandalas so vielfältig und schwer zu katalogisieren. Man könnte pauschal sagen, Mandalas erleichtern die »Menschwerdung«. Nun mag auch das in modernen Ohren eigenartig klingen, weil wir uns im Westen ja spätestens ab der Geburt bereits für Menschen halten. Was im juristischen Sinne natürlich auch stimmt, ist in entwicklungspsychologischer Hinsicht durchaus problematisch. Die Inder gehen davon aus, dass wir ein Leben lang darum zu ringen haben, uns zum wahren Menschsein empor zu entwickeln. Auch in der westlichen Esoterik nahm Gurdjieff an, dass dem Erwachen zum Menschsein ein langer aufwendiger Entwicklungsprozess vorausgehen muss. Dabei helfen offensichtlich Mandalas jedem in der für ihn besten Weise.

Wie schon erwähnt, habe ich einmal eine Gruppe von vielen hundert Menschen dasselbe Mandala malen lassen, und es kamen keine zwei gleichen dabei heraus. Andererseits habe ich das doch einmal in einer unserer Fastengruppen erlebt, bei einem beliebten *Mandala-Spiel*, das an dieser Stelle gleich als *erste Übung* zur Nachahmung empfohlen sei. Die Teilnehmer hatten Zweiergruppen gebildet und jeweils ein Mandala in der Diagonale durchgeschnitten. Die beiden gingen anschließend mit sieben Farbstiften und ihrer jeweiligen Mandala-Hälfte in den entgegengesetzten Teil des Saales. Die Aufgabe bestand nun darin, sich so auf den anderen einzustellen, dass ein farblich möglichst übereinstimmendes Mandala dabei herauskäme. Als die Hälften nach einer halben Stunde wieder zusammengesetzt wurden, gab es wie meistens einige verblüffende Übereinstimmungen, aber kein wirklich identisches Mandala.

Allerdings machten wir eine erstaunliche Erfahrung am Ende der Woche. In der Gruppe war ein älteres Ehepaar, wobei sich beide andere Partner zu dieser Übung gewählt hatten. Die Übereinstimmung ihrer Mandala-Hälften mit denen ihrer beiden

Wahlpartner war gering und jedenfalls nicht über der Zufallswahrscheinlichkeit. Als wir aber am letzten Tag die Mandalas wieder auseinandernahmen, damit jeder seine Hälfte mitnehmen könne, stellte sich wie »zufällig« heraus, dass die beiden Hälften der Ehepartner wohl nicht mit denen der gewählten Partner, aber dafür untereinander vollkommen zusammenpassten. Die statistische Wahrscheinlichkeit dafür liegt im Bereich eines Lottovolltreffers.

Beide waren davon zu Tränen gerührt, was im Zusammenhang mit Mandalas nicht so selten geschieht, weil tiefe emotionale Bereiche angesprochen werden. Beide hatten offenbar ihre *bessere Hälfte* im jeweiligen Partner gefunden. Andererseits zeigte die Erfahrung wohl auch, dass sie sich intuitiv so aufeinander eingestellt hatten, dass ihnen das mit anderen kaum noch gelang.

Solche und andere Übungen und Spiele mit Mandalas können uns in tiefe Gefühlsbereiche bringen. In diesem Fall ergibt die Übung ganz nebenbei auch noch einen guten *Intuitionstest*. Wenn auch die meisten dabei keine Erfahrungen machen, die über die Zufallstrefferquote hinausgehen, erreichen doch immer wieder einige eine Übereinstimmung, die aller statistischen Wahrscheinlichkeit widerspricht und dann der Beziehung in diesem Moment und weit darüber hinaus eine besondere Energie vermittelt.

Ehrlich machende Mandalas

Eine andere ebenfalls unbeabsichtigte Erfahrung zeigte auf eindrucksvolle Weise die Tiefe der Mandala-Symbolik. Wir hatten in einer Gruppe Mandalas gemalt und diese dann alle zusammen zu einem großen Mandala zusammengefügt und aufgehängt. Als die ehemalige Partnerin eines Gruppenteilnehmers plötzlich hereinplatzte, wurde sie gefragt, welches der Mandalas sie am meisten ansprächt. Ohne auch nur einen Augenblick zu zögern, zeigte sie spontan auf dasjenige ihres Exmannes. Der war daraufhin ebenso verblüfft wie sie selbst. Vor allem aber die ebenfalls anwesende neue Freundin des Mannes reagierte äußerst emotional und betroffen. Zwischen den dreien entwickelte sich sofort eine ziemlich heftige Dynamik. Alle Beschwichtigungsversuche im Sinne von: »Das war doch nur ein Spiel!« oder »Das ist doch nur ein Mandala!« brachten keine Linderung in das Chaos der aufgebrochenen Emotionen. Dieser Abend wurde der Anlass zur späteren Trennung des neuen bzw. zur Wiedervereinigung des ursprünglichen Paares. Offenbar hatte ihnen das Mandala bzw. die Spontanwahl der Exfrau mitgeteilt, dass da doch noch einiges zwischen ihnen unerfüllt war und darauf brannte, gelebt zu werden. So hatte das Mandala-Spiel die Entwicklung dieser drei Menschen angestoßen. Die beiden kamen wieder zusammen, um Begonnenes weiterzubringen, die nun verlassene Frau konnte schließlich einsehen, dass der Platz neben ihm sowieso nicht frei gewesen war.

Die Mandalas hatten es auf die ihnen eigene, schwer erklärliche Art und Weise ans Tageslicht gebracht. Wenn wir sie nur lassen, leisten sie in dieser Hinsicht Erstaunliches und können nicht nur viel über das eigene Seelenleben aussagen, sondern offenbar auch Verbindungen zu anderen Menschen auf Ebenen zeigen, die tiefer reichen, als der Intellekt oft verstehen kann.

Mandala-Therapie statt Diagnose

Diagnosen mittels Mandalas sind ein besonders beliebtes Thema. Die Vorstellung, so rasch aus einem Kreisbild mehr zu wissen als andere, noch dazu auf eine Art, die viele nicht durchschauen, mag einige beflügeln. Auch wenn die oben angeführten Beispiele auf ihre Art eindrucksvoll sein mögen, gibt es viel einfachere und vor allem verlässlichere Methoden, Diagnosen zu stellen. Aber es gibt im seelischen Bereich kaum bessere und vor allem einfachere Methoden der Therapie!

Dass moderne Menschen Diagnosen mehr faszinieren als Therapien, offenbart die Schulmedizin, die in manchen Fächern bei einem bewundernswerten Arsenal an Diagnosemethoden im Therapiebereich auf einem geradezu kläglichen Niveau bleibt. In der Neurologie können Patienten wochenlang mit den raffiniertesten Diagnosemethoden durchgecheckt werden, in der Therapie läuft es dann aber meist auf die lapidare Frage hinaus: Kortison oder nicht? Auch die meisten anderen Bereiche kranken zumindest an der Überbetonung der Diagnose wie etwa die Dermatologie, die in der Therapie ähnlich wenig zu bieten hat.

Bei den Mandalas ist es zum Glück genau umgekehrt. Sie bringen therapeutisch enorm viel, auch wenn wir oft gar nicht genau wissen, wie und warum. Zudem ist es extrem einfach, sie therapeutisch anzuwenden. Jeder kann mit ihnen spontan umgehen und wird im Handumdrehen sein eigener Therapeut. Es braucht auch nicht die geringste Ausbildung zum Mandala-Therapeuten. Das allerdings mag auch etwas Enttäuschendes haben, denn wir neigen ja doch im Allgemeinen eher zu komplizierten Dingen, die lange Ausbildungen erfordern. An den Mandalas ist aber gerade der einfache Umgang so faszinierend. Überhaupt kann man bei intensiverer Beschäftigung in vielen Bereichen feststellen, dass die wirklich guten Hilfen oft einfach sind. Edward Bach, der aus ein paar Wildkräutern und wenigen anderen Pflanzen sein bestechendes Heilsystem der Bachblüten entwickelte, wurde nicht müde, dessen Einfachheit (»simplicity«) hervorzuheben und immer wieder zu betonen.

Wer sich nur auf die Beschäftigung mit Mandalas einlässt, wird sein eigener Therapeut, und *Eigentherapie* sollte eigentlich immer Vorrang vor jeder Fremdtherapie haben. Wer andere zum Mandala-Malen animiert, vermittelt eine wundervolle Therapie, auch wenn er sein eigenes Therapeutsein deswegen nicht zu sehr hochstilisieren sollte. Andererseits gibt es kaum einen besseren Rat bei vielen seelischen Problemen. Insofern wäre es sehr wünschenswert, wenn mehr mit Mandalas therapiert würde. Wo das Malen eines Mandala beruhigender wirkt als ein entsprechender Tranquilizer, ist es offensichtlich vorzuziehen. Allerdings haben die Tranquilizer eine nicht zu unterschätzende Lobby in der Pharmaindustrie und bei deren Handlangern. Die Mandalas haben nur die Resonanz auf ihrer Seite, die sie in den Menschen hervorrufen. Dass sie bisher noch kaum von Ärzten verschrieben werden, liegt wohl vor allem daran, dass die sie noch nicht ernst nehmen und vielleicht auch Angst haben, von den Patienten nicht ernst genommen zu werden, wenn sie Mandala-Malen täglich morgens und abends empfehlen, und das auch noch der ganzen Familie oder wenigstens an den Wochenenden. Aber selbst hier zeichnet sich Bewegung ab. Ähnlich wie schon zunehmend Ärzte angefangen haben, ab und zu statt Pillen geführte Meditationen zu bestimmten Symptomen zu verschreiben, kann man nun auch schon erleben, dass hin und wieder Mandala-Malen empfohlen wird.

Man stelle sich nur vor, die ganze Familie versammelt sich um den berühmten runden Tisch: bei beruhigender Musik werden Mandalas ausgeteilt, während man sich um einen großen Haufen Malstifte versammelt. Die Kinder werden große Freude haben, mit den Großen zu malen und das gemeinsame Ritual wird sie zentrieren und in ihre Mitte bringen. Aber auch die Eltern werden Ähnliches erleben und wahrscheinlich noch viel nötiger haben. Nach solch einer halben Stunde wird das Gefühl von Familie gewachsen sein – es macht etwas aus, wenn man solche Zeiten miteinander verbringt, während denen man um dieselbe Mitte kreist.

Wie bei vielen Neuerungen aus dem spirituellen Bereich, die die Medizin betreffen, sind leider die Ärzte nicht selten die letzten, die sich dem Trend anschließen – oft auch erst, wenn er sich in der Bevölkerung bereits durchgesetzt hat. Ähnliches habe ich mit der Deutung von Krankheitsbildern im Sinne von »Krankheit als Symbol« erlebt, die sich genau wie das Mandala-Malen anfangs fast ausschließlich über die Betroffenen durchsetzte. Inzwischen haben wir aber viele Kollegen in den diesbezüglichen Ausbildungsseminaren, und ich gebe sogar Ausbildungen für eine deutsche Ärztekammer. Bei den Mandalas dürfte, getragen von der Malbegeisterung so vieler Menschen, ein ähnlicher Punkt längst erreicht sein.

Bedenkt man noch, dass diese Form von *Eigentherapie* praktisch keine negativen Nebenwirkungen hat, handelt es sich um eine konkurrenzlose Therapie. Die einzigen Fälle von negativen Erfahrungen ergaben sich mit den Mandalas einer Taschenbuchausgabe von »Mandalas der Welt«. Dort und in anderen Paperbackversionen von Mandala-Malbüchern besteht eine gewisse Gefahr darin, dass einige Benutzer nervös werden, wenn die Mandalas zu klein geraten. Ein seelisch eher großzügiger Mensch wird an solch kleinkarierten Strukturen leicht Anstoß nehmen. Im Prinzip ist die Größe der Mandalas Geschmackssache, und auch subjektiv zu große Mandalas könnten Unbehagen auslösen, was ich allerdings noch nie erlebt habe. Tatsächlich sind die Originale ja oft riesengroß, wenn man etwa an die Rosen der Gotik denkt, und für die Bücher haben wir sie schon enorm verkleinert. Das darf man aber offensichtlich nicht beliebig übertreiben, will man die heilsamen Wirkungen des Mandala-Malens erhalten.

Diagnose-Andeutungen

Auch wenn ich in der Diagnosestellung mittels Mandalas weiterhin keinen Schwerpunkt sehe, ist sie doch möglich, nur sollte man sich vor Überbewertungen hüten. Natürlich ist es naheliegend, die aus dem therapeutischen Einsatz folgenden Richtlinien auch umzukehren und auf diagnostische Fragestellungen anzuwenden.

Wenn ein Mensch sich seiner inneren Mitte sicher ist, neigt er oft dazu, aus dem Zentrum heraus zu malen, sich sozusagen frei in die sich entfaltende Welt hinauszuwagen. Umgekehrt werden diejenigen, die sich auf weniger Urvertrauen stützen können und auf der Suche nach sich und ihrem Weg sind, eher dazu tendieren, von außen nach innen zu malen. Der unsichere Mensch wird im Mandala also sogleich zur Eigentherapie neigen und sich von außen nach innen bewegen, um mehr Mitte zu gewinnen.

Je nach Stimmung wird der Malende aber entweder homöopathisch dazu neigen, sich mit seinem Problem zu konfrontieren, was direkt in die Therapie führt, etwa wenn der Introvertierte aus der Mitte, in der er sich eingeigelt hat, hinausstrebt und der Extrovertierte sich malend auf den Weg zum Zentrum macht. Es ist aber ebenso möglich, das Problem zu meiden. Dann zöge sich der Introvertierte malend von der Peripherie nach innen zurück, und der Extrovertierte strebte seinem Wesen entsprechend hinaus zum Kreisumfang. Da die beiden Tendenzen des homöopathischen und allopathischen Vorgehens wechseln, sind Diagnosen auf diesem Weg kaum eindeutig. Immer bleibt eine sorgfältige Kenntnis der ganzen Situation erforderlich.

In der Mandala-Therapie ergibt sich daraus kein Problem, weil die Patienten in aller Regel nach Phasen defensiven allopathischen Verhaltens meist von selbst auf den homöopathischen und damit therapeutisch wertvolleren Pol wechseln. Manchmal kann allerdings auch die therapeutische Aufforderung zum Wechsel der ursprünglichen Gewohnheit hilfreich sein und für Ausgleich und Entspannung sorgen.

Natürlich lässt sich am Mandala-Malen ablesen, wie jemand mit Grenzen umgeht. Ob er sich bereit- oder nur widerwillig in sie fügt oder überhaupt darüber hinausstrebt, ob er sich Fehler erlaubt oder kaum verzeiht. Bei den Spiral-Mandalas ist auch noch aufschlussreich, inwieweit mit dem Sonnenlauf oder Uhrzeigersinn vorgegangen wird, oder eine Auflehnung dagegen besteht. Auch wie ich mir meine Zeit einteile und wie ich mich diesbezüglich einschätze, kann mir das gemalte Mandala enthüllen.

Und man kann noch weiter gehen und auch die Farbwahl mit in die Diagnose einbeziehen. Aber auch die Vorliebe für bestimmte Formen und ganze Mandalas lässt sich deuten, wie auch der Bezug zu den entsprechenden Zahlenverhältnissen, die im Aufbau des Mandalas eine Rolle spielen. Letztlich unterliegen ja alle Strukturen dieses Universums bestimmten Zahlenverhältnissen. Hinweise zu den Grundbedeutungen der Farben, Formen und Zahlen finden sich in »Mandalas der Welt «[*].

Der letztlich einzig wirklich verlässliche Weg, zu verantwortungsbewussten Diagnosen zu kommen, ist aus meiner Sicht die Interpretation der wirkenden Urprinzipien. Wer mit den zehn grundlegenden Archetypen und ihrem Ausdruck in der Welt vertraut ist, wird auch in der Deutung von Mandalas nicht in die Irre gehen. Auch wenn das Thema den Rahmen dieses Buches bei weitem sprengen würde, wollen wir uns hier doch über die Mandalas selbst damit beschäftigen. Insofern werden Sie auf der Reise durch dieses Buch zehn Urprinzipien-Mandalas begegnen und – malend – zumindest ein erstes Gefühl für die Welt der Formen, Farben und Stimmungen eines jeden Urprinzips entwickeln.

---

* Ruediger Dahlke, »Mandalas der Welt«, Hugendubel, München 1985

Bisherige Therapie-Erfahrungen

Abgesehen von den Berichten aus archaischen Kulturen, die immer wieder von rituellen Heilungen im Mandala berichteten, gab es vor 30 Jahren nur die positiven Aussagen C. G. Jungs bezüglich therapeutischer Mandala-Wirkungen. Jung selbst hatte sie in seiner langen Krise, die auf die Abnabelung von Freud folgte, als Hilfe erlebt und anschließend während seines ganzen weiteren Lebens in hohen Ehren gehalten. Erschienen sie im Traum, hielt er sie entweder für das Notzeichen einer bedrängten Seele, die sich damit Halt verschaffen wollte, oder ganz im Gegenteil für ein positives Zeichen, dass nämlich ein Entwicklungszyklus zum Ende gekommen sei und das Mandala als Ausdruck der Vollkommenheit davon Kenntnis gab. Wenn zum Beispiel nach einer langen Psychoanalyse in Träumen Mandalas auftauchten, wertete er das als Hinweis auf ein sich abzeichnendes rundes Therapie-Ende. Der Kreis schloss sich sozusagen.

Andererseits interpretierte er Mandalas, die bei psychotischen Patienten auftauchten, als Signale einer verzweifelten Seele einerseits und andererseits auch als deren Eigentherapie, weil das Mandala diesen Menschen wieder Halt geben, sie zentrieren und stabilisieren konnte. Diese Widersprüchlichkeit ist nur scheinbar und stellt kein wirkliches Problem dar, da Mandalas ja das Ganze in all seinen Aspekten enthalten und so ohne Weiteres auch Widersprüchliches bedeuten können. Unter dem Strich betrachtet, wird ihre therapeutische Wirkung immer in Richtung Ganzheit und Vollkommenheit gehen.

Besonders den Aspekt, dass das Mandala zu einem Anker für die in Not geratene Seele werden kann, haben wir jahrelang im Heil-Kunde-Zentrum Johanniskirchen beobachten können. Jeder unserer Schattentherapie-Patienten bekommt zu Beginn der Therapie dieses vorliegende »Arbeitsbuch der Mandalatherapie« mit der Aufforderung, sich während der ganzen vierwöchigen Therapie in der therapiefreien Zeit möglichst intensiv damit zu beschäftigen und es zu seinem eigenen selbst gestalteten Buch zu machen. Immer wieder berichten Patienten, wie sehr ihnen die Mandala-Arbeit geholfen hat zwischen schwierigen Sitzungen und vor allem bei der Integration von Schatteninhalten. Insofern empfehlen wir es inzwischen zur Integration aller möglichen schwierigen seelischen Erfahrungen. Ein persisches Sprichwort besagt: »Habe Geduld, alles ist schwierig, bevor es leicht wird.« Mandala-Malen lehrt Geduld und befördert das Leichterwerden ursprünglich schwieriger Dinge sehr. Während sich ein Mensch malend im Mandala einordnet, kann offenbar seine Seele ebenfalls Ordnung schaffen und die Dinge an ihren Platz befördern. Möglicherweise eröffnet das Mandala intuitiv einfach immer wieder die Perspektive für das eigentlich Zentrale im Leben. Da aber die allermeisten Erfahrungen und alle Katastrophen draußen in der Peripherie des Mandala geschehen und die Mitte der Dinge davon gänzlich untangiert bleibt, kann das Mandala helfen, alles an seinem jeweiligen Ort einzuordnen und den Blick damit wieder für das eigentlich Wesentliche freizubekommen.

Inzwischen steht für uns außer Frage, dass Patienten in problematischen Lebensumständen durch das Mandala-Malen – wahrscheinlich über das beständige Kreisen um ihre Mitte – besser zu therapieren sind, weil sie sich insgesamt zentrierter und stabiler fühlen. Mandala-Malen erleichtert beiden Seiten die Therapie, da die Patienten auch innerlich aufgeräumter und freudiger zu Werke gehen. Therapeuten rate ich ebenfalls dazu, sich immer wieder selbst um die eigene Mitte kreisend im Mandala zu bewegen.

Der Spaß, den viele an dieser einfachen Beschäftigung finden, ist auffallend und sicherlich ein wichtiger Faktor der Mandala-Therapie. Er mag unterstützt werden durch die Tatsache, dass ausnahmslos jeder Mensch von Anfang an gut Mandala-Malen kann. Es ist kaum möglich, ein Mandala zu ruinieren, dazu ist es zu rund und seine Form zu integrierend. Einfach alles hat darin Platz, und so gelingt es zum Schluss immer, selbst bei weitgehend Behinderten. Wenn wir bedenken, wie sehr moderne Menschen sich heute danach sehnen, angenommen zu werden, ist allein dieser Effekt schon wundervoll. Viele reisen Hunderte von

Kilometern zu einer Beratung an, bei der sie dann die ganze Zeit über von sich und ihren Problemen erzählen. So sehr sehnen sie sich offenbar nach jemandem, der ihnen zuhört und sie so annimmt, wie sie sind.

Im und vom Mandala fühlt sich jeder schnell angenommen. All die eigenen Farbäußerungen sind in Ordnung und werden bereitwillig aufgenommen, und das Ergebnis ist immer vollkommen und rund. So erinnert uns das Mandala sogar an die bedingungslose Liebe Gottes, von der viele Religionen wissen. Was immer wir auch tun mögen, wir können nicht aus seiner Schöpfung herausfallen. Aus dem Mandala können wir ebenso wenig fallen, es fängt uns mit all unseren Farben und noch so schrulligen Eigenarten und Einfällen immer wieder in seinem Kreis auf.

Viele Patienten spüren so von Beginn an, wie ihnen das Malen der Kreisbilder gut tut, andere brauchen Zeit für diese Erkenntnis, aber insgesamt gibt es im therapeutischen Bereich auffallend wenig Widerstände dagegen, zumal wenn der Trugschluss »Malbuch = Kinderkram« gleich zu Beginn ausgeräumt wird.

Sobald die Patienten die alte Idee der benediktinischen Mönchsregel »Ora et labora« annehmen und sich ohne Ehrgeiz und ohne Langeweile auf das Ritual des Malens einlassen, nehmen die Dinge ihren Lauf und tendieren zu einem runden Ende. Die Malenden bleiben ständig in Bewegung, ja sie drehen sich im Kreis und kommen trotzdem immer in ihrer Mitte an. Der Buddhismus spricht bezüglich der entsprechenden rituellen Einstellung von »Tun als Symbol«. Es geht gerade nicht darum, etwas zu erreichen. Im Gegenteil, Buddhisten halten den schon vorher erklärten Verzicht auf die Früchte solch ritueller Arbeit für wichtig. Ein anderer Ausdruck, der diese Grundhaltung beschreibt, lautet »Der Weg ist das Ziel«. Auch darin wird deutlich, dass es nicht darum geht, irgendwo anzukommen und dies schon gar nicht schnell. So ist es natürlich auch unwichtig, ob jemand mit dem Mandala-Buch während des vierwöchigen Therapiezyklus fertig wird. Es hat sich sogar als vorteilhaft herausgestellt, die meditative Mal-Reise durch die Welt der Mandalas zu Hause noch möglichst lange fortzusetzen. Damit kommt nach der Therapie die Idee ins Leben, diese ende letztlich gar nicht, bevor nicht Befreiung erlangt oder das Himmelreich Gottes im eigenen Herzen verwirklicht ist. Natürlich verstärkt das den Therapieeffekt noch erheblich.

Nochmals zu betonen bleibt, wie gut sich aufwühlende seelische Erlebnisse im Rahmen der Psychotherapie, aber auch darüber hinaus mittels Mandala-Malen integrieren lassen, vor allem weil sie dadurch keinesfalls verdrängt, sondern wirklich am richtigen Ort aufbewahrt werden. Auch andere Therapeuten haben diese Erfahrungen gemacht. So ermuntern etwa die von Stanislav Grof ausgebildeten Atemtherapeuten ihre Patienten ebenfalls häufig nach der Sitzung, das Ergebnis in einem Mandala zusammenzufassen. Es zeigt sich, dass auf diese Weise nicht nur eine leichtere Integration der Sitzung erfolgt; auch der Inhalt wird noch einmal auf einer anderen Ebene bewusst gemacht. Durch die Notwendigkeit, sie in das vollkommene Rund des Mandalas einzufügen, werden die Inhalte ein weiteres Mal verarbeitet, und die Erfahrung wird dabei für Betroffene oft noch runder und stimmiger.

Das Malen der Erfahrung im Mandala hat Ähnlichkeit mit dem morgendlichen Aufschreiben eines Traumes, auch wenn es in der Wirkung viel tiefer zu gehen scheint. Viele Patienten berichteten, wie Erlebnisse, die sie im Mandala geborgen hatten, präsent blieben, während andere, die dieses Glück nicht hatten, wieder zurück ins Unbewusste sanken. Auch hier sehen wir wieder die Ähnlichkeit zu Träumen, die uns oft auch nur bleiben, wenn wir sie schreibend oder malend (im Bewusstsein) festhalten.

Patiententypen oder die Malrichtung im Mandala

Aus der Kenntnis der Patienten lässt sich der therapeutische Weg mit Mandalas obendrein sehr leicht steuern. Introvertierte Patienten, die mehr aus sich herauskommen wollen, malen die Mandalas vorzugsweise von innen nach außen. Das entspricht im Mandala-Lebensmuster dem Weg von der Empfängnis zur Lebensmitte, der Zeit des Wachsens und der Entfaltung also. Zerfahrene, unkonzentrierte oder ausgesprochen extrovertierte Patienten, die sich in zu vielen Ablenkungen zu verlieren drohen, malen eher von außen nach innen. Dieser Weg, der dem Heimweg der Seele im Mandala entspricht, hat die Tendenz, sie zu zentrieren. Er hilft ihnen, zum Wesentlichen zu kommen und sich der eigenen Mitte anzunähern und bewusst zu werden. Diese Grundtendenz zeigt sich auch in anderen Bereichen der Mandala-Arbeit wie etwa in der Pädagogik, wo Mandalas sich auch – und mit Recht – bereits ihren Platz sicherten. Meiner Mutter, die sie als Sonderschullehrerin schon frühzeitig einsetzte, erleichterten sie manche Stunde und halfen ihren schwer erziehbaren Schülerinnen bei der Suche nach innerer Struktur.

Natürlich mag man einwenden, Ergebnisse umfassender Therapiekonzepte, wo die Mandalas nur einen unter mehreren Faktoren ausmachen, seien zurückhaltend zu bewerten. Es gibt aber sogar eine ganze Reihe von Erfahrungen, wo die Mandalas weitgehend allein im Vordergrund standen und deren Ergebnisse ebenfalls ausgesprochen gut ausfielen. Da wir lange bezüglich der Reinkarnationstherapie mit erheblichen Wartezeiten zu kämpfen hatten, war es oft notwendig, eine mehrmonatige, oft schwierige Zeit zu überbrücken, bis ein Therapieplatz frei war. Auch hier hat sich die Reise durch die Mandala-Welt bestens bewährt. In Einzelfällen sogar bis hin zum Überflüssigwerden der Psychotherapie. Die Patienten selbst sagen manchmal ganz direkt: »Ich glaub, Herr Doktor, es war das Mandala-Malen, das mir dabei so geholfen hat.« Sie haben sich in Eigenregie oder sogar -therapie geholfen – eine der sinnvollsten Formen der Hilfe und Therapie.

Ähnlich gute Erfahrungen liegen von ehemaligen Fastenpatienten vor, die irgendwann begannen, ihre eigenen Kuren selbstverantwortlich durchzuführen. Oft stellen sie sich ein Begleitprogramm aus Mandala-Malen und geführten Meditationen zusammen, wie sie es in entsprechenden Seminaren kennengelernt haben, und berichten glücklich, wie sie aus eigener Kraft zu sich fanden, neue Energie tanken konnten usw. Nicht selten wird dabei der Stellenwert der Mandalas ganz direkt angesprochen.

Auch wenn solche Beobachtungen aus schon erwähnten Gründen wissenschaftlicher Überprüfung noch entbehren, scheint es mir inzwischen möglich, sie zu verallgemeinern. Was wir mit unseren Patienten herausgefunden haben, gilt offenbar generell. Das ist insofern wenig erstaunlich, als ein guter Teil unserer Patienten nicht aus Krankheitsgründen, sondern aus spirituellem Engagement und dem Wunsch, seelisch zu wachsen, zu uns finden. Viele Erfahrungsberichte von Therapeuten, Lehrerinnen und Lehrern bis zu Kindergärtnerinnen und eine unübersehbare Zahl von Leserzuschriften bestätigen die heilsamen Wirkungen von Mandalas, sowohl was ihr Ausmalen als auch die Meditationen mit ihnen angeht. Es scheint so, als würde bereits die theoretische Beschäftigung mit ihnen und ihren Hintergründen zum Heilwerden beitragen. Gründe dafür gibt es viele, und wir werden ihnen im Laufe dieses Buches auf Schritt und Tritt begegnen.

Seelentherapie im Mandala

Eigentlich ist das Mandala zu umfassend in seinen Wirkungen, um es nach unserer therapeutischen Denkweise in seine verschiedenen Heilwirkungen aufzuschlüsseln. Da es alles umfasst, wirkt es auch auf alles. Da man sich aber als Mensch und erst recht als Mediziner einfach nicht um alles kümmern kann, mag das Mandala in der Medizin viel zu kurz kommen. Früher war die alte Medizin ständig auf der Suche nach dem Allheilmittel panacea. Das war in einer Zeit, als die Menschheit noch in einem ganzheitlichen Weltbild lebte. Heute dagegen neigen wir dazu, alles in seine Bestandteile zu zerlegen, zu analysieren, und suchen und erwarten gar kein Allheilmittel mehr. Ein solches passt einfach nicht in unser modernes Weltbild. Insofern ist das Mandala bei den nur naturwissenschaftlich denkenden Behandlern schlecht angesehen.

Tatsächlich ist es im Bereich der Seele ein Allheilmittel, und da in einem ganzheitlichen Weltverständnis alles Körperliche wiederum mit der Seele zwar nicht kausal, aber synchron zusammenhängt, ist das Mandala-Malen bei so ziemlich allen Problemen angezeigt. Therapien mit einer so umfassenden Indikationsbreite, wie die Schulmedizin das nennen würde, sind heute einerseits (den Schulmediziner) verdächtig, andererseits aber (in alternativen Therapiebereichen) wieder sehr im Kommen. Hierher gehört etwa auch das Fasten, das von der Bibel, dem Koran, den Sutren des Buddhismus und anderen heiligen Büchern generell allen Gläubigen empfohlen wird und ebenfalls in den 30 Jahren meines Arztseins, trotz massiven Sperrfeuers der Mediziner, einen beachtlichen Boom erlebt[*].

Nun leben wir in unserer Zeit, die es nicht anders will und vor allem nicht anders kann, und insofern lassen sich auch die therapeutischen Auswirkungen der Mandala-Therapie untergliedern.

---

[*] Siehe dazu Ruediger Dahlke »Das große Buch vom Fasten« (Goldmann Taschenbuch)

Wichtig ist dabei nur, sich der Künstlichkeit dieses Schrittes bewusst zu bleiben und dahinter immer das Ganze im Auge zu bewahren.

Natürlich lassen sich spezielle Krankheitsbilder beschreiben, wo die Mandala-Therapie besonders gut wirkt, nur sollte daraus nicht der Schluss folgen, dass sie bei anderen Krankheitsbildern deshalb wirkungslos sei. Grundsätzlich ist nachvollziehbar, dass sie bei seelischen Prozessen näher liegt als bei schon in die Körperlichkeit gesunkenen.

Mit diesem Wissen im Hinterkopf kann man beobachten, wie durcheinandergeratene Seelen sich im Mandala relativ gut wieder finden können. Situationen, wo die Seele die Orientierung verloren hat, gibt es leider viele, und sie scheinen noch zuzunehmen. All das, was wir als Neurosen und Psychosen bezeichnen, gehört letztlich hierher. Nun sind nach der Freudschen Auffassung Neurosen so verbreitet, dass es generell schwerfällt, neurosenfreie Menschen zu finden. Ein Bekannter, selbst Professor an einer deutschen Universität, sagte mir einmal ganz ernst, »um in Deutschland Professor zu werden, müsse man ein Vollblut-Neurotiker sein«. Ich war verblüfft, weil ich ihn gerade für einen der seltenen wenig neurotischen Menschen hielt. Wenn wir diese Definition von einem Spezialisten zugrunde legen, müssen wir allerdings fast alle Menschen hier einordnen. Da das Ausmaß der Neurosenverbreitung aufgrund von Definitionsproblemen wohl nie zu klären sein wird, müssen wir uns mit Kompromissversuchen wie dem folgenden zufrieden geben. Vielleicht könnte man noch halbwegs sicher sagen, dass fast jeder Mensch der modernen Industriegesellschaft auch einzelne neurotische Charakterzüge hat. Dann aber käme er schon für die Mandala-Therapie in Frage.

Der Philosoph Hans Blüher nannte die Neurose ein verpfuschtes Ritual. Bei Zwangsneurosen ist dieser Zusammenhang überdeutlich. Wenn jemand sich Hunderte von Malen die Hände wäscht, wird dahinter fast immer ein verpfuschtes Reinigungsritual liegen. Solange sein (eben verpfuschtes) Ritual nicht funktioniert, bekommt er den Schmutz oder das Blut nicht ab. Dass die physische Haut dabei schon fast weggewaschen sein mag, spielt für die seelische Wirklichkeit keine Rolle. Hier liegt es nahe, ihm zur (Er-)Lösung wieder ein funktionierendes Ritual anzubieten.

Eigentlich könnte allein die Existenz von Neurosen bereits hinreichend belegen, dass es eine Übermacht der Seele gegenüber dem Körper gibt. Auch könnten wir hier schon verstehen, dass in den Tiefen unserer Seele viel wichtigere und vor allem mächtigere Abteilungen existieren müssen als unser heute allseits überschätzter Intellekt. Eine Magersüchtige wird intellektuell leicht begreifen, dass sie aus körperlichen Notwendigkeiten zunehmen muss, aber ihr (neurotisches) Lebensmuster wird das nicht zulassen und bei der nächsten Mahlzeit wiederum sein Veto einlegen. Jeder Süchtige kennt das Dilemma, dass er vernunftmäßig längst entschieden hat, aufzuhören, allein er spürt in sich stärkere Kräfte, die ihn (noch) hindern.

Eine andere Definition der Neurose lässt sich bis auf manche Psychosen ausweiten, nämlich, dass es sich um Verirrungen in der Zeit handle. Vieles spricht auch aus Sicht der Reinkarnationstherapie dafür, dass neurotisches Verhalten sehr wohl Sinn mache, nur nicht in dieser Zeit und Lebenssituation. Bedenken wir, dass das Mandala die Tendenz hat, uns in die Mitte und damit in den Augenblick des Hier und Jetzt zu bringen, ergibt sich auch im Hinblick auf diese Definition eine naheliegende Erklärung für seine guten Wirkungen bei neurotischen Entwicklungen. Insgesamt fördert die Beschäftigung mit Mandalas, ob malend oder meditierend, innere Sammlung. Was bei landläufig als zerstreut bezeichneten Menschen noch im harmlosen Bereich ist, trifft die Neurotiker härter. In beiden Situationen aber ist die Zentrierung und das sich Annähern ans eigene Zentrum, das die Mandala-Arbeit in die Wege leitet, sehr hilfreich und erleichternd. Der Volksmund sagt sehr deutlich, solche Menschen hätten nicht alle beisammen, sie seien außer sich. Genau das aber kann die Beschäftigung mit Mandalas therapieren.

Wenn Patienten unter dem Krankheitsbild der Persönlichkeitsspaltung leiden im Sinne Multipler Persönlichkeiten, hat demzufolge die intensive Beschäftigung mit Mandalas ebenfalls einen sehr günstigen, die Psychotherapie unterstützenden Effekt. Offenbar gelingt es den Patienten unter dem Einfluss der Kreisbilder und ihrer zentrierenden Wirkung leichter, sich auf den zentralen Teil ihrer in Einzelaspekte zerfallenen Persönlichkeit zu konzentrieren. In all diesen bedrängenden Situationen sind die Betroffenen im wahrsten Sinne des Wortes nicht ganz da, weil Teile ihrer Seele tatsächlich anderswo gebunden sind. Die Orientierung in Zeit und Raum, die von den Mandalas wie von selbst verbessert wird, wird ihnen also sehr nützen.

Selbst im krassesten Fall der Persönlichkeitsspaltung im Sinne der Schizophrenie kann der Umgang mit Mandalas, sofern er von den Patienten angenommen werden kann, die Therapie tiefgehend unterstützen. Der Volksmund bezeichnet die Patienten als verrückt, und tatsächlich sind sie oft in der Zeit verrückt und sogar über den Raum desorientiert. Folglich wäre es sinnvoll, ihnen zu helfen, die wesentlichen Dinge ihres Lebens zurechtzurücken und sich im Koordinatensystem aus Raum und Zeit wieder einzuordnen. Sie leben in einer anderen Welt, die sich – entsprechendes Einfühlungsvermögen vorausgesetzt – als eine ganz eigene Welt zu erkennen gibt. Das Mandala kann helfen, die Dinge wieder zurechtzurücken. Wenn die Patienten nicht schon zu entrückt sind, ist es hin und wieder sogar in der Lage, sie einer Therapie überhaupt erst wieder zugänglich zu machen. Diesbezüglich wäre die Anfangsgeschichte aus der Psychiatrie durchaus nicht so untypisch.

Beim manisch-depressiven Krankheitsbild hat sich die Mandala-Therapie ebenfalls sehr bewährt. Hierbei schwanken die Patienten stimmungsmäßig zwischen himmelhoch jauchzend und zu Tode betrübt. Ganz offensichtlich haben sie die Mitte verloren. Alles, was sie zurück zur eigenen Mitte bringt, ist also hilfreich. Während die Psychopharmaka bis heute leider nur die Spitzen der Extreme dämpfen können, bringen Mandalas den Bezug zur Mitte konkret und im übertragenen Sinn ins Spiel. Ob die Patienten sie ausmalen und sich so von außen nach innen langsam wieder der Mitte und dem Wesentlichen nähern, oder ob sie an einer kreisrunden Töpferscheibe eine Vase zu formen versuchen, immer geht es um den Bezug zur Mitte. Beim konventionellen Töpfern eines Gefäßes muss das Mandala in jedem Moment und jedem Arbeitsschritt bewahrt bleiben, Mandala- für Mandalakreis wächst das Gefäß, und jeder der Kreisringe aus Ton muss mit den vorherigen Mandalas fest zusammengefügt werden. Je ritueller gearbeitet wird, desto deutlicher wird die permanent mitschwingende Mandala- und Mittesymbolik vermittelt. Auf der rotierenden Töpferscheibe ist der Mittebezug sogar noch deutlicher spürbar. Das schnell drehende Mandala lässt den Tonklumpen schon davonfliegen, wenn die eigene Zentrierung auch nur für einen Moment verloren geht. Allerdings überfordert diese Art von »Mandala-Arbeit« viele Patienten, was beim Mandala-Malen fast nie der Fall ist.

Die vielleicht weitestgehende Definition von Neurose besagt, dass die Betroffenen ihren Weg aus den Augen verloren hätten. Auch bezüglich dieser Anschauung ist die Mandala-Therapie mehr als naheliegend, stellt doch das Mandala das archetypische Muster des Lebensweges dar. Ein eigener Teil dieses Buches wird noch auf dieses Thema eingehen und verschiedene Mandalas dazu anbieten. Wer seinen Weg aus den Augen verloren hat, kann ihn im Mandala wiederfinden, auch wenn wir die Zusammenhänge logisch gar nicht erklären können. Spezielle Mandalas wie die in »Mandalas der Welt« ausführlich behandelten Labyrinthe widmen sich ausdrücklich dem Weg durch das Labyrinth des Lebens und können auf spielerische Art und Weise helfen, den roten oder Ariadne-Faden wiederzufinden.

Bei all den neurotischen und sogar psychotischen Entwicklungen, in denen die Orientierung und Konzentration auf das eigene Zentrum und das Gefühl für das Wesentliche im Leben verloren gegangen sind, ist es naheliegend, die Mandalas von außen nach innen zu malen oder doch dazu anzuregen. Beim kontemplativen oder meditativen Betrachten wird der Blick ganz von selbst in die Mitte gezogen. Mit der Mitte des Mandalas wird in der Analogie ganz automatisch auch das eigene Zentrum in die Mitte gerückt, das es wiederzufinden gilt. Da fast alle seelischen Störungen, die im Zusammenhang mit der psychoanalytischen

Neurosenlehre oder der psychiatrischen Weltsicht klassifiziert sind, mit dem Verlust der Mitte und Orientierung zusammenhängen, wäre eigentlich der breite Einsatz der Mandalas hier besonders naheliegend, zumal diese Bereiche in vielen Gesellschaften an chronischem Geldmangel leiden, woran notwendige Verbesserungen oft scheitern. Die Mandala-Therapie wäre dagegen extrem kostengünstig und eigentlich fast gratis, dabei aber keineswegs umsonst. Sie braucht keinerlei personellen Aufwand, da Mandala-Therapie immer Eigentherapie ist.

Die Beschäftigung mit Mandalas in immer breiteren Kreisen der Bevölkerung ließe sich in diesem Zusammenhang auch als intuitiv gewählte Vorbeugung hinsichtlich all der erwähnten, aber natürlich noch weit darüber hinausgehenden Probleme im seelischen Bereich verstehen. Leider lässt sich die Wirkung von Vorbeugung nicht objektivieren, und so schätzen wir sie kaum, ja, haben sie im Bereich der Schulmedizin ganz aus den Augen verloren. Dort wird sie inzwischen schon fast systematisch mit Früherkennung verwechselt. Diese Gesellschaft schätzt und bezahlt einen Chirurgen im Allgemeinen weit höher als einen Gesundheitsberater, der viele chirurgische Heldentaten überflüssig macht. Leider wissen wir aber eben nicht genau wie viele und welche genau.

Bei allen Krisen der Lebensübergänge, denen wir uns später noch mit speziellen Mandalas widmen werden, hat sich im Heil-Kunde-Zentrum die Mal- und Meditationstherapie ebenfalls bestens bewährt. Wenn ein Mensch über die Hürde eines Übergangs nicht hinwegkommt, kann ihm das Mandala auf unintellektuelle Weise vermitteln, wie er auf jeden Fall, im großen Muster des Ganzen geborgen, weitergehen muss. Wundervoll ist auch, wie wenig Druck Mandalas machen. Das Malen in der jeweils zur eigenen Situation passenden Richtung vermittelt durch seine Eigendynamik offenbar die tröstliche Einsicht in die »Ausweglosigkeit« des Lebensmusters. Scheinbar spüren Menschen bei längerem Mandala-Malen intuitiv, dass das Muster vorgegeben und für sie nur anzunehmen, aber nicht zu ändern ist. Der Widerstand gegen den anstehenden Entwicklungsschritt schwindet, während die Mitte umkreist wird, und weicht der Einsicht in die Notwendigkeit des Weges. Aufgrund der weiten Verbreitung des Buches »Lebenskrisen als Entwicklungschancen«[*] hatten wir in vielen diesbezüglichen Therapien und Seminaren Gelegenheit mitzuerleben, wie die Mandala-Arbeit sowohl die Bereitschaft weiterzugehen fördert, als auch Kraft gibt, die dafür notwendigen Schritte zu wagen.

Speziell erscheint uns das Mandala als wundervoller Weg zur Aussöhnung mit der Endlichkeit des physischen Lebens. Das Sterben, das bei uns wie kein anderes Thema verdrängt wird, erscheint hier im *Mittelpunkt* des Lebens-Mandalas, und der Aspekt der (Er-)Lösung tritt gegenüber ansonsten üblichen Horrorvorstellungen in den Vordergrund. Die enorm zunehmenden Depressionen sind letztlich Ergebnis unserer kollektiven Verdrängung dieses zentralen Themas. Analog den Vorstellungen von »Krankheit als Symbol«[**] sinkt hier das Thema Sterben auf die unerlöste Ebene, weil es zu wenig bewusst bearbeitet wird. Depressive Menschen beschäftigen sich ja durchaus mit ihrem Sterben, aber eben auf der Ebene von Selbstmordgedanken. Statt sich mit der Frage »Strick oder Kugel, Gift oder Gas« zu quälen, wäre es offensichtlich sinnvoller, sich in religiöser und/oder philosophischer Art und Weise mit diesem Thema auszusöhnen. Kulturen, für die das selbstverständlich ist, wie etwa die tibetische, kennen keine Depressionen in unserem Sinn. Bei uns dagegen ist inzwischen das Risiko, depressiv zu werden, für nach 1958 Geborene bereits doppelt so hoch wie für die davor Geborenen.

Die Mitte des Mandalas ist von der Symbolik her absolut bestimmend. Niemand käme auf die Idee, sie auszulassen, aus

---

[*] Ruediger Dahlke »Lebenskrisen als Entwicklungschancen« (Goldmann Taschenbuch)

[**] Ruediger Dahlke »Krankheit als Symbol«, 18. verbesserte und erweiterte Auflage, Bertelsmann und Buch »Depression – Wege aus der dunklen Nacht der Seele« (Buch und CD bei Goldmann)

Widerwillen gegen diesen Übergang des Lebens. Selbst die unbewusste malende Beschäftigung mit diesem Ziel des Lebens hat bereits angstlösende Wirkung. So konfrontieren uns Mandalas mit der Endlichkeit unseres Lebens auf eine Weise, die sogar wir noch ertragen können. Zur Bearbeitung dieses Themas sollten die Mandalas von außen nach innen gemalt werden, damit deutlich werden kann, wie alles ohne Alternative auf den Punkt der Lösung und Erlösung hinausläuft.

Ähnlich hilfreich erweist sich die Mandala-Therapie bei Krisen der Lebensmitte, die auch immer häufiger bereits zu Auslösern von Depressionen werden. Im Mandala erscheint der Bereich der Lebensmitte als Kreisumfang oder Begrenzung. Malend wie auch meditierend erschließt sich einem dieser Übergang auf unintellektuelle Weise, die für die Mandala-Arbeit typisch ist, und tritt als wesentliche und durch nichts zu ersetzende Phase des Musters und des Lebens hervor. Bei Krisen der Lebensmitte wäre es naheliegend, die Mandalas von innen nach außen zu malen, sodass die Thematik der Endgültigkeit dieser Lebensbegrenzung spürbarer wird und in die Gewissheit münden kann, dass es keine Alternative zu Um- und Heimkehr gibt. Ist die Umkehr als solche akzeptiert, bietet es sich an, das Mandala von außen nach innen zu malen und sich so symbolisch auf den Heimweg zu machen.

Um im Zusammenhang mit den Lebenskrisen den besten Effekt zu erzielen, ist generell darauf zu achten, die Mandalas in der Richtung zu malen, in der die jeweilige Malerin auch im Leben unterwegs ist. Auch bei den anderen Krisen der großen Übergänge kann das Mandala wertvolle und intellektuell kaum verständliche, aber sehr deutliche Hilfe leisten. Ähnliches lässt sich auch für andere Krisen wie solche der Partnerschaft oder des Berufslebens und insbesondere für spirituelle Krisen sagen. Nähere Informationen dazu finden sich im bereits erwähnten Buch »Lebenskrisen als Entwicklungschancen«. Bedenkt man, dass Mandalas zur inneren Sammlung führen und den Blick wieder auf das Wesentliche, die Mitte, das Zentrum des Lebens, lenken, ist ihre Wirkung leicht nachvollziehbar, denn gerade das droht in Krisen zeitweilig verloren zu gehen. Insofern können Mandalas diese verkürzen helfen.

Körperliche Krankheitsbilder und Mandala-Therapie

Da ich nach 30 Jahren Beschäftigung mit psychosomatischer Medizin keinerlei Zweifel mehr am immerwährenden Zusammenspiel von Körper und Seele habe, gibt es für mich nur noch psychosomatische Krankheitsbilder und solche, die nur die seelische bzw. die Bewusstseinsebene betreffen, wie die schon angesprochenen sogenannten »Geisteskrankheiten«. Insofern stehen hinter den sogenannten körperlichen Symptomen die entsprechenden seelischen Themen wie im Buch »Krankheit als Symbol« dargestellt. Daraus folgt natürlich auch, dass hier ebenfalls die Arbeit mit Mandalas sinnvoll ist, wenn sie sich auch oft nicht so aufdrängt wie bei primär seelischen Symptomatiken.

Bei einem ausgesprochen tief in den Körper gesunkenen Krankheitsbild, nämlich dem des Krebses, ist aber der Zusammenhang mit dem verlorenen gegangenen eigenen Lebensweg von der Deutung her so offensichtlich, dass sich hier die Mandala-Therapie sofort aufdrängt. Krebspatienten bekommen durch ihr Krankheitsbild wie niemand sonst und mit mehr Nachdruck als jeder andere die Aufgabe der Selbstverwirklichung nahegelegt. Sie müssten lernen, ihren Weg zu nehmen, und aufhören, gefangen in Rücksichten und Vorsichten fremdbestimmt am Leben vorbeizugehen. Der in diesem Zusammenhang vom Psychoonkologen Wolf Büntig gebrauchte Ausdruck Normopathie beleuchtet die negative Seite des seelischen Musters, das so normal und angepasst ist, dass es schon wieder gefährlich krank wirkt. Das alles Entscheidende für Krebspatienten ist, ihr eigenes selbstbestimmtes Leben zu führen, auf ihre Art von Selbstverwirklichung zu brennen und diese mutig in Angriff zu nehmen. Im Mandala können sie wie nirgendwo sonst und völlig unintellektuell lernen, zwischen dem vorgegebenen archetypischen Muster und den individuellen Einflussmöglichkeiten zu unterscheiden.

Alle Wege führen über bestimmte (arche-)typische Phasen (wie etwa Geburt und Pubertät) letztlich zum Tod, aber alle auf verschiedenen individuellen Wegen. Der Versuch, ersteres zu ändern, ist völlig sinnlos und führt schließlich in die Verzweiflung, ebenso, wie den individuellen Wege nicht zu gehen. Da Mandalas auf ihre leichte und spielerische Art zu mehr Klarheit und Unterscheidungsvermögen verhelfen können und allgemein den Bezug zum eigenen Lebensweg vertiefen, sind sie uns auch in der Krebsbehandlung zu einer unverzichtbaren Begleittherapie geworden.

Abgesehen davon gibt es natürlich noch die große Fülle von Krankheitsbildern, bei denen Beruhigung, Zentrierung und manchmal sogar oberflächliche Ablenkung guttäten. Hier sind Mandalas unter ihrem Wert eingesetzt, wirken aber natürlich auch. Aus welch nichtigem Grund man sie auch immer nutzt, sogar wenn man ganz ohne Grund, »nur« aus Lust malt, sie wirken immer mit der ganzen Fülle ihrer manchmal schon zauberhaft anmutenden Möglichkeiten.

Energielenkung durch Mandala-Arbeit

Auch für diesen Aspekt der Mandala-Wirkung haben wir keine wissenschaftlich nachvollziehbare Erklärung, aber alles deutet darauf hin, dass Mandala-Therapie auch dazu beiträgt, den Energiefluss zu harmonisieren. Als absolut rotationssymmetrisches Muster, wie man es geometrisch nennen würde, strahlt das Mandala die höchste Form von Harmonie aus. Wie diese sich auf den Mandala-Maler oder -meditierenden überträgt, wissen wir nicht, aber wir können es erleben. In den von uns so fälschlich primitiv genannten Gesellschaften, die noch bewusst mit ihren Mandalas leben, wissen die Menschen es seit altersher und richten sich danach. Die weise Frau oder der Medizinmann nehmen einfach etwas von dem mit viel Hingabe (Energie?) aus buntem Sand und anderen Naturstoffen erstellten Mandala und legen es auf den zu Heilenden. So überträgt sich das Mandala und mit ihm dessen Harmonie und Energie auf den Kranken. Für uns mag es nach faulem Zauber aussehen, aber er wirkt zumeist erstaunlich gut und oft viel besser als Tranquilizer, die nur blockieren und niemals ordnen.

Über den Weg der Psyche ist das Phänomen der Ordnungsübertragung aus dem Mandala dagegen eher nachvollziehbar. Ein seelisch, etwa auch durch ein Ritual, ins Gleichgewicht gekommener Mensch hat eben auch in seinen Energiebahnen eine entsprechend harmonischere Situation. Die Ergebnisse der Psychoneuroimmunologie lassen auch von wissenschaftlicher Seite keinen Zweifel daran, dass etwa Stimmungsänderungen Auswirkungen auf das menschliche Blutbild haben. Vieles an den wundervollen und staunenswerten Ergebnissen der Mandala-Therapie hängt sicher mit dem Ritualcharakter ihrer Entstehung zusammen.

Bedenkt man die in alten Kulturen wie der indischen, chinesischen oder tibetischen seit Jahrtausenden bekannten subtilen Energiesysteme, die unsere Medizin gerade erst über Elektroakupunktur und Thermographie zu akzeptieren beginnt, lässt sich der Einfluss der Mandalas auch daran festmachen. Da wir aber aus westlicher Sicht noch gar nicht wissen, was in diesen Meridianen, Nadis oder wie immer sie heißen, schwingt oder fließt, sind Aussagen darüber, inwieweit diese Schwingung mit der der Mandalas zusammenwirkt, reine Spekulation. Immerhin spricht alles dafür, dass die Chakren, die die Hindus seit jeher als die wichtigsten Energie-Knotenpunkte des Organismus erkennen, selbst Mandala-Gestalt haben. Jedenfalls werden sie von allen sensitiven Menschen, die sie wahrnehmen können, so dargestellt. Schon allein aufgrund des Resonanzgesetzes dürfte eine Beschäftigung mit ihnen, zum Beispiel in Form von Mandala-Malen, die eigenen Energie-Zentren im positiven Sinne aktivieren. In einem speziellen späteren Teil wollen wir uns den Chakren noch praktisch zuwenden. In der sensibel hergestellten Kleidung von »Spirit of Om«[*] werden die Chakren-Mandalas innen in die Jacken gemalt, und es ist ein gutes Gefühl sie im entsprechenden Bewusstsein zu tragen.

Da zum Beispiel Akupunktur wesentlich darauf zielt, die Energie in den Meridianen wieder in ein ausgewogenes Gleichgewicht zu bringen, wäre Mandala-Malen eine ideale Ergänzung der Akupunktur, letztlich aber auch aller sogenannten Ordnungstherapien. Da es auf seelischen Ebenen wieder für Ordnung sorgt, spricht alles dafür, dass das auch die Ordnung der feinstofflichen Ebenen unterstützt und so letztlich sogar bis in den grobstofflichen Körper durchschlägt.

---

[*] www.spirit-of-om.de

Erschließung der inneren Energiequelle durch Mandalas

Ein eigenartiges und ebenfalls nur in der Analogie verständliches Phänomen ist die Erfahrung, dass Mandalas tatsächlich auch Kraft und Energie geben können. Für materialistisch eingestellte Menschen ist das kaum zu fassen. Wer sich aber dem Geheimnis der Mandala-Mitte übend nähert, wird es in aller Regel erleben. Es scheint eine besondere »Kernkraft« zu sein, die in der Mitte aller Dinge ruht, und wer einmal Zugang zu ihr gefunden hat, wird sie zwar intellektuell immer noch nicht erfassen, aber doch die Auswirkungen erleben und in seinem Organismus spüren.

Die Analogie zur materiellen Welt macht anschaulich klar, dass die wirkliche Kraft in der Mitte der Dinge liegt. Wer in seiner Mitte ruht, ist auch durch überlegene physische Kraft nicht umzuwerfen, wie uns immer wieder östliche Kampfkünstler auf eindrucksvolle Weise demonstrieren. Dass in der Mitte des Atoms die größte physische Kraft liegt, ist inzwischen eine Binsenweisheit. Da Mandalas uns in Beziehung zu unserer Mitte bringen, ermöglichen sie offenbar auch Zugang zu der hier ruhenden Kernkraft, die die Gestalttherapeuten Core-Energy oder Zentralkraft nennen. So viel wir in der Physik auch von diesen ungeheuren Kräften im Kern des Atoms wissen, so unbedarft sind wir immer noch, was unsere seelische Kernkraft angeht, aber mithilfe des Mandalas kommen wir immerhin ab und zu in ihren Genuss.

Vieles spricht dafür, dass Mandalas allein durch ihre Form und das Einlassen auf sie Meditierende und sogar oft auch Malende in eine Art Trancezustand bringen. Besonders deutlich wird das bei Meditationen mit Mandalas (wie das auf Seite 248 aus der Chaosforschung), die den Sog in die Mitte noch zusätzlich betonen. Der Zug zur Mitte bündelt die Aufmerksamkeit und macht so den Strahl des Bewusstseins schärfer, ähnlich einer Lupe, die die Lichtstrahlen bündelt und auf einen Punkt konzentriert. An diesem Konzentrationspunkt der Mitte fangen ganz unerwartete

Kräfte an zu wirken, und Dinge werden möglich, die bei breit aufgefächertem Bewusstsein undenkbar wären. Hier mag auch eines der Geheimnisse von Heiltrancen liegen. In archaischen Gesellschaften, die wir fälschlich primitiv nennen, werden Heilungsrituale zumeist in Trance durchgeführt. Offenbar hat das Bewusstsein, wenn es solcherart gebündelt wird, die Tendenz, Heilungsprozesse am richtigen Ort mit erstaunlicher Kraft anzuregen. Ein anderer Erklärungsansatz besagt, sobald wir das intellektuelle Bewusstsein erfolgreich ausschalten, kämen die inneren Selbstheilungskräfte in Gang. Dafür sprechen viele Erfahrungen sowohl aus der Psychotherapie wie auch aus der Naturheilkunde. In Trance besteht die begründete Hoffnung, dass sich der »Innere Arzt« aus eigener Kraft zu helfen weiß.

In dem sanften und fast unmerklichen und dabei keineswegs beunruhigenden Zurücktreten des Intellekts mag auch ein weiteres Geheimnis des Mandala-Erfolges in den letzten Jahrzehnten innerhalb der spirituellen Szene liegen. Der Intellekt hat sich in unseren Industriegesellschaften so weit in den Vordergrund geschoben, dass jede Gelegenheit, etwas Abstand von seiner Diktatur zu gewinnen, inzwischen von bewussten Menschen dankbar angenommen wird.

Mandala-Malen als Spieltherapie

Leider ist uns der Gedanke ziemlich ungewohnt, dass Therapie auch spielerisch leicht sein und sogar richtiggehend Spaß machen kann. Insofern ist es ganz typisch, dass mein Buch »Mandalas der Welt« zwar als Therapie-Begleitungsbuch entstanden ist, die Mandala-Welle aber keineswegs in der Therapiewelt, sondern in der spirituellen Szene ausgelöst hat. Das nun vorliegende Buch ist – 25 Jahre später – als zweiter Versuch eines Buches für den Therapiebereich zu sehen, wenn mich natürlich auch die Resonanz im spirituellen Bereich auf mein erstes Buch sehr gefreut hat. Wahrscheinlich ist sie sogar noch viel wichtiger, denn hier können die Mandalas einerseits vorbeugend und andererseits wegweisend wirken.

Als Arzt hänge ich aber weiterhin auch sehr an der heilenden Qualität der Mandalas und an dem Gedanken der Therapieunterstützung. Zur fast schon genialen Einfachheit der Methode, die noch dazu ganz in Eigenregie der Heilungsbedürftigen durchzuführen ist, kommt der Spaß hinzu, den sie macht, und die Lust, die sie vermittelt. Lebensfreude und Spaß sind vielleicht die am meisten unterschätzten Themen im Bereich moderner Therapieformen. Erst ganz allmählich ergeben sich hier zaghafte Ansätze wie die sogenannte »Clowntherapie« nach Patch Adamas in manchen Kinderkrankenhäusern. Es hat sich gezeigt, dass ein durch die Stationen ziehender Clown kranke Kinder nicht nur auf andere Gedanken bringt, sondern dass die Aufheiterung ihres Gemütes auch die Genesung merkbar fördert. So wunderbar Clowntherapie für kleine und sogar große Kinder sein kann, so aufwendig ist sie auch. In einer Zeit, die außerhalb des materiellen Bereiches an fast allem spart, sind es solche Aktionen, die zuerst wieder gestrichen werden. Hinzu kommt, dass ein ganz normaler Erwachsener unserer Hochleistungsgesellschaft sein Leid nicht so ohne weiteres einem herzerfrischenden Lachen opfert. Da sind schon gute Clowns nötig. Seit neuestem gibt es sogar eine durchaus ernst gemeinte Lachforschung, und ihre Ergebnisse sind, wie zu erwarten war, ausgesprochen ermutigend. Einigen Aufwand hätten wir uns da sicher sparen können, denn der Volksmund weiß schon lange, dass Lachen gesund ist, das Herz erfrischt, jung hält usw. usf.

Der Volksmund weiß ebenfalls seit ewigen Zeiten: Rund ist gesund. Rund ist gesund und vor allem heil, und das macht natürlich auch Spaß. Lebensfreude ist etwas so Natürliches, dass sie aus dem Lebensmuster wie von selbst fließt. Wir müssen uns nur darauf einlassen. Das Mandala ist vielleicht die einfachste Form, dies rituell zu tun. Patienten haben fast ohne Ausnahme einen Mangel an Lebensfreude. Wenn wir sie ihnen per Infusion geben könnten, täten wir es wohl schon längst. Nachdem das aber leider nicht geht, sollten wir es vielleicht auf therapeutischer Seite wenigstens fördern, wenn Patienten sie sich selbst vermitteln im kreisenden Malen und Meditieren um die Mitte des Mandalas, die der eigenen ganz entspricht.

Im Bereich der Kunsttherapie, sollte man meinen, fände sich noch am ehesten ein Ansatz, Mandala-Malen in Behandlungen zu integrieren. Allerdings haben Künstler meist gerade das größte Problem, sich in vorgegebene Strukturen einzufügen und stellen Kreativität über alles. So wichtig diese ist, kann das freie Malen, dem Mandala-Malen doch in seinen heilsamen Auswirkungen im Hinblick auf die meisten Betroffenen das Wasser nicht reichen. Natürlich ist auch Kunst ein wunderbarer Weg. Aber nicht nur für Patienten, Kindergartenkinder und Schüler scheint das Mandala noch zentralere Bereiche anzusprechen.

Mandalas als Weg zur Vollkommenheit

Für viel wichtiger als hohe Konzentration, Zufluss von Energie, bessere Therapie- und Schulergebnisse, halte ich an den Mandalas ihre Tendenz, uns mit der Vollkommenheit zu konfrontieren. Jedes Mandala ist vollkommen und steht für Vollkommenheit. Da wir uns heute weder im Rahmen der Religion noch der Philosophie ausreichend mit diesem letzten Ziel menschlicher Entwicklung beschäftigen, sind die Mandalas ein wundervoller Ausgleich. Ob wir es uns eingestehen oder nicht, wenn wir Mandalas malen, sind wir auf dem Weg, und es geht dabei immer auch – zumindest nebenbei und unbewusst – um Vollkommenheit. Hinzu kommt, dass die Beschäftigung mit der Vollkommenheit tendenziell vollkommen macht. Bereits Abraham Maslow, der Vater der Humanistischen Psychologie, hatte herausgefunden, dass Einheitserfahrungen gleichsam magnetisch wirken und andere Einheitserfahrungen anziehen. Je mehr sich ein Mensch mit Gipfelerlebnissen beschäftigt, desto häufiger wird er welche erleben. Mandalas aber bringen uns ständig mit der Einheit in Kontakt und bestätigen so praktisch die theoretischen Ergebnisse Maslows.

Die Verbindung zwischen spirituellem Weg und dem Heilungsbestreben der Medizin liegt eigentlich in dem gemeinsamen Ziel, der Vollkommenheit. Ursprünglich wollte auch die Medizin Menschen ähnlich wie die Meditation zu ihrer Mitte führen. Dieselbe Wurzel der beiden Worte mag uns als Garant dafür gelten, auch wenn wir der heutigen Medizin diesen alten Vorsatz kaum noch anmerken. Aber auch völlige Gesundheit an Körper, Geist und Seele, der sich die Schulmedizin theoretisch durchaus bis heute verpflichtet fühlt, meint letztlich Heilsein. Das aber bedeutet so viel wie ganz und vollkommen sein. Verwirklichung, Befreiung oder Erleuchtung sind verschiedene Worte für denselben Zustand.

Das Mandala ist Abbild und Symbol der Vollkommenheit und könnte die Medizin ihrem alten Vorsatz wieder ein Stück näher bringen. Ganz offenbar belebt es in Menschen, die sich mit ihm beschäftigen, die Sehnsucht nach Selbstverwirklichung und Vollkommenheit wieder. Insofern ist es auch verständlich, dass es in verschiedenen Situationen unterschiedliche Reaktionen auslöst. Die Betroffenen tendieren unter seinem Einfluss dazu, zum Heil und zur Vollkommenheit Fehlendes zu integrieren. Wo Pubertierenden der Mut zu entscheidenden Schritten fehlt, zentriert es ihre Kraft auf diese Aufgabe. Wo es Depressiven an Aussöhnung mit dem Tod mangelt, erleichtert es diese, wohl indem es ihr Unbewusstes vermehrt auf die Mitte des Mandalas lenkt. Da das Mandala alles in sich enthält, findet jeder sein Thema darin und lernt auf bislang unerklärliche Weise, es einzuordnen in den Gesamtzusammenhang seines Lebens. Wer Mandalas malt, macht sich auf den Weg, auch wenn jeder verschieden weit fortgeschritten ist und ganz individuelle Erfahrungen erlebt.

Dass suchende Menschen auf dem spirituellen Weg das Mandala in fast allen Kulturen bewusst genutzt haben und zum Teil bis heute nutzen, um Vollkommenheit zu erlangen, müsste uns eigentlich ausreichende Bestätigung seiner diesbezüglichen Qualitäten sein. Die tibetische Tradition, wie auch die ihr entsprechende Medizin, existieren nachweislich seit Jahrtausenden fast völlig unverändert. Wir haben es mit unserer westlichen Medizin noch nicht annähernd so weit gebracht. Würde ich die Mittel heute noch verschreiben, die zur Zeit meines Examens der schulmedizinischen Weisheit letzter Schluss waren, machte ich mich strafbar. Wer ein Wissen mit so kurzer Halbwertszeit produziert, hätte allen Grund, sich mit Respekt bei denen umzuschauen, deren Wissen über die Jahrtausende gehalten hat, was es versprach. Dabei würde er zweifellos bald auf Mandalas stoßen.

Mandala-Rituale

Je mehr die Arbeit im und am Mandala zum Ritual wird, desto besser für die therapeutische Wirkung. Nun würde es den Rahmen dieses Buches sprengen, das Thema Ritual hier in aller Ausführlichkeit auszubreiten, deshalb seien daran tiefer Interessierte auf die einschlägigen Kapitel im Buch »Lebenskrisen als Entwicklungschancen« verwiesen. Hier nur eine kurze Zusammenfassung der Ergebnisse mit dem Ziel, sein eigenes Mandala-Ritual möglichst stimmig energetisch zu laden, um seine Wirkung zu verbessern.

1. Rituale leben ganz wesentlich von der Bewusstheit, mit der sie ausgeführt werden. Deshalb ist es naheliegend, dabei zu schweigen bzw. bei sich zu bleiben.

2. Die Wirkung des Rituals vermittelt sich wesentlich über sein Schwingungsmuster. Deshalb wäre es gut, Bedingungen für seine Durchführung zu schaffen, wo man auf den verschiedensten Ebenen mitschwingen kann.
   Förderlich wäre folglich ein schwingungsmäßig gesäuberter Raum.
   Naheliegend wäre auch, eine Musik dazu zu wählen, die einen berührt wie etwa mantrische Gesänge[*]. Auch ein Duft, der in Resonanz bringt, bietet sich an, wie auch das richtige Licht und überhaupt die passende Atmosphäre.

3. Hilfreich ist alles, was die Sinne zusätzlich zur zentrierenden Wirkung des Mandala auf das Ritual konzentriert: je konzentrischer das ganze Ritual, desto eindrucksvoller seine seelische Wirkung.

---

[*] Sehr gut geeignet ist die CD/MC »Mantren der Welt« von Claudia Fried und Bruce Werber, (Goldmann-Arkana-Audio)

4. Das Ritual sollte einem etwas wert sein. Wenn es das noch nicht ist, sollte man es diesbezüglich laden, ähnlich wie Hochzeitsleute ihr Trauritual mit aufwändigen und teuren Kleidern laden. Ein kleiner Anfang wäre, dieses Buch wirklich zu Ihrem ureigenen zu machen und es mit Achtsamkeit und Liebe auf dem Weg zur Mitte zu nutzen.

5. Bei Mandalas zu wichtigen Anlässen gilt es, den Ort des Mandala-Rituals sorgfältig zu wählen und die Zeitqualität zu bestimmen, ganz abgesehen davon, dass die Mandalas selbst Wirkungen auf die Zeit- und Raumqualität haben. Nicht umsonst werden so viele Tempel in Mandalagestalt bzw. auf Mandala-Grundrissen errichtet.

6. Vertiefend wirkt auch innere Sammlung in meditativer Hinsicht vor dem Ritual.

7. Die beste Grundhaltung beim Malen ist Kontemplation, die sich weder an Leistung noch an Effizienz orientiert. Von daher ist genügend Zeit Voraussetzung für ein tiefes Erlebnis.

Pädagogische Anwendungen und Erfahrungen

Der pädagogische Einsatz von Mandalas ist kaum vom therapeutischen zu trennen. Die heilsamen Wirkungen, die Lehrer dazu brachten, ihre Schüler Mandalas malen zu lassen, entsprechen denen im Bereich des psychotherapeutischen Einsatzes. Die Erfahrung, wie mandalamalende Kinder wie von selbst, von innen heraus, ruhiger werden und dazu neigen, sich auf ihre Arbeit oder Beschäftigung zu konzentrieren, mag das pädagogische Schlüsselerlebnis gewesen sein. Denn Ruhe ist ein Thema in jedem Unterricht und durch äußere Disziplinarmaßnahmen nur schwer und nie befriedigend herzustellen.

Bei der Mandala-Arbeit kommt hinzu, dass die entstehende Stille tiefe Wurzeln hat. Wir konnten (allerdings bei erwachsenen Patienten) beobachten, dass der Blutdruck sinkt und die Atemfrequenz merkbar zurückgeht, wenn sich die Malenden in ihr Mandala versenken. Das spricht für tiefe körperliche Entspannung. Wer das Außen um sich herum vergessen kann, kommt in einen Zustand tiefer Gelassenheit. Offenbar verfällt der Malende in eine Art Trance, ausgelöst durch die Form des Mandala mit seinem Sog in die Mitte auf den einen Punkt des Zentrums hin. In Meditationsgruppen ließ sich sogar zeigen, dass eine gewisse Koordination der Herzfrequenz auftritt, wenn sich Menschen sehr tief auf ein und dasselbe Mandala einlassen. Daraus resultiert ein merkbar angenehmeres Gruppengefühl und -klima.

Möglicherweise ist auch das ein Grund für die zunehmende Beliebtheit der Mandalas in Kindergärten und Schulen. Jedenfalls haben wir über die Jahre viele Erfahrungsberichte von Lehrerinnen und Lehrern und besonders solchen aus Sonderschulen erhalten, die die wundervollen Auswirkungen der einfachen Mandala-Übungen bestätigen und gerne wissen würden, wie sie zustande kommen.

Bei Sonderschülern und sogar bei schwerer Behinderten hat das Mandala noch den zusätzlichen Vorteil, dass, wer immer einen Stift halten kann, ein schönes Ergebnis bekommt. Das vollkommene Rund des Mandalas fängt alle Schwierigkeiten mühelos auf. So wie es widerborstige Persönlichkeitsanteile versöhnt, lässt es auch widerstreitende Strichführungen zu einem runden Ganzen zusammenfließen. Sogenannten schwierigen Schülern kommt es insgesamt entgegen, da es ihnen Gelegenheit gibt, sich in dem alles aufnehmenden Rund auf ihre Weise auszutoben, an der so niemand Anstoß nehmen wird. Selbst bei Kindern mit feinmotorischen Störungen hat sich Mandala-Malen bewährt.

Einige Lehrer sind inzwischen so weit gegangen, vor wichtigen Klassenarbeiten und anderen Prüfungen ein Mandala malen zu lassen zur allgemeinen Beruhigung, besseren Konzentration und Sammlung. Die Ergebnisse seien beeindruckend, nicht nur was die Arbeitsatmosphäre während der Prüfung, sondern auch was die Ergebnisse angeht. Manche Pädagogen ermuntern ihre Schüler sogar, zu jeder Seite Rechenaufgaben als Gegengewicht ein Mandala zu malen. Dass Ordnung ein wesentlicher Faktor der Mathematik ist und alles, was den Ordnungssinn fördert, ihr zugute kommt, liegt auf der Hand. Aber letztlich spielt Ordnung natürlich wieder überall hinein, und auch ein Aufsatz profitiert, wenn seine Schreiberin innerlich in Ordnung ist. Selbst im Kindergarten, wo die Mandalas vereinzelt schon einen Platz erobert haben, ist der zu entwickelnde Ordnungssinn selbstverständliches Thema. Übungen, den Ordnungssinn zu trainieren, hat nun aber die deutsche Pädagogiktradition wirklich schon genügend entwickelt, wobei sich die meisten leider durch maßlose Spaßlosigkeit auszeichnen. Das vielleicht Schönste an der Mandala-Arbeit im pädagogischen Bereich ist deshalb ihre Art, aus sich heraus Spaß zu machen.

Bedenken wir aber, dass die eigentliche Aufgabe der Pädagogik neben und noch vor der Wissensvermittlung darin besteht, den Schülern dazu zu verhelfen, ihre Persönlichkeit abzurunden und zu festigen und sich auf dem Lebensweg zurechtzufinden, mag sogar der Verdacht auftauchen, dass wir die Mandalas auch in diesem Bereich immer noch unterschätzen.

Zusammenfassung der Chancen, die uns aus dem Mandala erwachsen

Mandalas ermöglichen
- zu lernen, mit Grenzen umzugehen, die notwendigen zu akzeptieren, den dazwischen bestehenden Raum aber frei zu gestalten.
- zu sich zu kommen und Ruhe zu finden, in sich zu ruhen.
- Zentrierung und Konzentration bei gleichzeitiger Entspannung.
- Orientierung im Lebensmuster.
- bessere Integration von Erlebnissen.
- Lernen, mit einem Muster in Resonanz zu gehen.
- Entwicklung in Richtung einer runden Persönlichkeit.
- Kraft aus der eigenen Mitte zu gewinnen.
- Gipfelerlebnisse im Sinne von Einheitserfahrungen.

Das Mandala als Grundmuster der Schöpfung oder die Reise vom Mikro- in den Makrokosmos

Dass das Mandala das wichtigste Muster oder Symbol unserer Welt ist, können auch Materialisten einsehen, ist doch alles in der materiellen Welt aus Mandalas aufgebaut, denn alles besteht aus Atomen. Atome aber sind Mandalas, gleichgültig, ob wir das alte Atommodell von Niels Bohr wählen oder das neue der Quantenphysik. Beide laufen auf den wirbelnden Tanz der Elektronen(wolken) um die Mitte des ruhenden Atomkerns hinaus. So stoßen wir in den Tiefen des Mikrokosmos im Kleinsten, was wir uns heute vorstellen können, auf Mandalas. Und alles spricht dafür, dass wir uns auch die Elementarteilchen, die die moderne Physik noch im Innern des Atoms gefunden hat, die Neutronen und Protonen des Kerns, aber auch die Elektronen der Hülle als Mandalas vorstellen sollten. Ja selbst die Quarks als bisher letzte gefundene Bausteine, die ihrerseits wieder die Protonen aufbauen, dürfen wir als Mandalas denken.

Der Tanz der Energie um die Atommitte ähnelt dabei weitgehend einem Tanz ums Nichts, denn der Atomkern ist so unendlich winzig, dass das meiste im Atominnern wirklich leerer Raum ist. Vergrößerten wir das ganze Atom auf die Ausmaße der größten Kirche der Christenheit, des Petersdoms, käme der Kern erst auf die Größe eines Staubkorns. Und doch dreht sich alles darum.

Leider können wir bis heute Atome noch nicht photographieren, weil sie viel zu klein sind, aber die moderne Physik kann sie inzwischen sichtbar machen. Ihre Wirkungen lassen sich sozusagen mit Röntgenstrahlen photographieren. Auf die Spitze einer Platinnadel geschickte Röntgenstrahlen werden an den einzelnen Atomen gebeugt, und dabei entsteht das folgende Muster:

ein Feld von lauter Mandalas. Tiefer können wir mit unseren technischen Augen noch nicht in den Mikrokosmos vordringen.

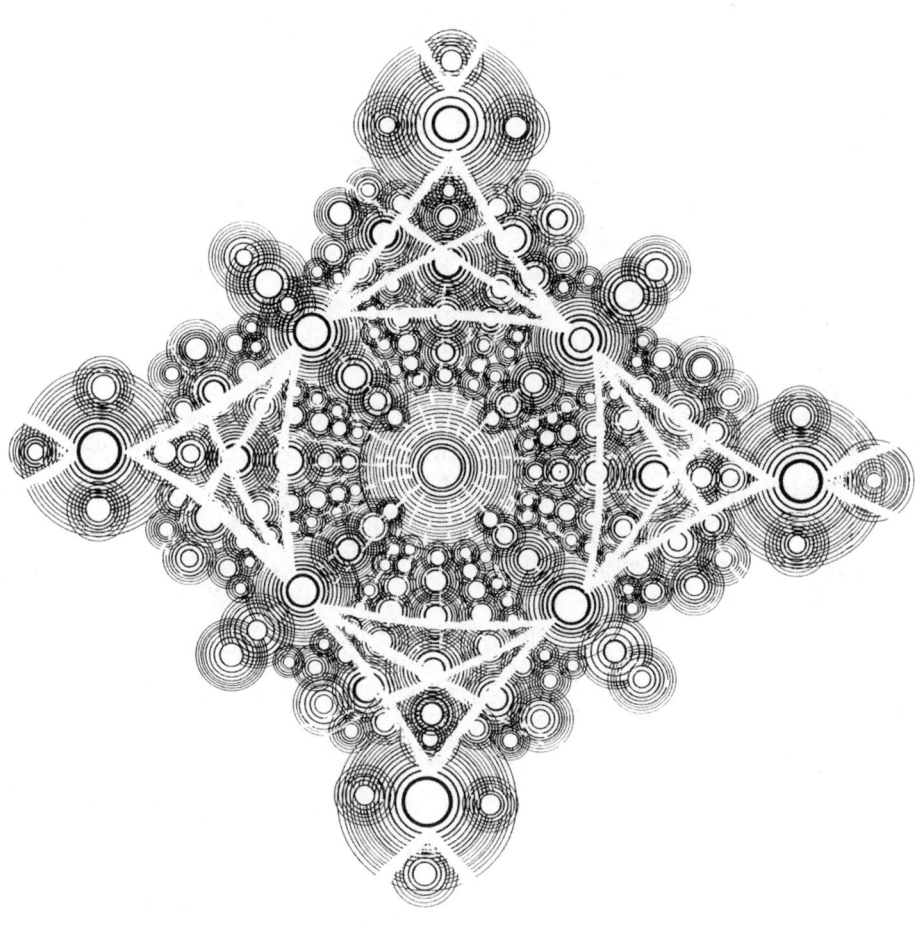

Atom-Mandala-Feld

Mikrokosmos = Makrokosmos

Auf dem Weg vom Kleinsten, was wir heute erfassen können, zum Größten, dem Spiralnebel-Mandala unserer Galaxie, der Milchstraße, werden uns unzählige Mandalas auf den verschiedensten Ebenen begegnen. Dieser Weg durch unsere Schöpfung ist ein Weg durch die Natur, die uns umgibt und aus der wir bestehen.

Wenn wir uns jetzt malend und meditierend durch die Schöpfung bewegen, ist unser Ziel die Aussöhnung mit diesem universellen Muster, um so – vielleicht ganz unbemerkt – besser anzukommen in dieser Schöpfung und besser auszukommen mit ihr. Da wir überall, in uns und außerhalb von uns, das gleiche Muster finden, wird die Angst vor dem Unbekannten schwinden und Vertrautheit mit der Welt daraus erwachsen.

Die natürliche Schöpfung wird uns dabei führen vom kleinsten, schon gemalten Atomfeld bis zum größten fassbaren, dem Spiralnebel. Dazwischen können wir verschiedene Zwischenebenen beliebig vertiefen. Immerhin wird uns auch der Mensch in der Mitte begegnen – aufgespannt zwischen Mikrokosmos und Makrokosmos. Er ist für sich wieder eine eigene kleine Welt, die aber, wenn wir uns in sie vertiefen, riesenhafte Ausmaße annimmt.

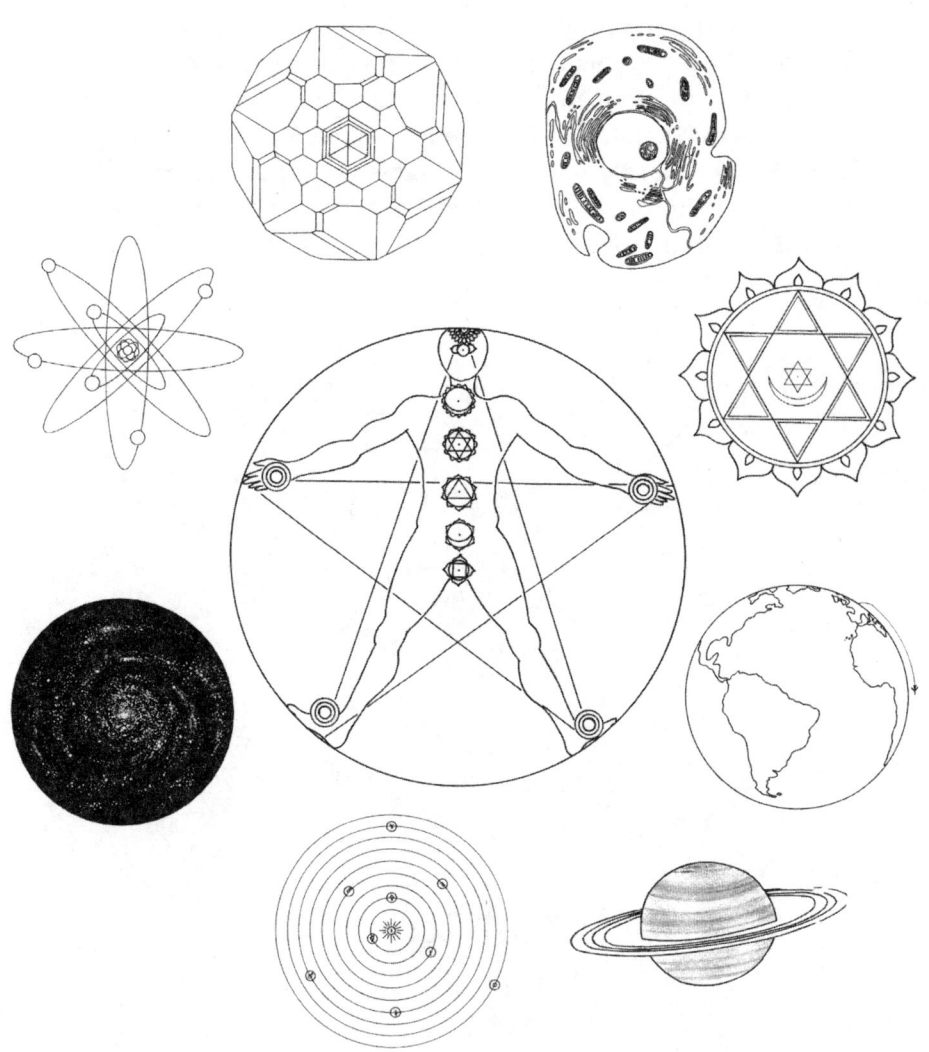

Mikrokosmos-Makrokosmos

Alle Materie aus Atom-Mandalas – alles Leben aus Zell-Mandalas

Alle Zellen unseres Körpers, wie auch jene der Tiere und Pflanzen, vom Einzeller bis zum Wal, vom Gänseblümchen bis zum Mammutbaum sind ausnahmslos Mandalas. Auch wenn ihre Formen sehr vielfältig sind, leben sie doch alle nach dem gleichen Prinzip, dem des Mandala. Ein die meiste Zeit ruhender Zellkern bestimmt aus der Ruhe heraus das Geschehen, und alles dreht sich um dieses Zentrum.

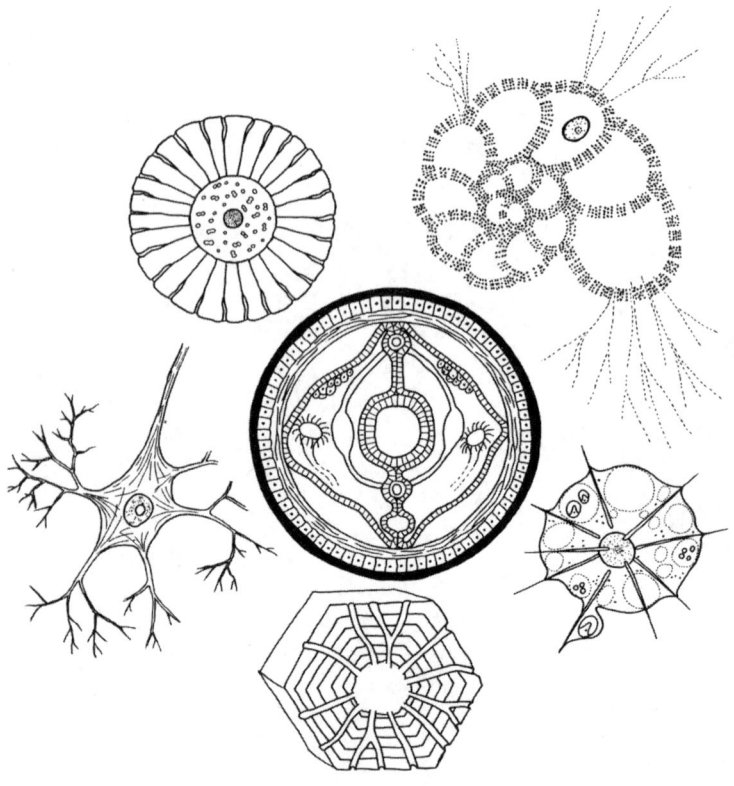

Hier drehen sich verschiedene Mandala-Zellen von verschiedensten Wesen um den Querschnitt eines Regenwurms.

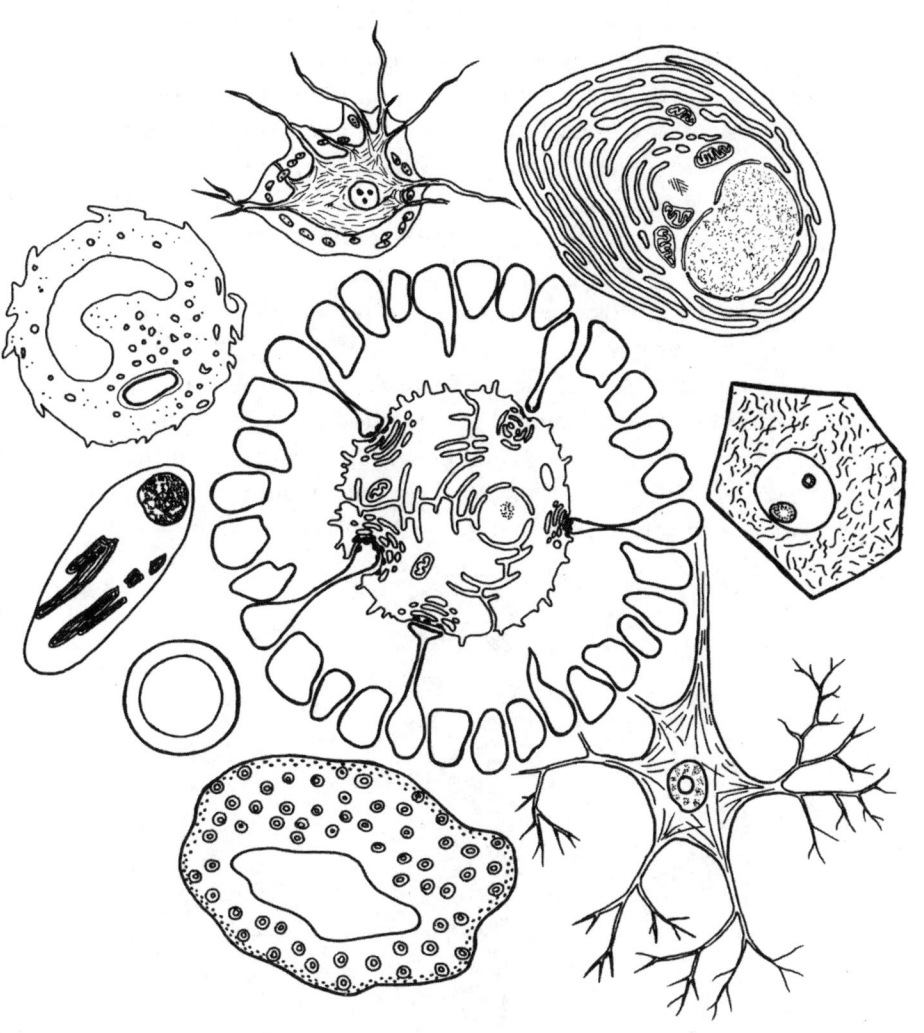

Verschiedene Zelltypen des Menschen

Mandala-Analogien

Auf unserem Weg werden uns ständig Analogien zwischen Mikrokosmos und Makrokosmos begegnen. Die Reise in den Weltraum des Makrokosmos wie auch die Tauchfahrt ins Innere der Zelle und sogar eines Atoms wird uns ständig die Ähnlichkeit beider Reiche vor Augen führen. Der großen leeren Weite des Alls entspricht der unendlich weite und ebenso leere Raum im Innern des Atoms. Wenn man aber auf diesen Raumflügen in den unendlich großen und den unendlich kleinen Raum einmal eine Begegnung hat, ist es fast immer die mit einem Mandala.

So stoßen wir zum Beispiel bei den Zellteilungen im Innern des Kerns auf die typischen Spindeln, die die Teilung und damit die Vermehrung der Zellen steuern. Im Makrokosmos haben die Geographen dasselbe Spindel-Muster über unseren Heimatplaneten gelegt, indem sie die Längen- und Breitengrade einführten. Ob sie dabei an die Welt des Mikrokosmos dachten, ist zu bezweifeln, aber es bietet sich einfach gar kein anderes System an.

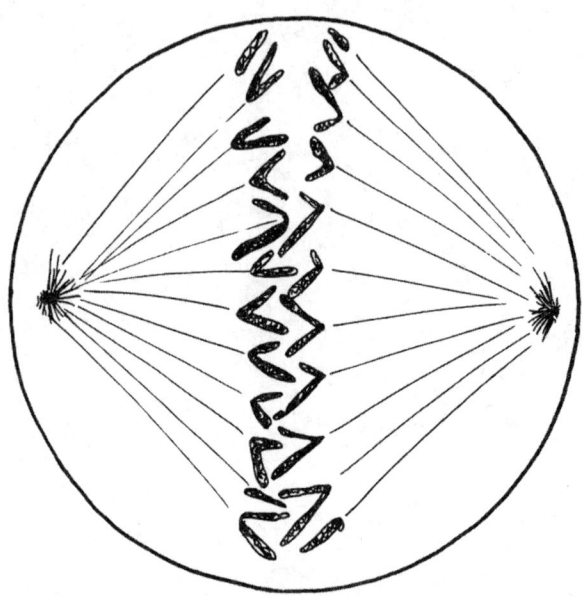

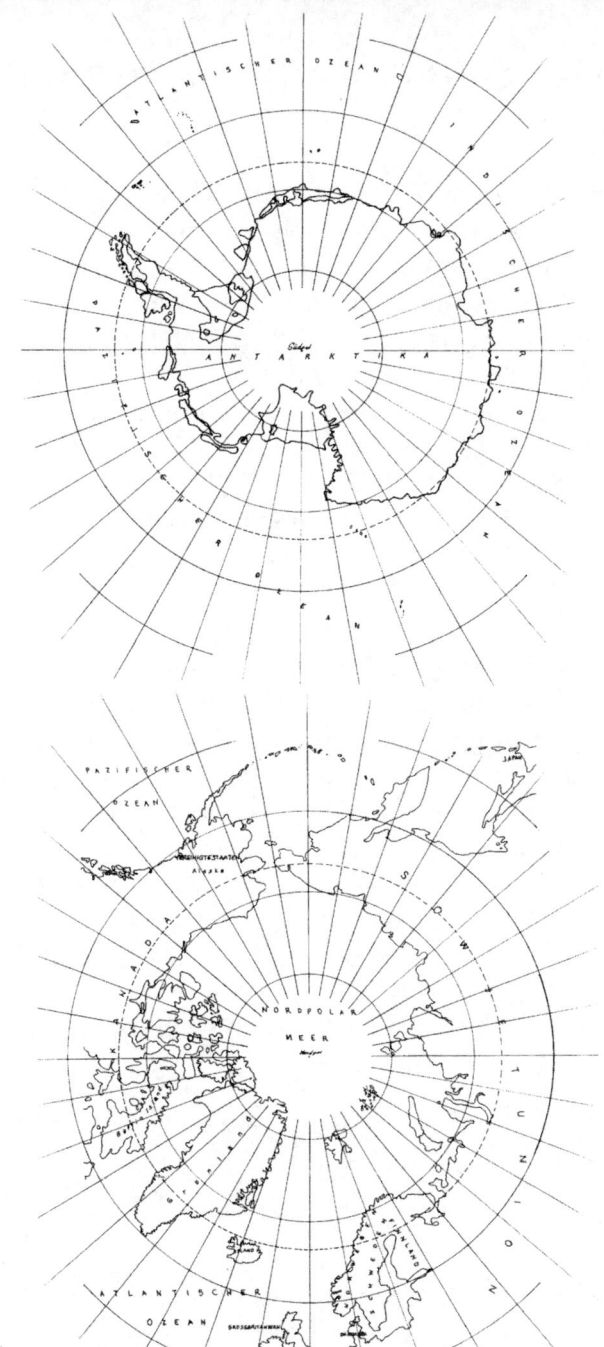

Südpol

Nordpol

Die Mandala-Welt der Kristalle

Wer mit den Augen der Andacht geschaut,
wie die Seele der Erde Kristalle baut,
wer die Flamme im keimenden Kern gesehen,
im Leben den Tod, Geburt im Vergehn –
wer in Menschen und Tieren den Bruder fand
und im Bruder den Bruder und Gott erkannt,
der feiert am Tische des heiligen Gral
mit dem Heiland der Liebe das Abendmahl –
er sucht und findet, wie Gott es verhieß,
den Weg ins verlorene Paradies.

Manfred Kyber

So wie die Welt des organischen Lebens aus den Atommandalas Zellen formt, erschafft sich die anorganische Welt aus Atomen ungezählte Arten und Formen von Kristallen. Im Inneren der Erde in Jahrmillionen gewachsen, sind sie nach geheimnisvoll ebenmäßigen und sehr häufig auf das Mandala hinauslaufenden Bauplänen geformt. Genau wie der Mensch aus Milliarden und aber Milliarden von mandalaförmigen Zellen besteht, sind die Felsen und Gebirge aus kristallinen Strukturen aufgebaut. Vorstellen können wir uns das Bild wachsender Kristalle am ehesten an den Stalagmiten und -titen einer Tropfsteinhöhle. Beide Tropfsteinformen bieten im Querschnitt natürlich wieder das Bild des Mandalas.

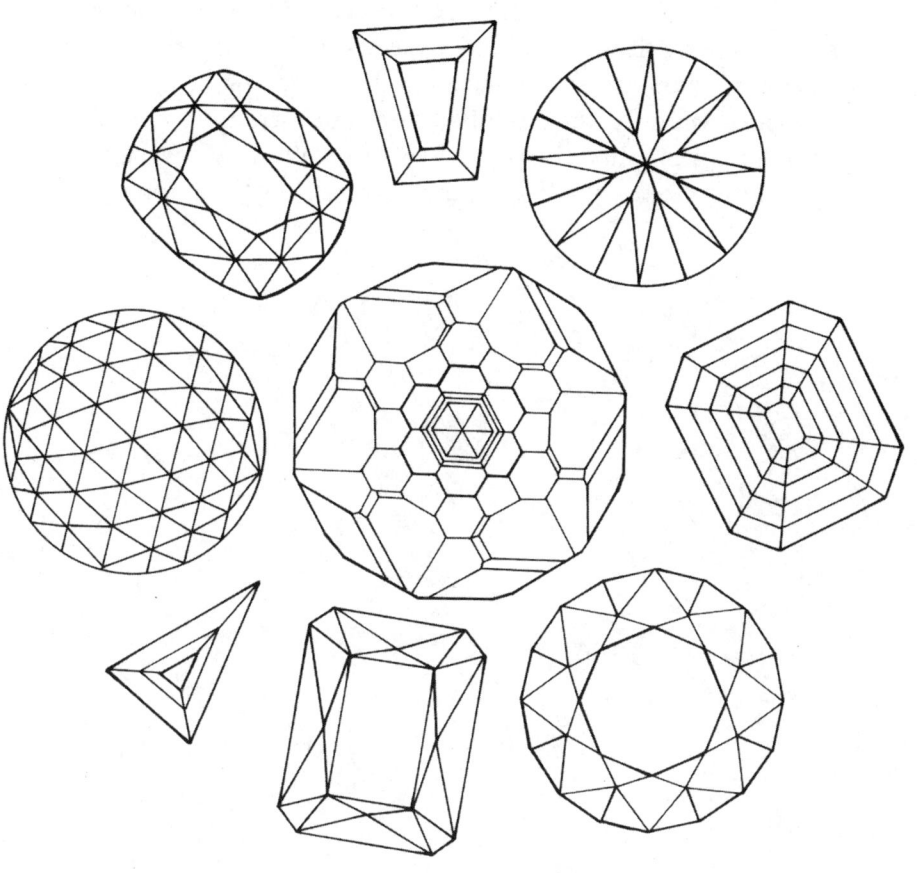

Ein natürlicher Kristall in der Mitte und außen herum Schliffformen von Edelsteinen, die fast immer auf ein Mandala hinauslaufen.

Polarität auch im Reich der Kristalle

Wie alles in dieser Schöpfung, haben auch die Mandalas ihre zwei Seiten. So wie es wundervolle Kristalle gibt, die ob ihrer harmonischen Schönheit erfreuen, gibt es auch weniger angenehme, sogar Schmerzen verursachende Kristalle wie etwa die der Harnsäure, die bei aller Schönheit doch auch die Basis der Gicht darstellen. Immer aber birgt das Wort *Krist*all für Menschen unserer Kultur ein mit ihrer Religion verbundenes Geheimnis.

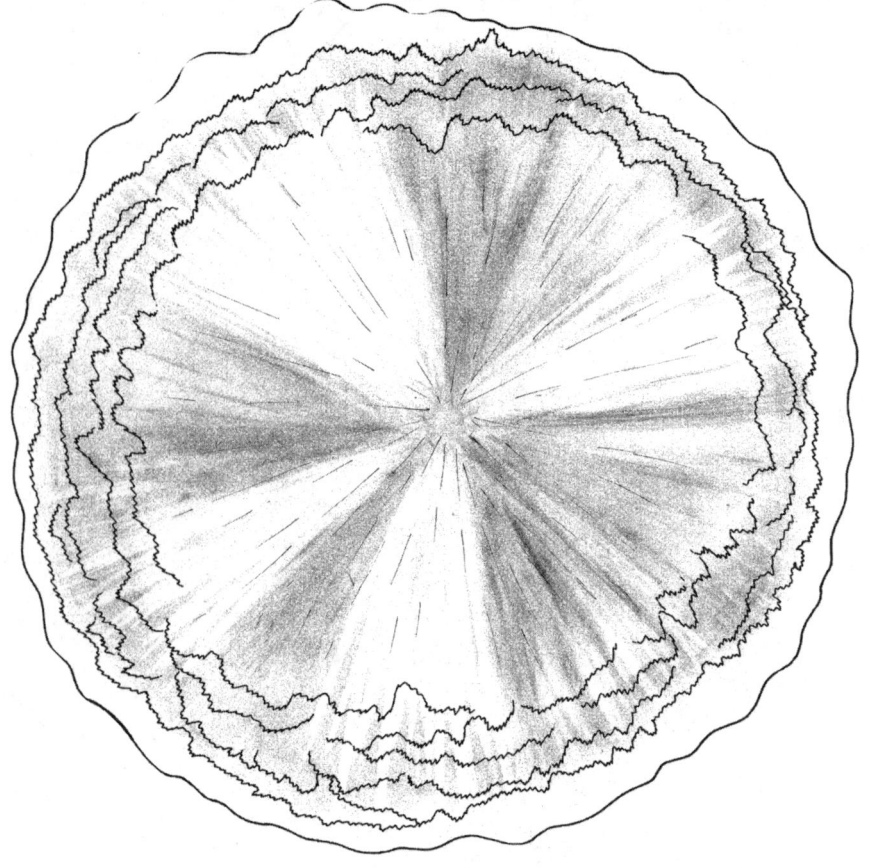

Harnsäurekristall

Gebirge aus Tier-Mandalas

Wenn die Grundsubstanz eines Gebirges nicht aus kristallinen Bausteinen bestellt, sind es oft trotzdem Mandalas, wie bei den Kalksteingebirgen. Milliarden winzig kleiner versteinerter Muschelkalkstrukturen haben sie über die Jahrmilliarden aufgebaut, ihrerseits allesamt wieder Mandalas aus dem Reich des Wassers.

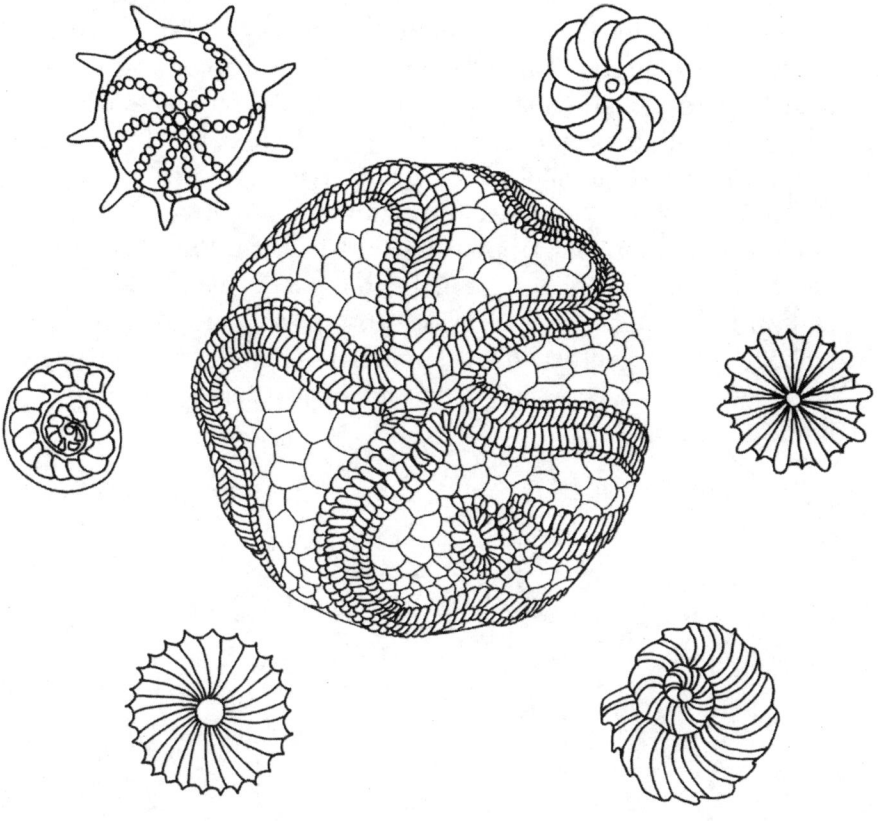

Auf ähnliche Art und Weise wachsen die Korallenriffe in den Meeren. Die vielfältigen Arme der Korallen sind im Schnitt alle wieder Mandalas.

Die Welt des Wassers –
eine Welt der Mandalas

Jeder Wassertropfen ist nicht nur ein Universum für sich, sondern auch ein Mandala. Aber auch die Milliarden von Mandala-Tropfen zusammen, denen man ihre Herkunft aus dem Mandala nicht mehr ansieht, tragen dieses Muster noch immer in sich und neigen dazu, es bei jeder Gelegenheit wieder anzunehmen. Wirft man einen Stein ins Wasser, entsteht ein lebendiges Mandala, das sich letztlich über die ganze Wasseroberfläche ausbreitet – sei sie noch so groß. Es kann nur sein, dass die Ausläufer dieses dynamischen Mandalas schließlich so subtil werden, dass wir sie mit unseren beiden Mandala-Augen nicht mehr erkennen können. Immer wenn Wasser in Bewegung kommt, werden seine Milliarden kleiner Mandala-Tropfen wieder deutlich. Wunderschön erleben wir das noch beim Regenbogen, wo das weiße Sonnenlicht an Milliarden winziger Wassertropfen in seine sieben Regenbogenfarben gebrochen wird und uns so den Regenbogen als halbes Mandala schenkt, gemacht aus Milliarden kleiner Mandalas.

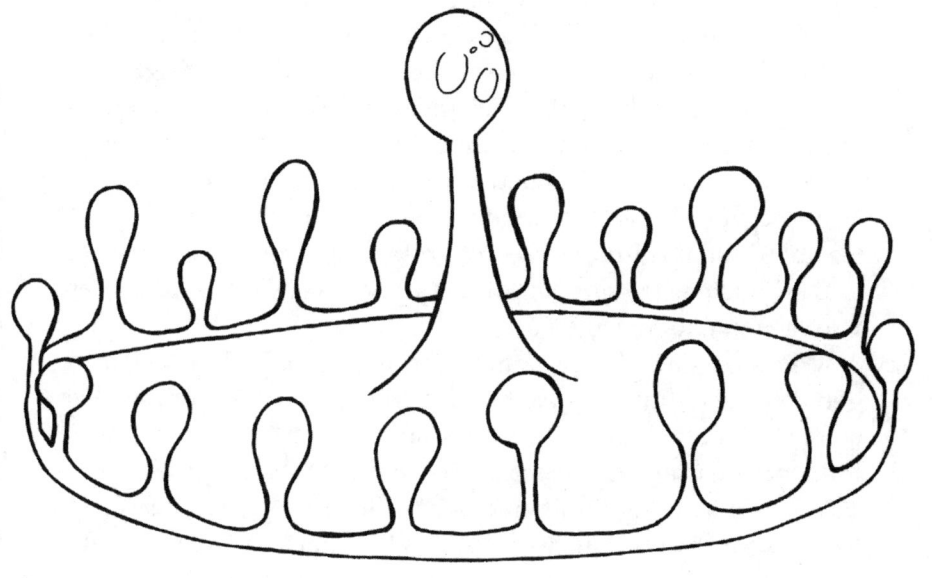

Dieses Wunder ist das Ergebnis eines einzigen ins Wasser fallenden Tropfen-Mandala, das sofort und immer eine Krone aus Milliarden anonymer Wassertropfen-Mandalas bildet, aber niemals ganz genau dieselbe.

Unser tägliches Wasser

Tatsächlich ist Wasser für unser Leben und Überleben noch viel wichtiger als unser täglich Brot, ganz abgesehen davon, dass es ohne Wasser kein Brot gäbe und auch Brot zu einem guten Teil aus Wasser besteht. Auch Körner sind aber natürlich Mandalas.

Von sich aus nimmt Wasser, wie alle anderen Flüssigkeiten, nur zu gern und bei jeder Gelegenheit die Form des Mandala an. In all den Millionen Leitungen, in denen Wasser in unsere Häusern strömt und sie wieder verlässt, aber auch in den Arterien und Venen, den Leitungen unseres Körperhauses, selbst allesamt Mandalas im Querschnitt, bildet es die eigentümlichsten und schönsten Strömungsprofile – immer aber sind es Mandalas, wie die folgenden zeigen mögen.

Wie an so vielen Stellen kann in unseren banalen Wasserleitungen das Geheimnis der Vielfalt der Natur offenbar werden. Aus einem unvorstellbaren Überfluss an Möglichkeiten schöpft sie ihre Formen und sichert trotzdem – in diesem Fall über das Mandala – die Ordnung inmitten des Überflusses. Auch in den Gefäßen unseres Körperhauses fließt das Blut nach strengen Regeln, und seine mandalaförmigen Blutkörperchen – ebenfalls allesamt Mandalas – passen sich diesem Reigen an, die roten, die den Sauerstoff transportieren, ebenso wie die weißen im Dienste der Körperabwehr.

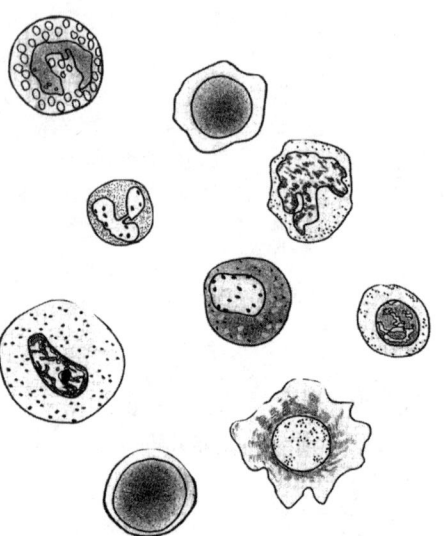

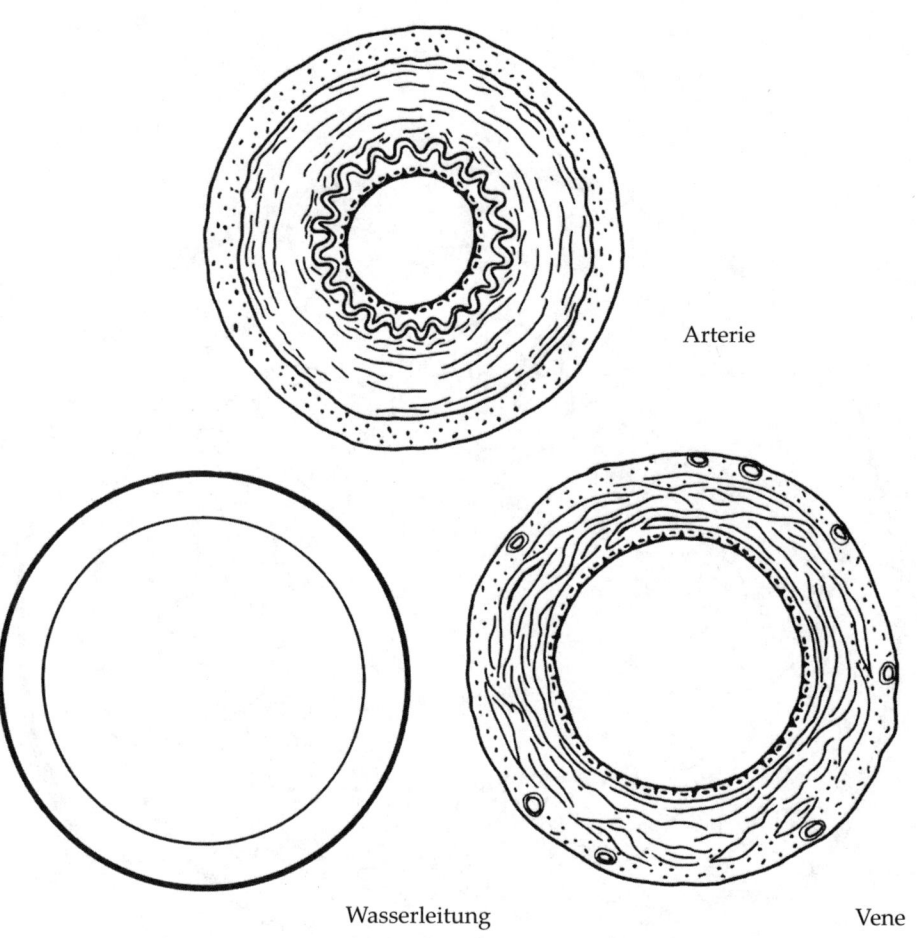

Das Wasser des Lebens in seinen Leitungen

Strömungsprofil

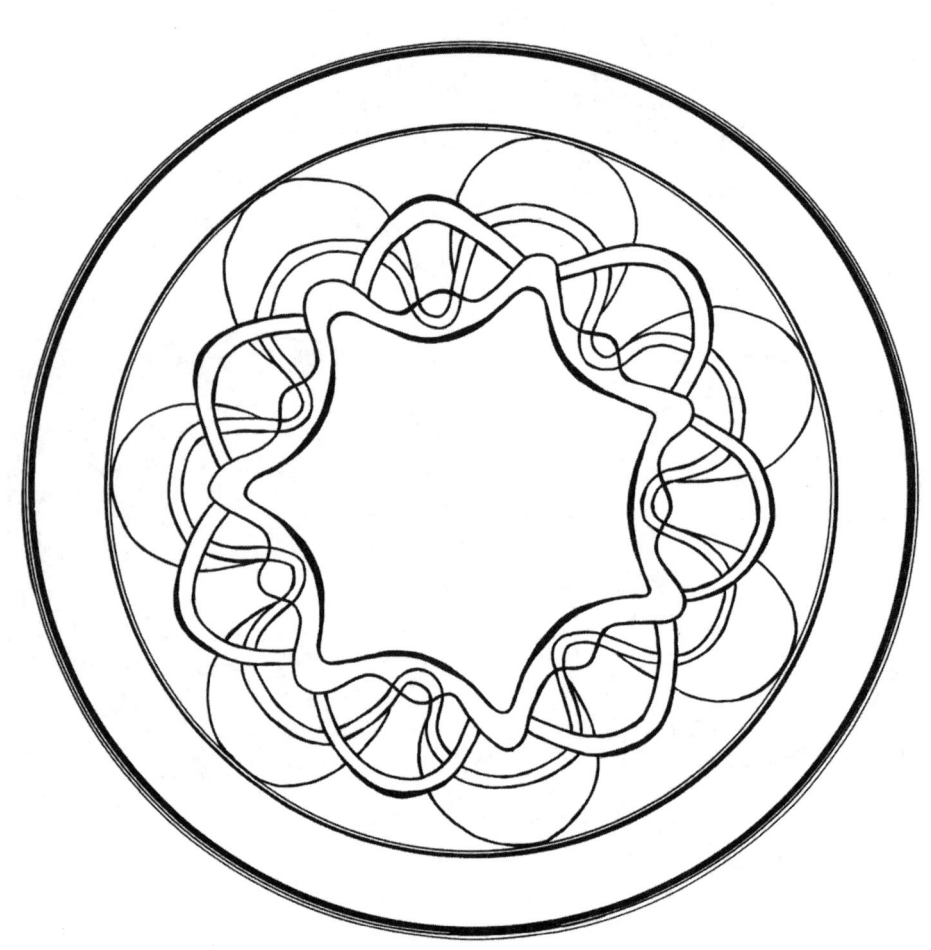

Strömungsprofil

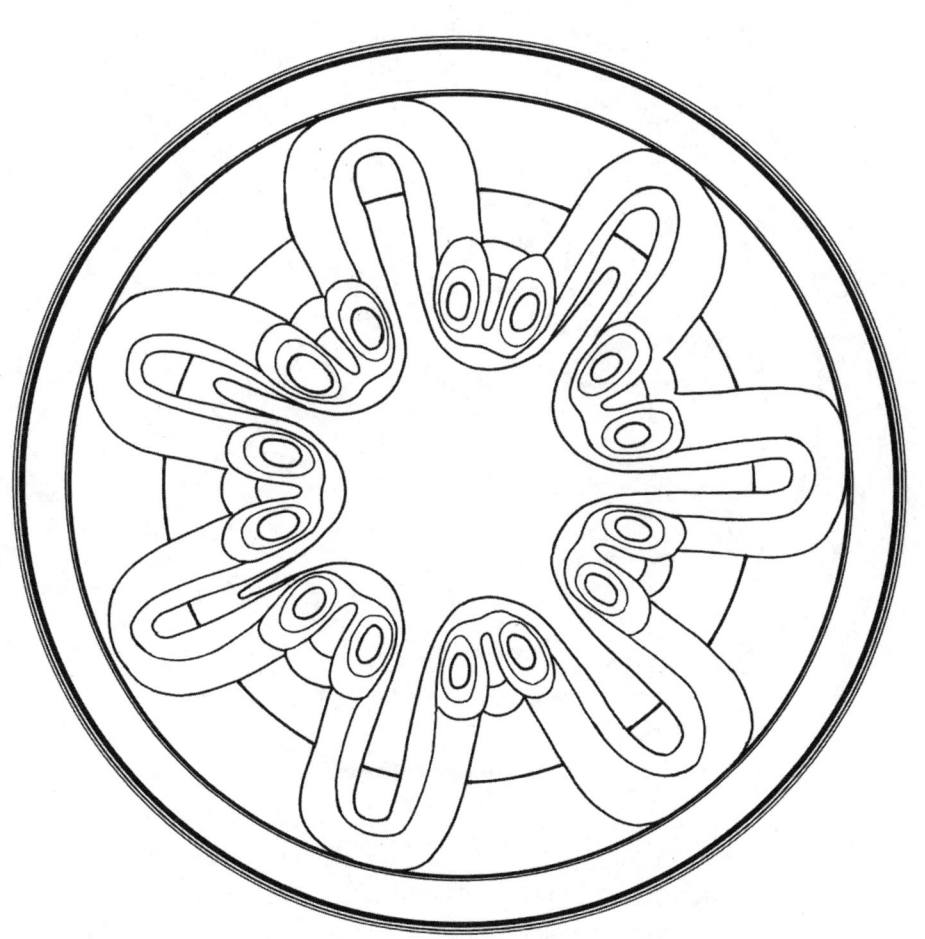

Strömungsprofil

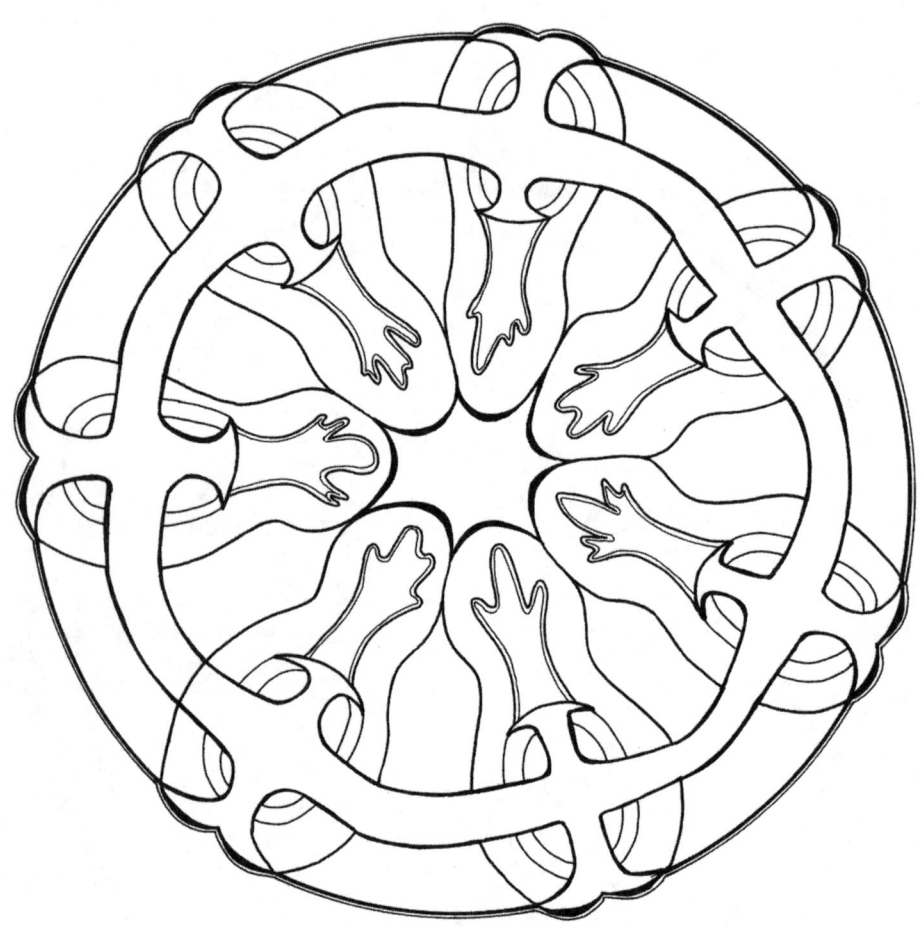

Diese drei Strömungsprofile sind beliebig ausgewählt unter – im wahrsten Sinne des Wortes – unendlich vielen. Sie mögen einen kleinen Eindruck vermitteln von dem unglaublichen, jedes menschliche Fassungsvermögen sprengenden Formenreichtum der Natur und von ihrer Tendenz, alles auf dem Mandala-Muster aufzubauen.

Der Mandala-Wirbel

Auch die uns auf den ersten Blick so vertraute Fähigkeit des Wasserelements zur Wirbelbildung ist auf den zweiten Blick eigentlich eher wundervoll. In der Badewanne sitzend kann man erleben, wie sich das Wasser in einem Strudel davonmacht. Hält man den kleinen Finger in die Mitte, bleibt er unter Umständen ganz trocken und spürt wenig von dem kraftvollen Feld, das hier im Zentrum des Wirbels herrscht. Große Wasserwirbel können sogar Menschen in die Tiefe reißen. Warum aber Wasser Wirbel bildet, wissen wir bis heute nicht.

Wir wissen lediglich aus Erfahrung, dass ein großes Geheimnis in der Mitte des Mandalas liegt und dass hier ungewöhnliche Kräfte am Werk sind. Diese widersprechen eher dem vertrauten Weltbild der Machergesellschaft, denn sie wirken aus der Ruhe, und in der Ruhe zeichnen sie sich durch Leere aus und sind überall auf dieser Welt zu finden. Ihre Drehrichtung verläuft bei uns immer im Uhrzeigersinn, wobei niemand weiß, warum das so ist. Der englische Physiker Thompson und spätere Lord Kelvin hatte bereits ein ganzes physikalisches Weltbild auf dem Spiralwirbel aufgebaut, das aber ebenso in Vergessenheit geriet wie die bahnbrechenden Forschungen des österreichischen Privatgelehrten Viktor Schauberger, der dem Geheimnis des Wasserwirbels auf praktische Weise auf der Spur war[*].

---

[*] Siehe zu den Geheimnissen des Wassers das Buch von Urs Honauer: »Wasser – die geheimnisvolle Energie«, Hugendubel 1998

Ungewöhnliche Mandalas

Auch andere Flüssigkeiten haben die Tendenz zum Kugel-Mandala, je höher ihre Oberflächenspannung, desto deutlicher. Letztlich sind fast alle festen Körper zu verflüssigen, es ist immer nur eine Frage der Umstände und vor allem der Temperatur. Sogar Kohle wird heute verflüssigt, Glas aus den Kristallen von Quarzsand gebildet, formt unter dem geschickten Atem von Glasbläsern noch wunderbar mandalaförmige Tropfen. In Form der Christbaumkugeln hängen wir uns solch filigrane farbige Mandalas an den Weihnachtsbaum, der in der tiefsten Nacht des Jahres ein Zeichen der Hoffnung auf die Wiedergeburt des Lichts ist und es auch schon zu vorchristlichen Zeiten war. Aus Gottes Sicht ist der Tannenbaum, botanisch bei uns oft auch eine Fichte, in jedem Fall ein ebenmäßiges Mandala.

Aber nicht nur Quarzsand fließt als Glas in Mandala-Formen, auch Stein kann in Lavaströmen von Vulkankratern herabfließen, und auch Metalle fließen je nach Temperatur. So neigen alle Stoffe letztlich zur Tropfen- und Kugelbildung und also zum Mandala. Hier ist der physikalische Grund klar, die Kugel oder das Mandala ist die Form, bei der auf geringstem Raum das größte Volumen untergebracht ist, und es ist die Oberflächenspannung, der die Mandala-Form zu verdanken ist. Am deutlichsten wird das beim Quecksilber, dem einzigen Metall, das bei Raumtemperatur schon flüssig ist. Es zerspringt bei jeder Gelegenheit in Tausende von Mandala-Kügelchen aller Größen. Sobald wir diese aber wieder zusammenbringen, kehren sie genauso bereitwillig in die Form einer großen Kugel zurück, immer aber bleiben sie dabei Mandalas.

Das Weihnachtsbaum-Mandala

Der Christbaum als Evergreen, d. h. immergrüner Hoffnungsschimmer in einer winterlichen Welt, in der das Licht langsam stirbt, um in der dunkelsten Nacht rituell wiedergeboren zu werden, ist viel älter als das Christentum. Schon die Druiden behängten ihn mit Lichtern und Kuchen als Symbol der Unsterblichkeit des Lebens. Als Weihnachtsbaum wird er uns wohl immer bleiben, was von seinen christlichen Accessoires durchaus nicht so sicher ist. Immer weniger Krippen finden sich unter mitteleuropäischen Christbäumen, die Weihnachtsgans aber, die an die geweihte Gans der Frau Holle, der germanischen Göttin von Himmel und Erde, erinnert, werden wir sicher weiter ehren. Hier ein Weihnachtsbaum mit Mandala-Kugeln aus himmlischer Perspektive:

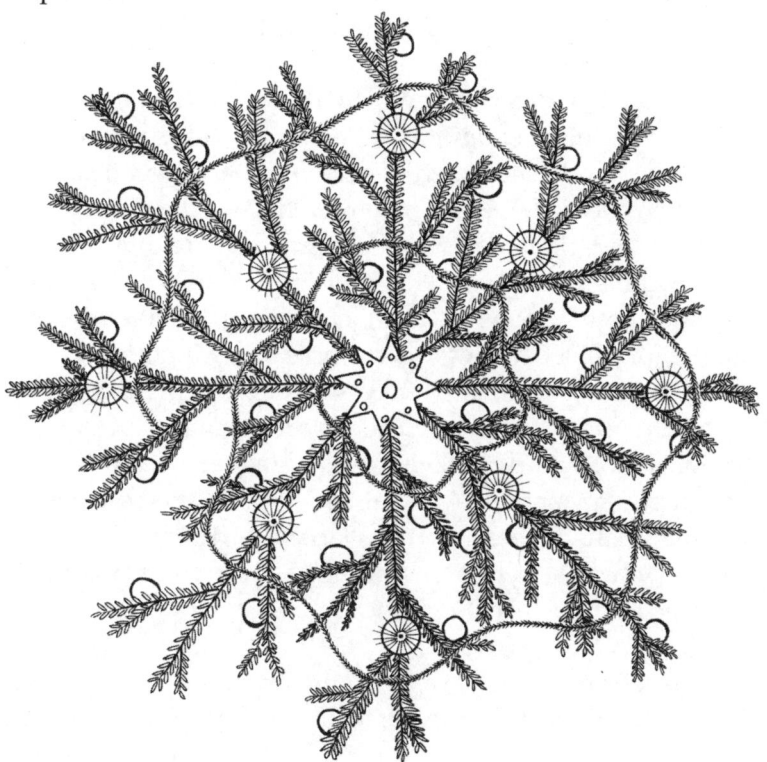

Leben aus der Mandala-Welt
des Wassers

Im Reich der Flüssigkeiten bleibt Wasser das alles beherrschende Wunder. Irgendwann wird es uns vielleicht noch verraten, wie es die Muster homöopathischer Mittelbilder in sich speichert und über den Bereich des Materiellen hinaus erhält oder wie es die Heilwirkung der Bachblüten aufnimmt und bereitwillig weitergibt.

Der wichtigste Stoff auf Erden ist Wasser auch schon deshalb, weil alles Leben aus ihm kommt im Sinne der Evolution und im ganz persönlichen Sinne. Denn auch jedes Säugetier und damit auch der Mensch kommt aus dem Fruchtwasser, das noch eine dem Urmeer entsprechende Zusammensetzung hat.

Wie die meisten anderen Lebewesen auf diesem Planeten, haben wir das Wasser nicht endgültig verlassen, sondern es in unseren Zellen mit an Land genommen, sodass wir überwiegend aus Wasser bestehen. Bei jeder Gelegenheit, wenn wir der Schwere des Landlebens im Urlaub entkommen können, kehren wir im Übrigen ans und ins Wasser zurück. Von Kindheit an lieben wir es zu baden und diese Lust wird kaum je geringer. Je näher die Wassertemperatur dabei der des Fruchtwassers im Mutterleib kommt, desto lieber ist es uns. Im körperwarmen Thermalwasser frei schwebende Menschen erleben nicht selten eine Glückseligkeit wie damals im Mutterleib. So ist es klar, dass unsere Verbundenheit mit der Urheimat des Wassers zeitlebens ungebrochen bleibt. In der traumhaften Wasserwelt des Hotel Garden in Montegrotto nutzen wir diese Möglichkeiten in einer Fülle von Übungen bis zur Wasser-Therapie Aqua-e-motion.

Die Kleinstlebewesen des Wassers, die fast nur aus Wasser sind, und am Anfang der Nahrungskette das Leben auf diesem Planeten sicherstellen, führen uns die Herkunft allen Lebens aus dem Wasser vor Augen, wie die Tatsache, dass auch wir Menschen zu keiner Zeit unseres Lebens zu weniger als zwei Drittel aus Wasser bestehen. In der Mikrokosmos-Makrokosmos-Analogie fällt auf, dass das Mandala Erde zu mehr als zwei Dritteln von Wasser bedeckt ist.

Übung: Die Rückkehr ins Wasser-Mandala

Legen Sie sich – sofern Sie schwimmen können – mit Schwimmflügeln an den Knöcheln in unbewegtes körperwarmes Thermalwasser und lassen Sie los. Sie werden erleben, dass Ihr Körper völlig stabil im Wasser liegt und Sie sogar den Kopf loslassen können. Wenn Sie ruhig in einer Mittellage atmen, werden Sie schnell erleben, wie der Atem Sie angenehm in seinem Rhythmus wiegt und kein bisschen Wasser in Mund und Nase dringt. Sie können sogar soweit loslassen, dass ein feiner Wasserfilm über den geschlossenen Augen liegt. Wenn Sie nun ein paar Millimeter unter Wasser Ihre Augen-Mandalas öffnen, können Sie über sich die Welt (bedingt durch die Brechung des Lichtes an der Wasseroberfläche) als großes Mandala wahrnehmen. Wer dann noch die Arme und Beine auseinander treiben lässt, erlebt sich von der Signatur her als ein im Wasser schwebendes Fünfstern-Mandala.

Schon bald wird sich ein Gefühl von Schwerelosigkeit einstellen, und wenn das Wasser körperwarm (36 Grad wie bei unseren Seminaren im Garden) ist, auch eine Empfindung von Grenzenlosigkeit. In diesem wundervollen Zustand können sich Gipfelerlebnisse ereignen, d. h. Sie können sich als Einheit (mit allem) erleben. Ozeanische Gefühle von unendlicher Weite, von Ekstase und Rausch mögen sich einstellen und etwas in Ihnen an die frühe Zeit im Fruchtwasser des Mutterleibes erinnern, als Sie auch so warm und geborgen schwerelos schwebten und Ihnen alles zufloss, was Sie brauchten. Hier haben wir die Vorlage für alle späteren Schlaraffenlandträume. Es ist die Zeit, in der das Urvertrauen wächst und zur Basis allen späteren Selbstvertrauens wird. Insofern ist das auch eine Übung, die tatsächlich über Einheitserlebnisse Urvertrauen und damit Selbstvertrauen vermitteln kann. Wenn Sie diese Erfahrungen einige Male gemacht haben, können Sie im Allgemeinen die Schwimmflügel weglassen, denn praktisch alle Frauen und die meisten Männer schweben ganz von selbst, genau so wie Gott sie geschaffen hat.

Im Wasser ertrinken kann man eigentlich nur aus Unterkühlung oder Angst, für die es allerdings viele psychologische Gründe gibt. Das Gefühl von Freiheit und Regression im Sinne von Rückkehr zu den eigenen Uranfängen, das sich so ereignen kann, lässt sich nur schwer beschreiben, aber wundervoll leicht erleben. In jedem Fall werden Sie sich bald wie in Ihrem Element fühlen, und Wasser ist Ihr Element und Ihre erste Heimat, so wie das Mandala Ihr Zuhause.

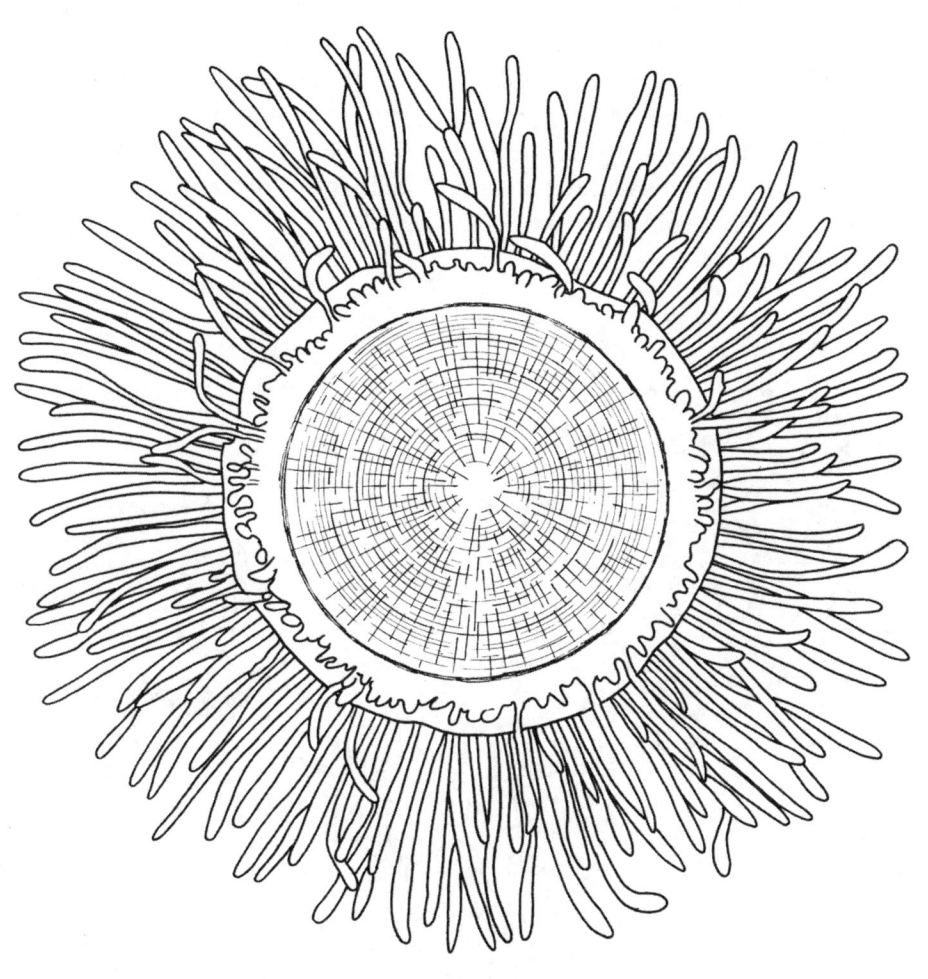

Ein frei schwebendes Wasserwesen

Das Wassertropfen-Mandala

Darüber hinaus gebiert die Wassertropfenwelt des Meeres noch jede Menge weiterer Mandalas in allen Größen und Tiefen. Die Milliarden von Plankton-Mandalas, die mit dem Beginn der Nahrungskette den Beginn des Lebens markieren, führen uns entwicklungsgeschichtlich zurück zu den Uranfängen des Lebens, die bereits von dieser unvorstellbaren Formenvielfalt der Mutter Natur gekennzeichnet sind.

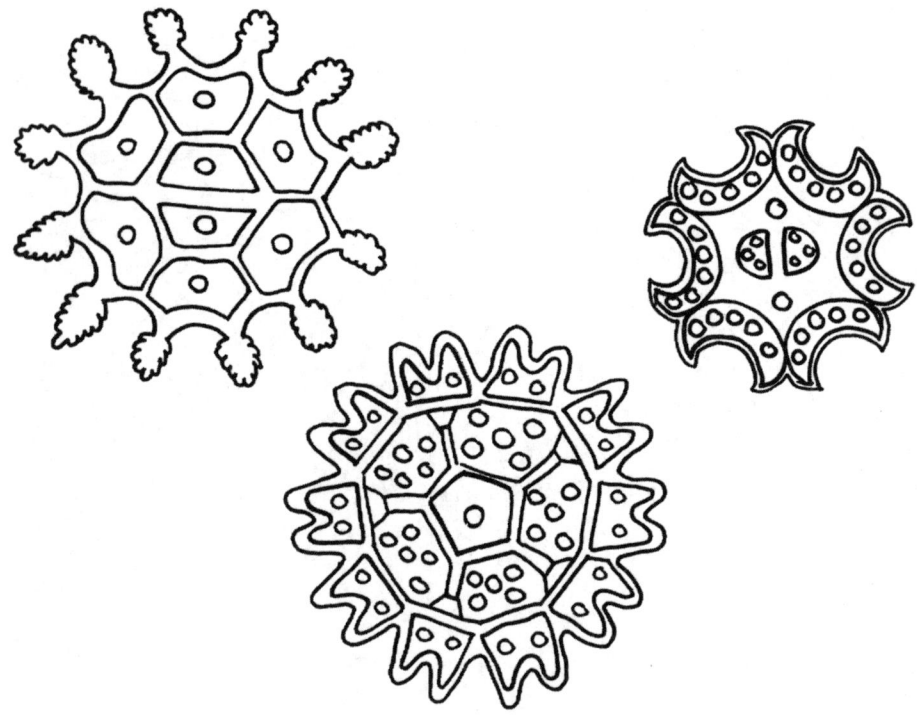

Plankton

Mandala-Faszination aus dem Meer

Auch größere Wasserwesen haben noch die Mandala-Struktur und werden wohl nicht umsonst so gern von kleinen und manchmal noch großen Kindern gesammelt. Muscheln sammeln heißt Mandalas sammeln. Ob es sich um Schnecken, Muscheln oder Seesterne handelt, sobald die runde Mandala-Struktur im Meeressand auftaucht, greifen große und kleine Hände mit Begeisterung zu. Was dagegen an verlassenen Panzern oder Schalenresten auftaucht und nicht dem Mandala entspricht, wird schon seltener mitgenommen. Ist ein Muschelgehäuse zerbrochen und damit das Mandala zerstört, verschwindet die Faszination.

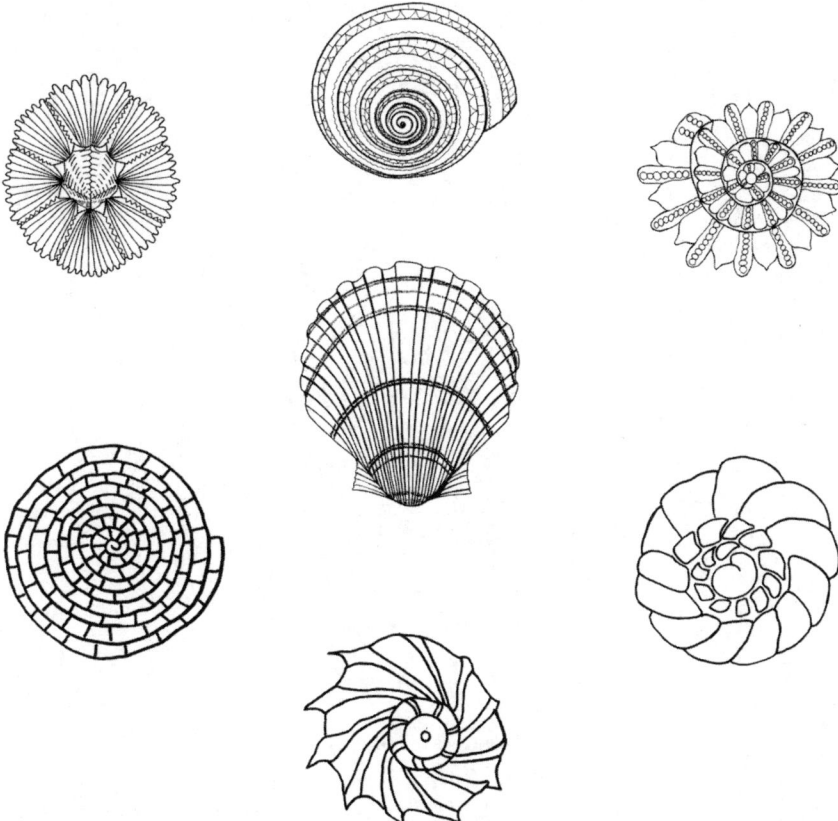

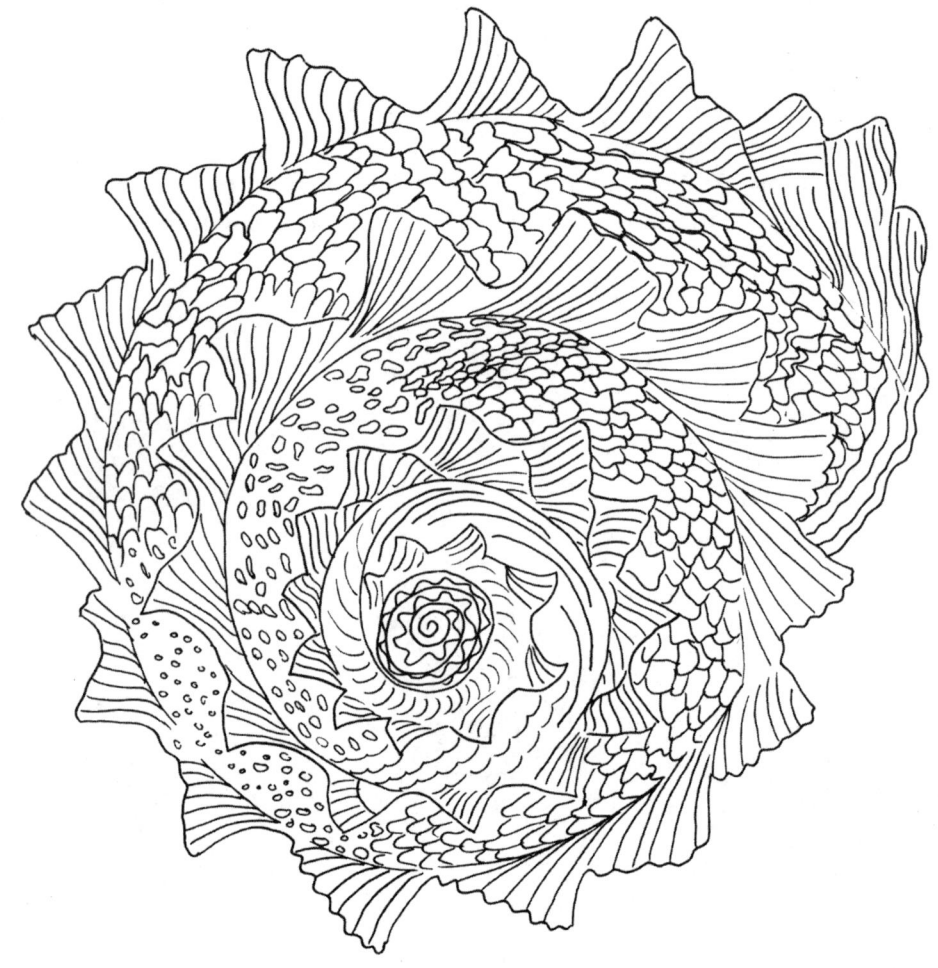

Eine besonders schöne Muschel

Die Wunderwelt der Meereswesen

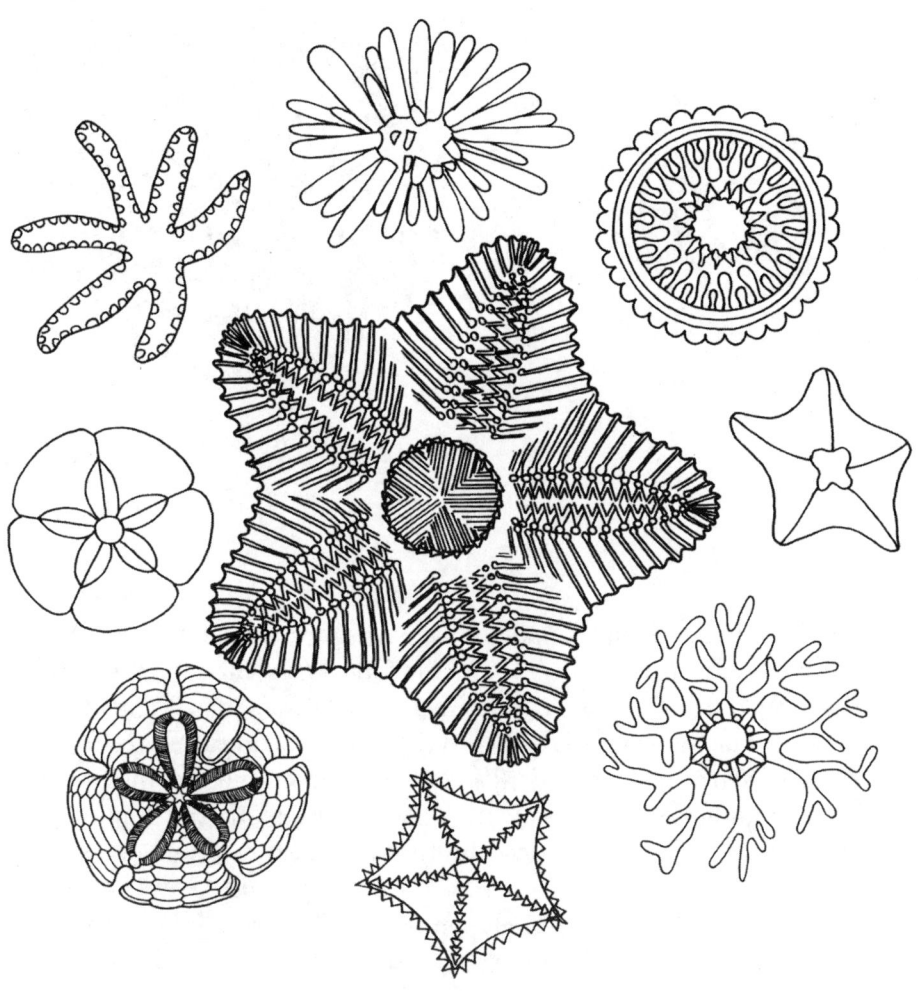

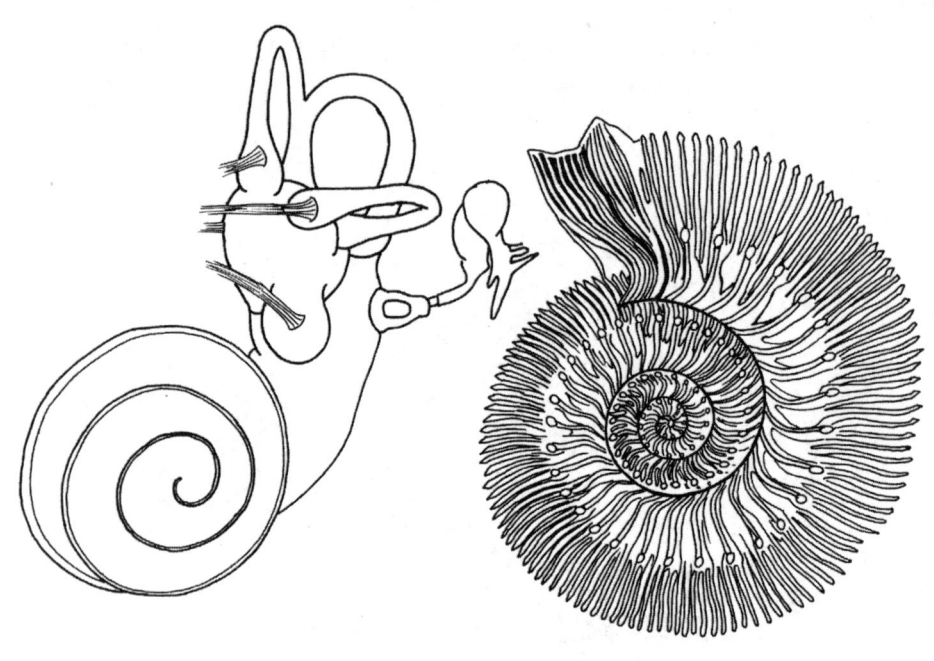

Gehörschnecke   Schneckenhaus

Die Spirale der Schnecke, die uns bestens vertraut ist, findet sich ganz ähnlich auch in unserer Gehörschnecke im Innenohr. Nicht nur in jeder Zelle tragen wir noch das Wasser des Urmeeres mit uns herum, sondern selbst in den festen Strukturen unseres Körpers wird die Herkunft aller Lebewesen aus einer gemeinsamen Urquelle deutlich und die verbindende Nähe der Mandala-Strukturen in Mikrokosmos und Makrokosmos offenbar. Wir Menschen sind ein Teil dieser Welt und tragen diese Welt auch in uns. Würden wir es endlich bemerken, könnten wir besser für die innere und die äußere Welt sorgen und brauchten unsere Gehörschnecken nicht mehr mit so viel Lärm zu quälen, bis sie im Tinnitus aufschreien oder in Gehörstürzen Amok laufen.

Wunderwelt der Schneekristalle

Bevor wir die Wasserwelt wieder verlassen, sei zum Schluss noch eines ihrer verblüffendsten Spiele im Reigen der natürlichen Vielfalt erwähnt – das Zauberreich der Schneekristalle. Bedenkt man, dass es keine zwei gleichen Schneeflocken in dieser Schöpfung gibt, dass sie sich vielmehr alle zumindest ein wenig voneinander unterscheiden, bekommt man einen Eindruck vom unvorstellbaren Reichtum der Natur an Formen und Ideen. Ein Amerikaner hat ein Leben lang Schneekristalle fotografiert und nie zwei gleiche entdeckt. Während Sie sich durch dieses Schneegestöber malen, mag Ihnen klar werden, dass dieses Phänomen der unüberschaubaren Vielfalt in einem strengen Rahmen nicht etwa auf die Schneeflocken beschränkt ist.

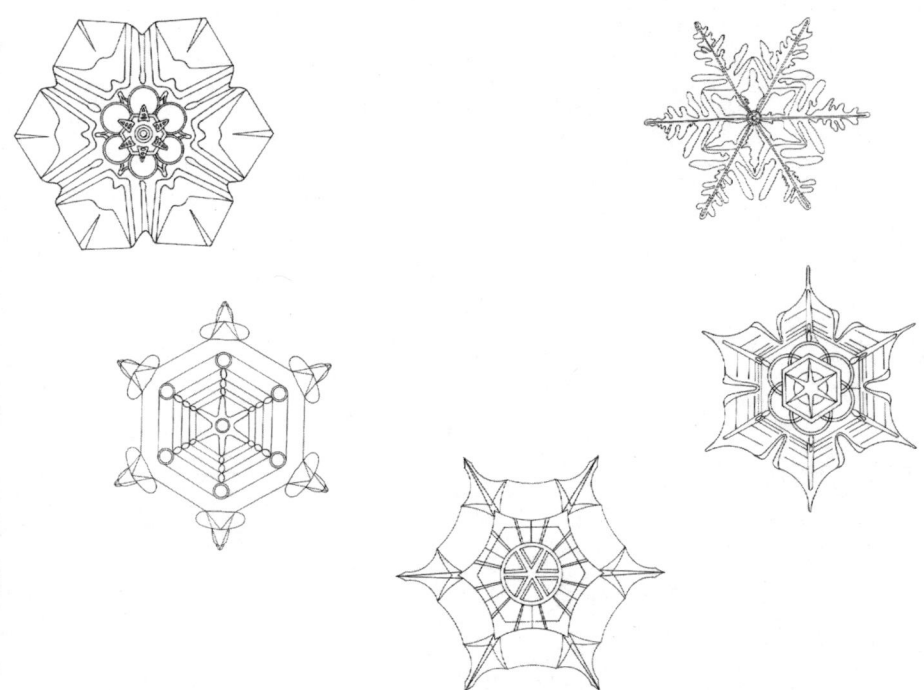

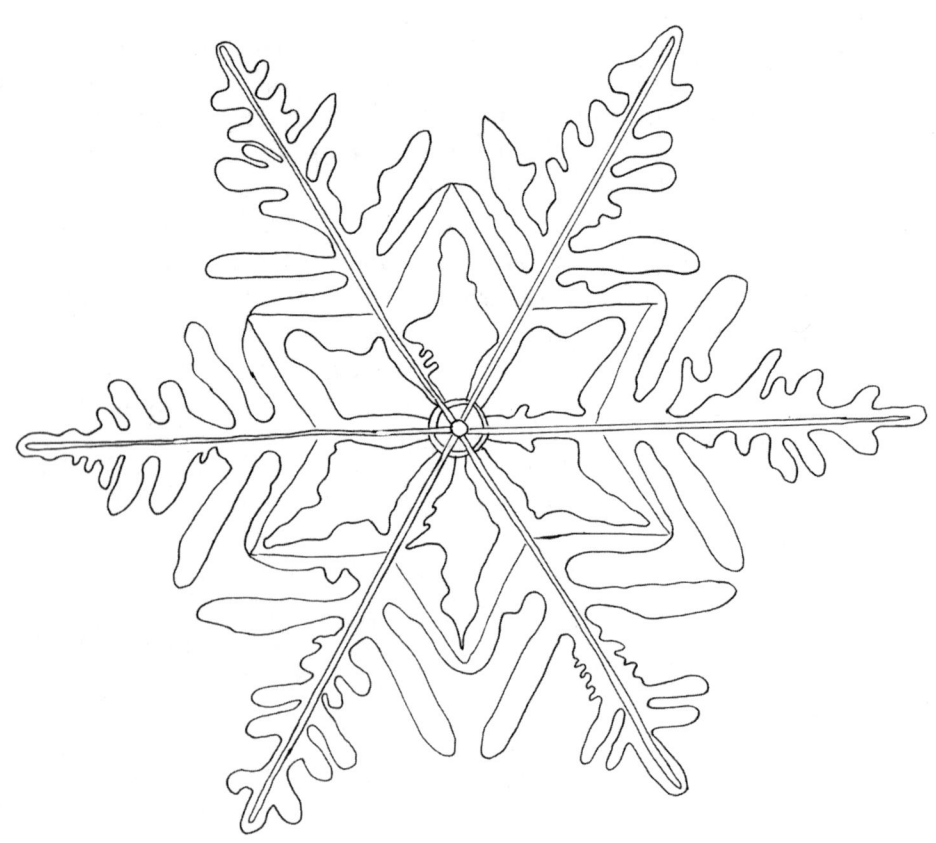

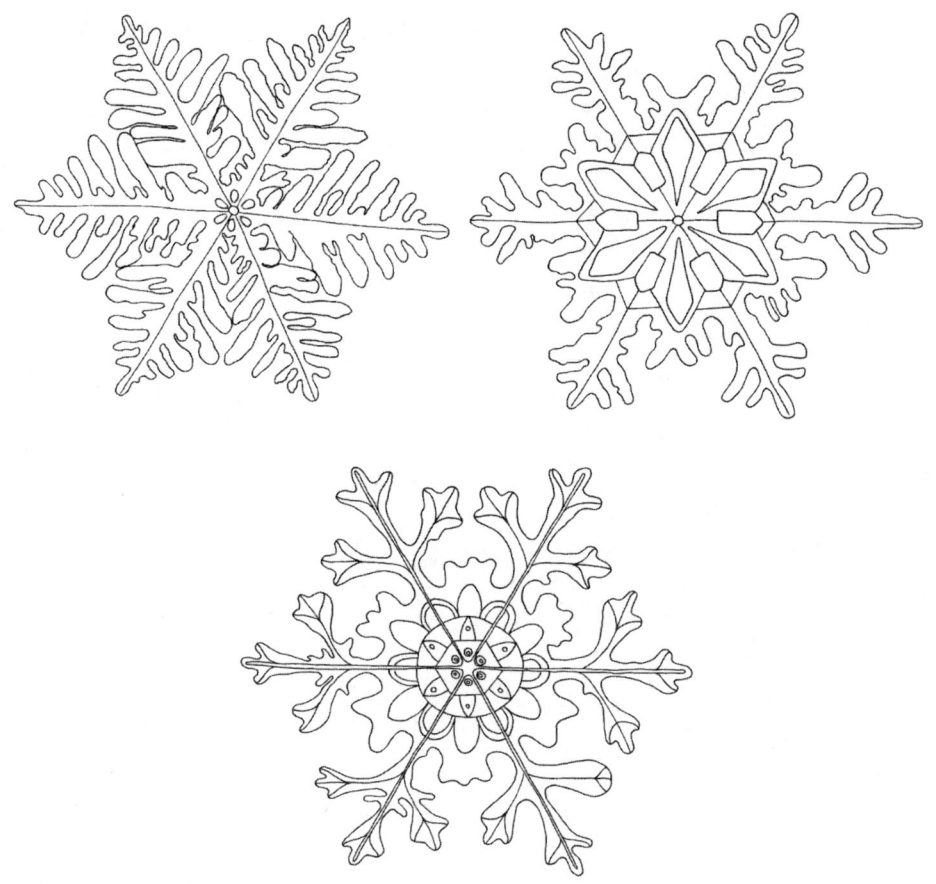

Während Sie diese Schneeflocken in die ihnen zukommenden, kühlen, weißblauen Farbnuancen kleiden, mag die Achtung vor dem Reichtum und den Möglichkeiten von Mutter Natur weiter wachsen. Sie zu übertrumpfen, wird uns nie gelingen, sie zu achten in jedem einzelnen ihrer unzähligen Kristalle, erscheint dagegen wie ein Gebot der Intelligenz und Ehrfurcht vor dem Leben ...

Mandala-Ordnung in der Vielfalt

Wenn es auch keine zwei gleichen Schneekristalle gibt, so sind sie doch alle nach den gleichen Gesetzen gefertigt. Nicht nur sind sie alle Mandalas, sondern auch kleine individuelle Sechssterne. In ihrer durchgehenden Hexagrammstruktur zeugen sie für den enormen Ordnungssinn von Mutter Natur in all ihrer Vielfalt. Und so, wie es keine zwei gleichen Schneekristalle gibt, sie aber doch alle nach dem gleichen Muster aufgebaut sind, gibt es auch keine zwei gleichen Menschen, und doch gehorchen alle demselben Mandala-Muster und folgen ihm auf ihrem Lebensweg.

Das Schneegestöber aus lauter kleinen und einzigartigen Wundern mag daran erinnern, dass auch wir Menschen bei aller Einzigartigkeit, doch alle dem gleichen inneren Muster gehorchen, dem des Mandalas, das sich in jeder Zelle und in jedem Atom verbirgt, dem wir aber auch im großen Lebensmuster folgen. Nicht einmal eineiige Zwillinge gleichen sich nämlich völlig, unterscheiden sie sich doch auf der Hautoberfläche durch die Mandalas ihrer Finger- und Zehenabdrücke. An diesen wiederum lässt sich die Lebensaufgabe des Menschen ablesen, wie wir in dem Buch zeigen »Die Spuren der Seele – was Hand und Fuß über uns verraten.«

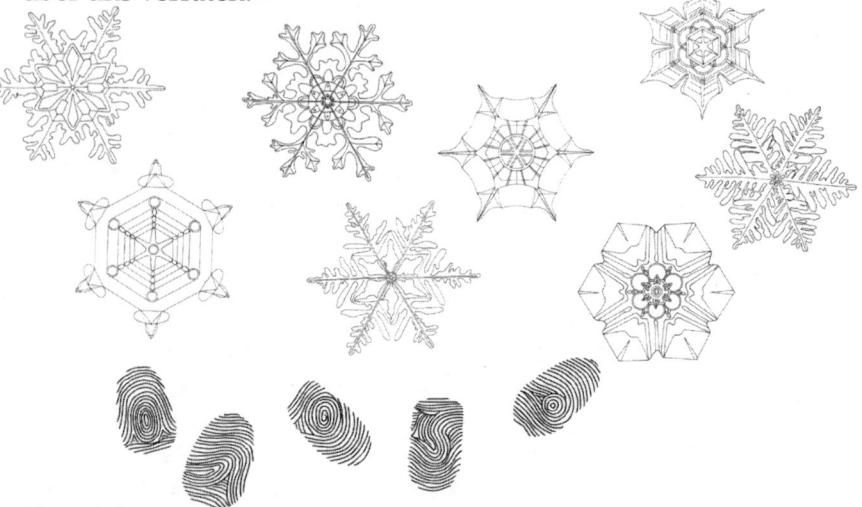

Vom Frühling der Blütenmandalas bis zum Herbst der Mandala-Früchte

Aufgetaucht aus dem Wasserreich und zurückgekehrt auf Mutter Erdes trockene Kruste bleiben wir natürlich im Mandala-Reich. Die Vielfalt im Mandala-Garten der Blütenkelche erinnert fast an die im Luftreich der Schneeflocken. So wie oben die Sterne am Nachthimmel, strahlen unten die Blütensterne im Sonnenlicht. Die allermeisten Blumen haben ihre Blüten dem Mandala nachempfunden und locken mit diesen wunderschönen Sternen seit Jahrmillionen erfolgreich Insekten an.

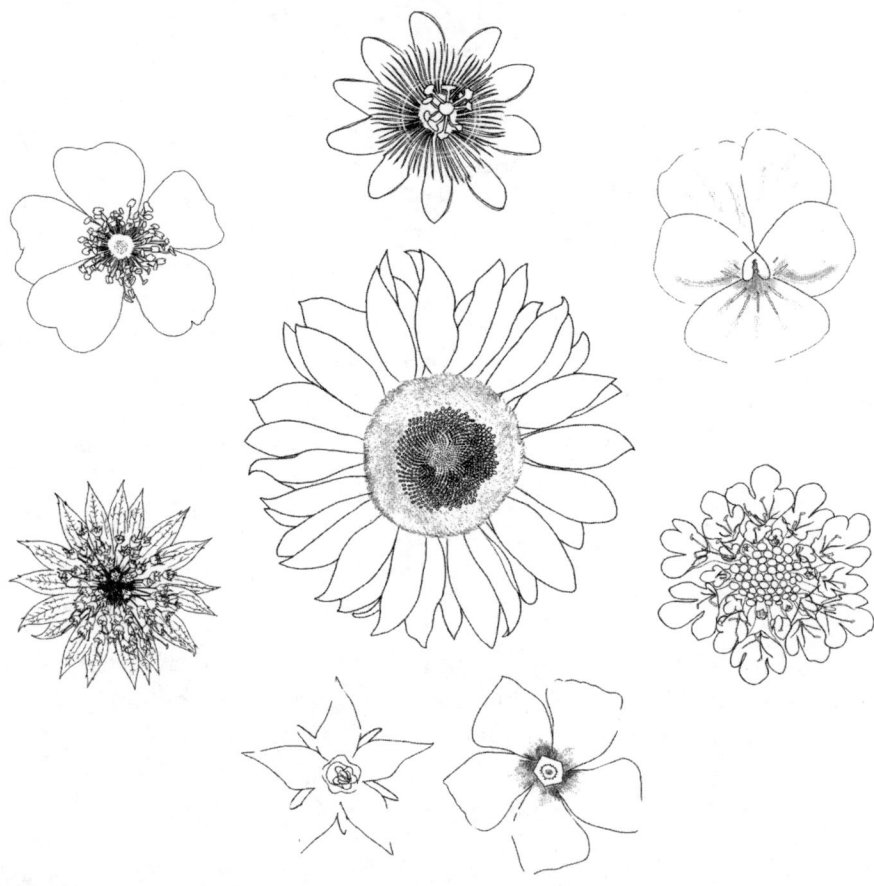

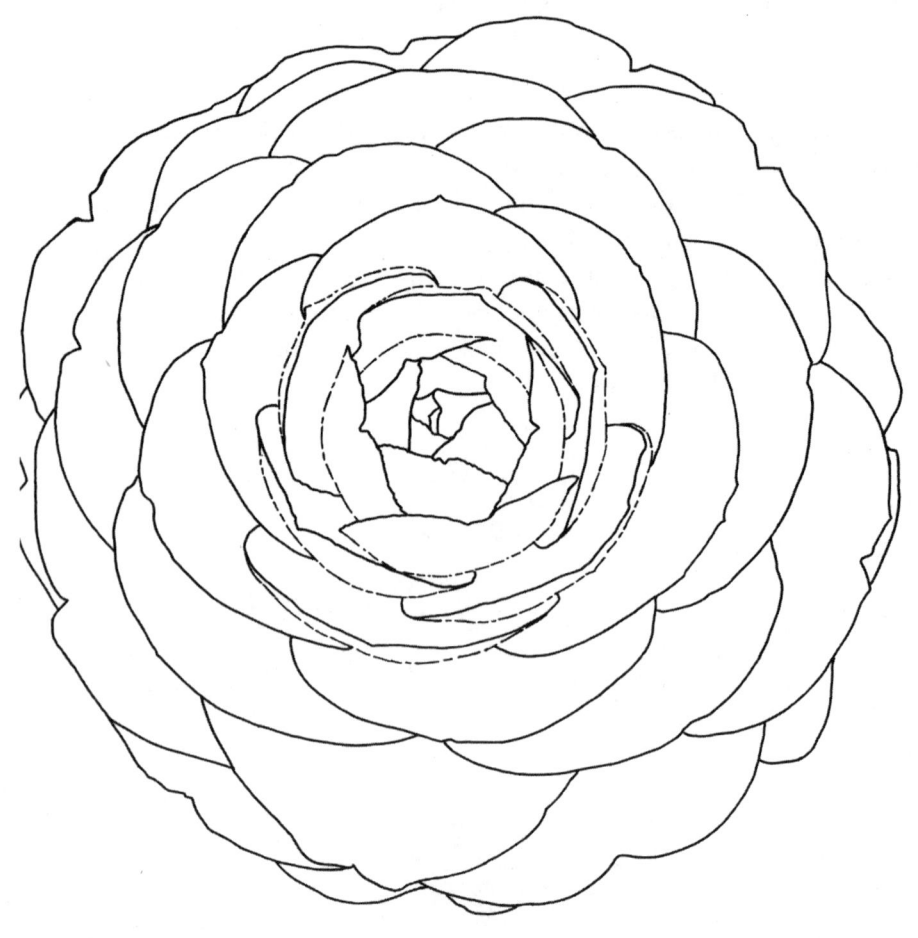

Die Rose ist nicht nur die Königin der Blüten, zu den Rosengewächsen gehören auch praktisch alle unsere Obstbäume, wie Apfel, Birne, Kirsche, Pflaume und all die Beerensträucher von der Himbeere über die Brombeere bis zur Johannisbeere.

Das Geheimnis der Mitte

Das Geheimnis des Mandalas liegt in seiner Mitte. Manche Blumen verbergen sie schamhaft mit ihren Blütenblättern, wie die gerade gemalte Rose, andere entblößen sie bereitwilliger oder geradezu schamlos wie die folgende Mohnblüte.

Aber nicht nur das Geheimnis der Blüten liegt in der Mitte, sondern das aller Mandalas. Bei den Blumen tritt es uns in den Geschlechtsorganen Stempel, Narbe und Staubgefäßen lediglich sehr deutlich vor Augen. Nur damit die Insekten mit diesen in Berührung kommen, haben die Blumen die oft prachtvollen Farben und Formen ihrer Blütenkelche und ihren betörenden Duft entwickelt. Die Geschlechtsorgane aber bergen das Geheimnis der Polarität in sich, die Chance, aus Zwei Eins zu machen oder die Spaltung der Schöpfung zu überwinden.

Was die Rose für uns, ist der Lotos für die Inder. Wir werden ihm bei den Chakren wieder begegnen, und er findet sich mehr oder weniger stilisiert in den meisten hinduistischen Mandalas.

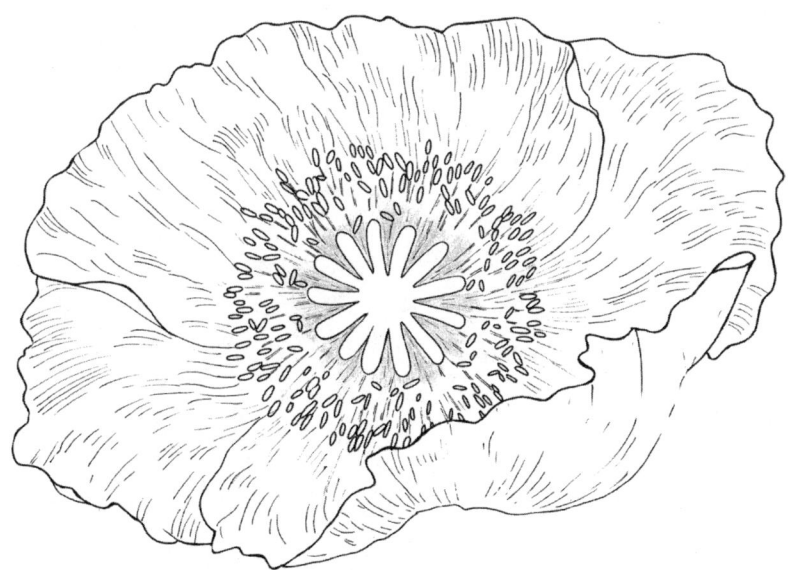

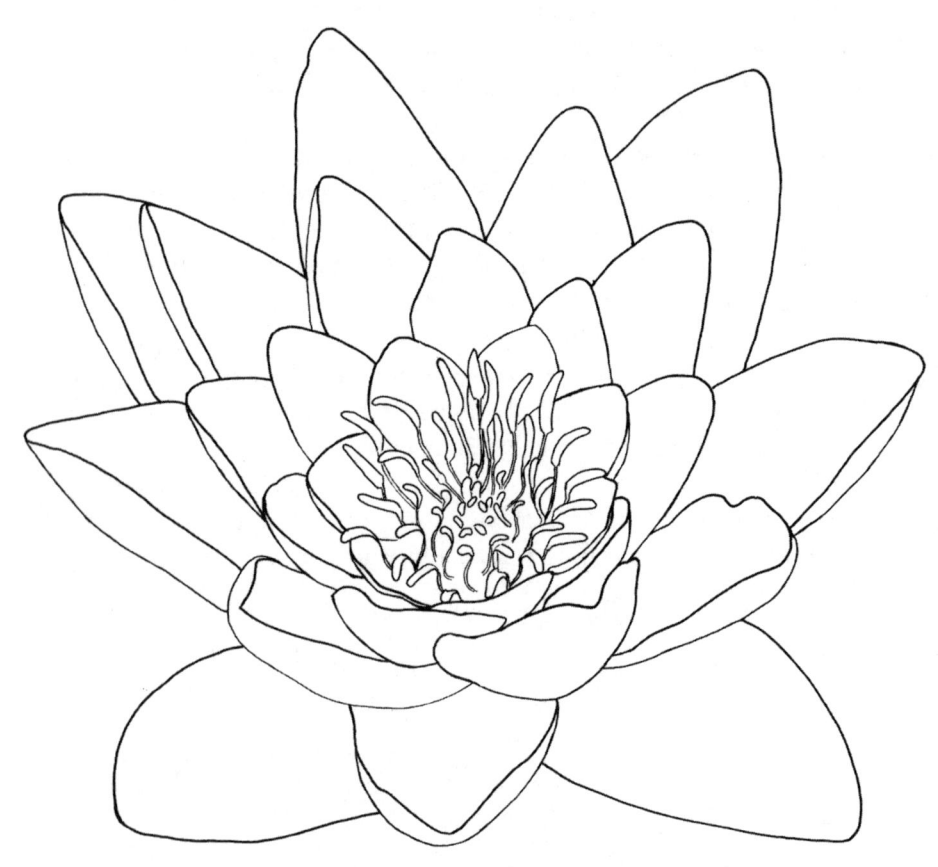

Der Mensch im Mandala – Mandalas im Menschen

Leonardo da Vinci hat den Menschen als Fünfstern und damit als Mandala gezeichnet, so wie es in östlichen Kulturen schon immer üblich war.

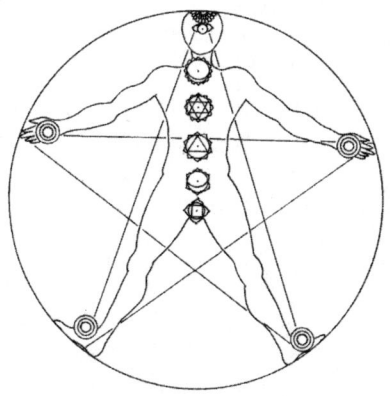

Wir tragen, wie schon beschrieben, nicht nur in jedem unserer Atome die Mandala-Signatur, sondern auch in jeder unserer Zellen. Manche sternförmige Nervenzellen machen das besonders deutlich, alle Zellen aber zeigen im Prinzip denselben Tanz um die Mitte, den wir nun schon so gut kennen.

Nicht nur die ganze Zelle, auch ihr Kern ist ein fast perfektes Mandala, das in seiner Mitte die Erbinformation für Menschen, Tiere und Pflanzen birgt. Wie schon bei den Blüten-Mandalas, finden wir auch hier das Geheimnis in der Mitte geborgen. In den Doppelspiralen der DNS liegt ein Wissen verschlüsselt, dessen ganzes Ausmaß wir bis heute noch nicht erfassen können. Denn es gibt den begründeten Verdacht, dass auch ein guter Teil unserer Entwicklungsgeschichte in jedem Zellkern mitgespeichert ist. Unser Beispiel zeigt das spiralige Muster im Kern einer unreifen Blutzelle.

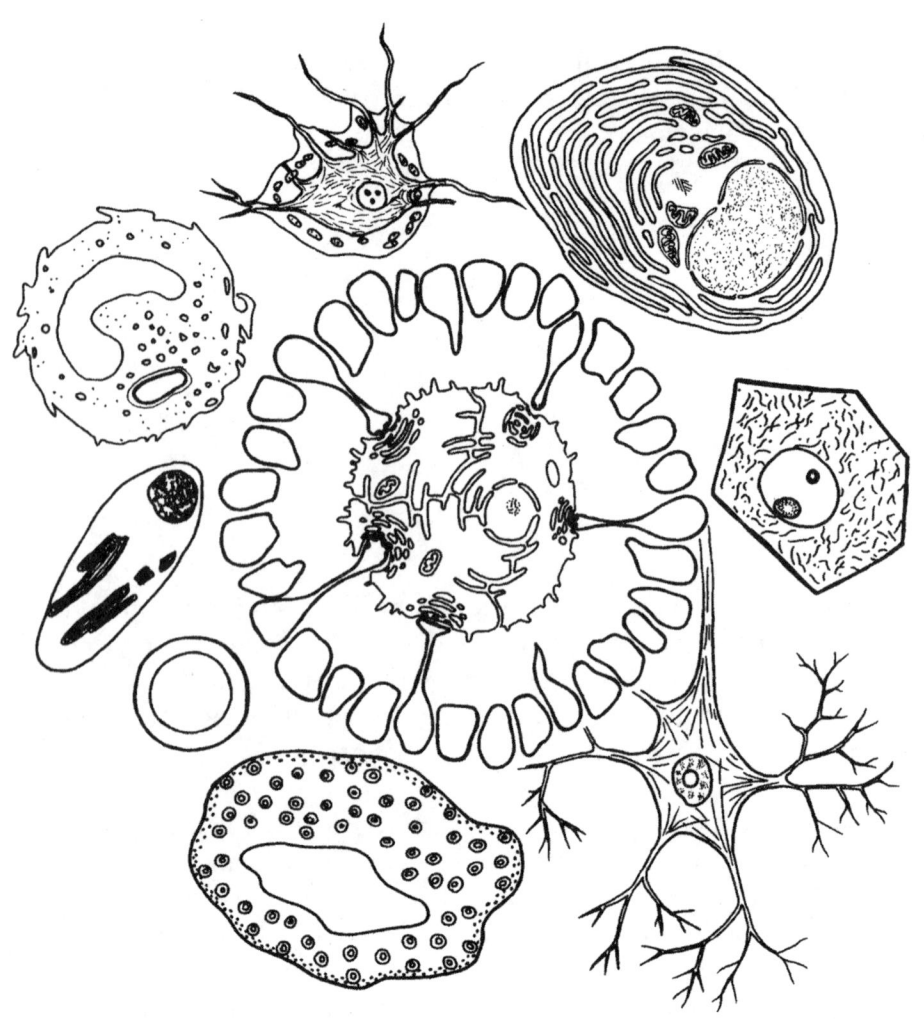

Zellkernstruktur einer unreifen Blutzelle

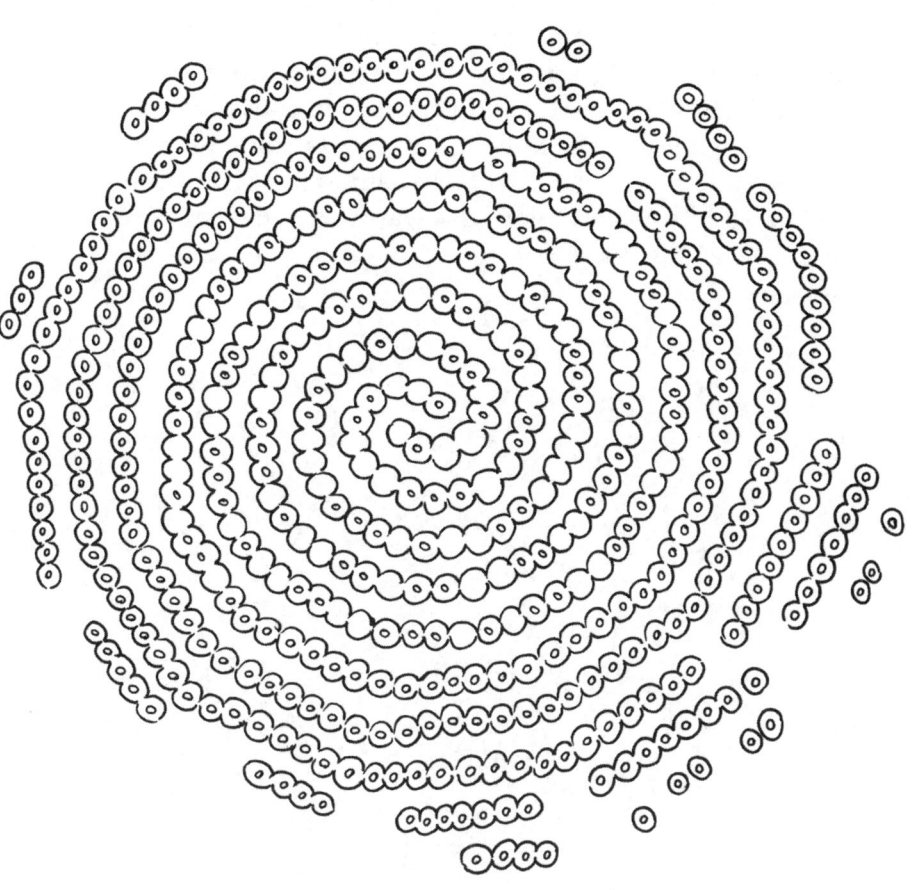

Innere Mandalas

Auch im Inneren unseres Organismus stoßen wir nach Belieben auf Mandalas, etwa wenn wir an all die Querschnitte der unzähligen Gefäße denken. Arterien wie auch Venen und Lymphgefäße zeigen angeschnitten die typische Mandala-Struktur. Aber auch Nervenquerschnitte sind Mandalas. Gleiches gilt für die Knochenstruktur, die mit ihren sogenannten Haversschen Kanälen wunderschöne Mandalas formt. Die Struktur der Leberläppchen, die völlig auf die Mitte mit der sogenannten Zentralvene konzentriert ist, bildet ebenfalls ein natürliches Mandala, ebenso wie an jeder beliebigen Stelle das Darmrohr im Querschnitt immer ein Mandala ist.

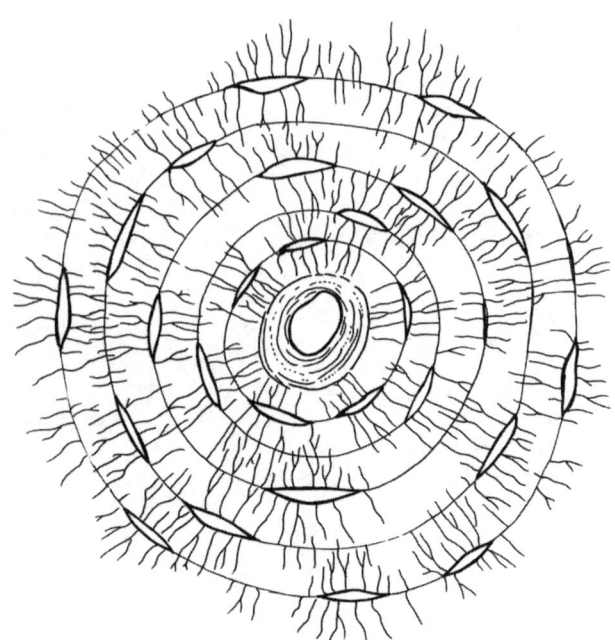

Bis in die anatomische Tiefe hinein verraten die Knochen in den Haversschen Kanälen ihr Mandala-Wesen.

Äußere Mandalas

Aus der Tiefe des Zellkerns und des Körperinnern auftauchend, finden wir auch an der Oberfläche noch eine Fülle von Mandalas, etwa wenn wir an die Wirbelstrukturen unserer Körperbehaarung denken, die übrigens noch immer die eines Wasserwesens ist. Ähnliche Wirbelspiralen zeigen auch die Hornzeichnungen unserer Haut, am bekanntesten in den Fingerabdrücken, wo sie die unverwechselbare Einzigartigkeit des Menschen in Kriminalfällen belegen. Diese an den Fingerbeeren besonders deutlichen Mandalas werden wohl schon bald die Unterschrift ersetzen beim Einsatz von Scheckkarten etwa, da sie noch viel individueller sind als die Signaturen und damit fälschungssicher. Dass sie auch unser Lebensmuster mit seinen Aufgaben abbilden, wundert den mit den Schicksalsgesetzen* Vertrauten kaum. Nach dem Pars-pro-toto-Gesetz liegt in jedem Teil das Ganze und unsere ganze Individualität im Fingerabdruck-Mandala.

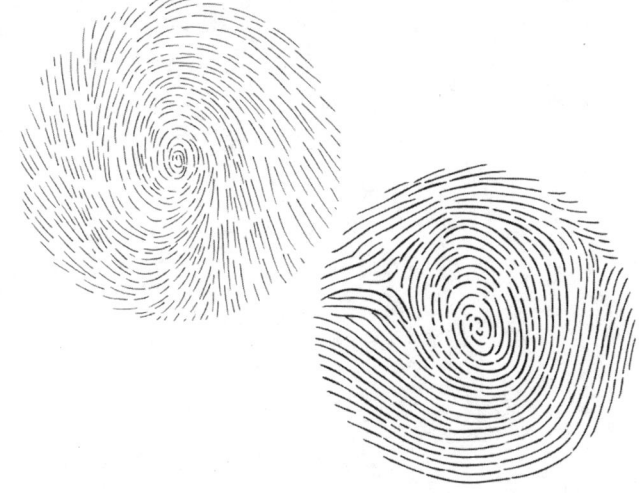

Mandala eines Haarwirbels und einer Fingerbeere

---

* Siehe dazu Ruediger Dahlke »Die Schicksalsgesetze – Spielregeln fürs Leben: Polarität – Resonanz – Bewusstsein«, (Goldmann)

Menschen- und Baum-Mandalas

Die enge Verbindung von Mensch und Welt zeigt dieselbe Mandala-Struktur auf der Haut alter Bäume, deren Rinde nicht selten von Mandalas übersät ist. Auch jede Wunde, die ihnen von im Lebenskampf verlorenen Ästen geblieben ist, nimmt Mandala-Struktur an. Überhaupt finden wir auf einem Ausflug ins Baumreich eine Fülle von weiteren Mandalas. Am bekanntesten sind die Jahresringe der Bäume – natürlich ebenfalls Mandalas. Sie führen gewissenhaft Buch über die fetten und die dürren Jahre ihres Baumes und werden so zu einer Art Gedächtnis der Natur.

Wie aus dem Querschnitt eines Baumes lassen sich heute schon aus dem einzelnen menschlichen Haar Diagnosen über den Gesundheitszustand eines Menschen ablesen, und ähnlich wie beim Baum[1] und seinen Jahresringen können die Schichten im Mandala des Haarquerschnitts[2] über Jahre hinweg anzeigen, wie es dem Besitzer durch die Zeiten ergangen ist. Aber auch die Wirbelsäule ist in diesem Zusammenhang als menschliche Weltachse zu nennen und hier durch den Querschnitt einer Bandscheibe[3] vertreten.

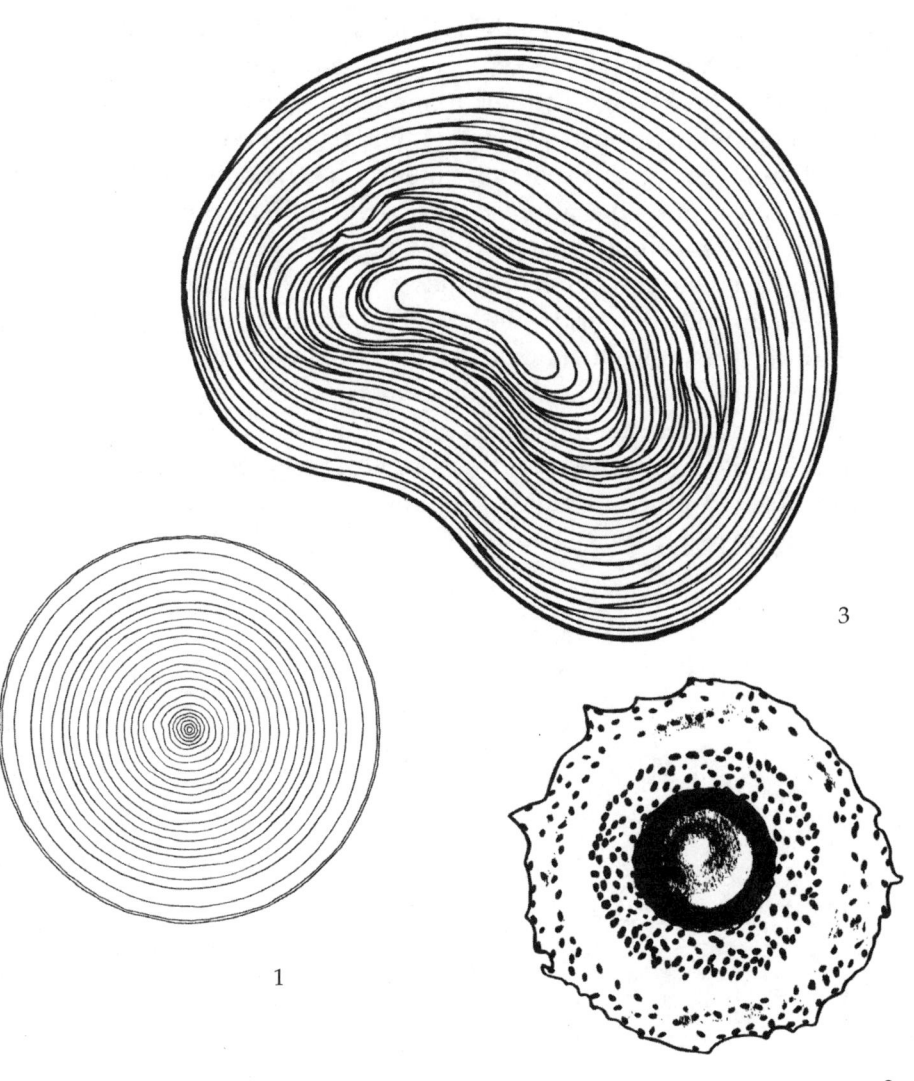

Blatt-Mandalas

Die offensichtlichsten Mandalas der grünen Bäume sind ihre Blätter. In der Analogie entsprechen ihnen unsere Lungenbläschen, die die Zweige unserer inneren Lungenbäume säumen. Denn tatsächlich haben wir einen inneren, auf den Kopf gestellten Baum in unserer Brust, mit einem starken Stamm, der Luftröhre, zwei großen Hauptästen zu den beiden Lungenflügeln und jede Menge Lungenästen. Die Lungenbläschen an den zahllosen Zweigen des Lungenbaumes haben die gleiche Funktion wie die grünen Blätter der äußeren Bäume. Sie geben Sauerstoff ab und nehmen Kohlendioxid auf. Die Lungen-Mandalas geben den Sauerstoff ans Blut ab und nehmen daraus das CO_2 entgegen. Die Blätter-Mandalas geben den Sauerstoff an die äußere Luft ab und nehmen daraus das CO_2 auf. So gesehen atmen wir mit unseren inneren Bäumen in einem Kreis mit den äußeren – und wie jeder Kreis ist auch dieser ein Mandala.

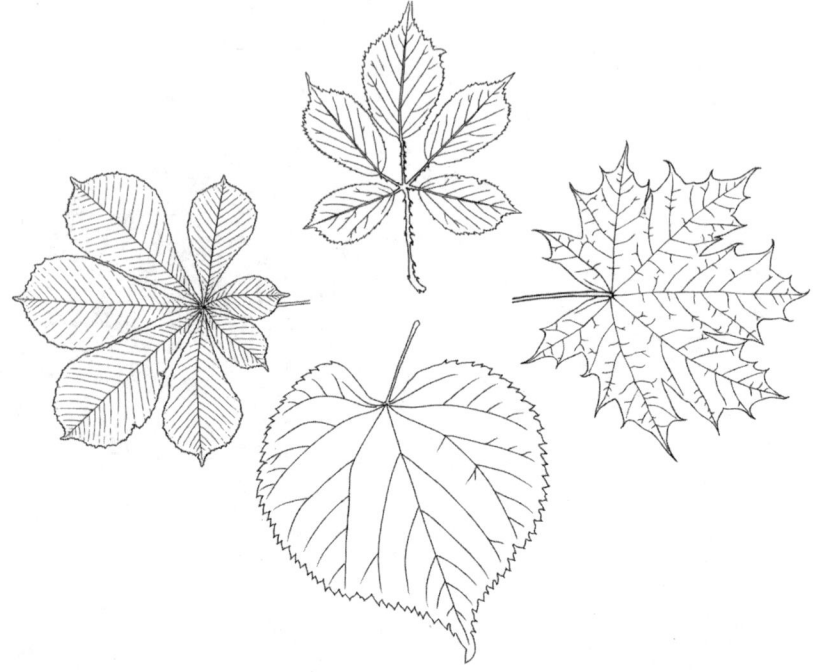

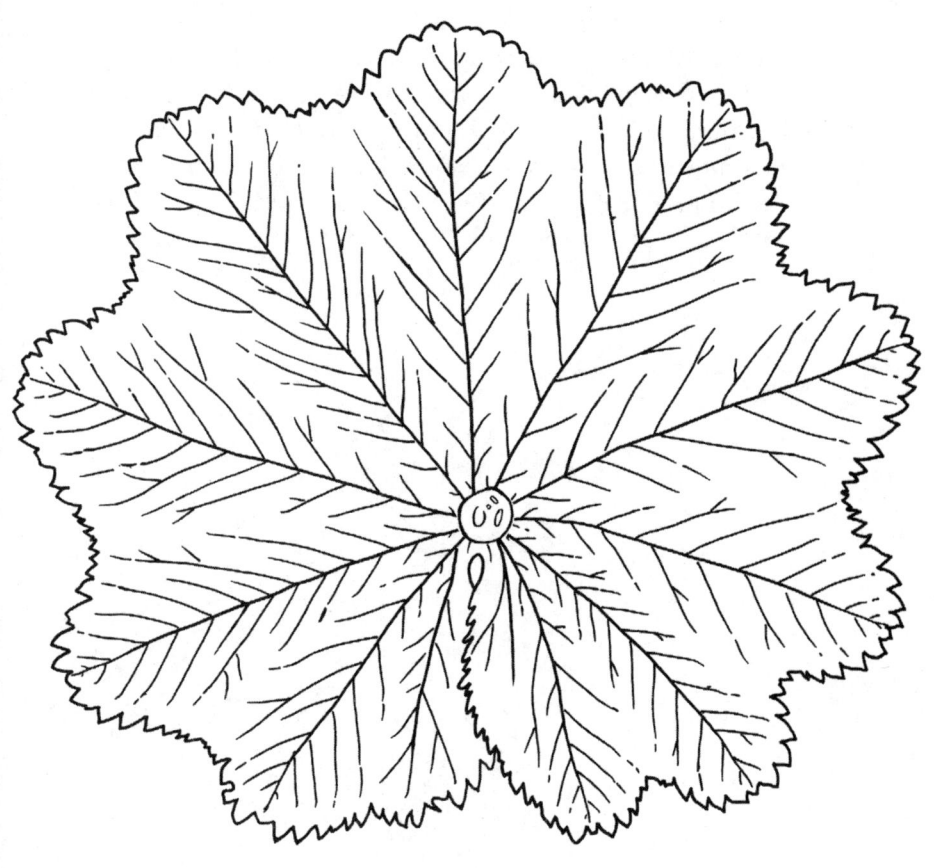

Der Kelch des Frauenmantel-Blattes bringt jede Nacht in der Wassertropfenperle sein eigenes Mandala hervor. Den alten Alchemisten galt dieser Wassertropfen als besonders für ihre Arbeiten geeignet, wovon noch der Name der Pflanze zeugt: Alchemilla.

Mandala-Früchte

Auch die Früchte eines Baumes, die sich aus seinen mandalaförmigen Blüten entwickeln, bleiben im Allgemeinen Mandalas, so wie auch die Eizellen, die Früchte der Tiere und Menschen, zu Anfang immer Mandalas sind. Selbst bei Früchten, die Zweifel an der Mandala-Form begründen, wie Birne und Banane, bleibt der Schnitt doch immer noch ein Mandala.

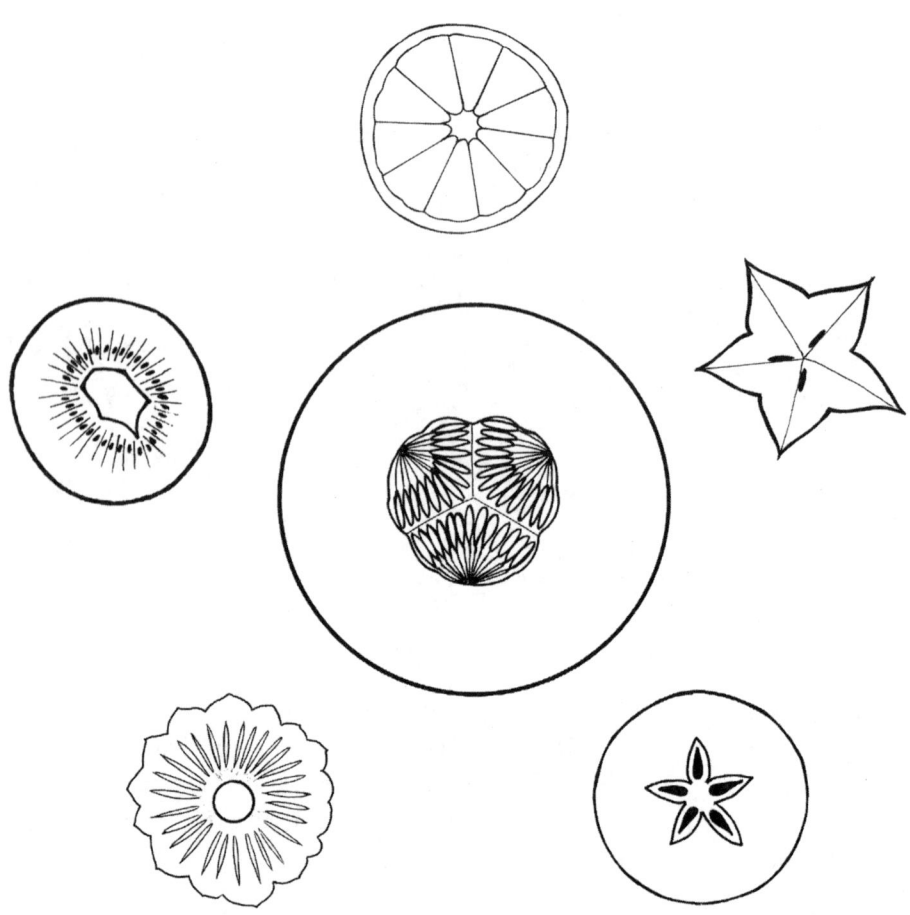

Zurück zur Krone der Schöpfung

In der äußeren Erscheinung des Menschen ist natürlich sein Kopf das das Bild bestimmende Mandala, wobei unsere *Haupt*sache zwar Kugel, aber nicht ganz rund ist. Selbst wenn wir eine prominente Knollen- oder Stupsnase als Mitte nähmen, bleibt das Bild unsymmetrisch. Annähernd perfekte Mandalas stellen dagegen oft die weiblichen Brüste dar. Mit ihren weichen urweiblichen Formen sind sie wundervolle Abbilder des Mond- und Venusprinzips und werden vom Volksmund auch gern Äpfel genannt. Wie wichtig uns ihre Mandala-Gestalt ist, zeigt sich heutzutage vor allem in den USA, wo sie zunehmend zu perfekten Mandalas im Sinne von Kunstprodukten »umgestylt« werden. Das Ergebnis sind von der äußeren Form her möglichst perfekte Kugeln. Ihre Mondfähigkeiten werden durch den chirurgischen Akt allerdings keinesfalls verbessert und auch die Venuseigenschaften nur sehr fraglich und auf den ersten Blick. Einigen Frauen und ihren Männern verderben solche Kunstprodukte rückwirkend auch wieder den Spaß und zeigen uns, dass die Natur vielleicht äußerlich, aber nicht wirklich zu verbessern ist. Das Streben nach äußerlichen perfekten Mandalas bis auf diese Ebene zeigt uns auch seine Schattenseite, dass wir nämlich auch im Zusammenhang mit dem Mandala nicht davor gefeit sind, die Form über den Inhalt zu stellen.

Zu Beginn des Lebens kommen auch die Pobacken dem Mandala-Ideal noch recht nahe, während sie im Laufe des Lebens der Schwerkraft Tribut zollen und ihre Mandala-Gestalt zunehmend verlieren, was wir im Allgemeinen gar nicht leiden mögen. Lieber wären uns pralle Halbkugeln, die den Mandala-Archetyp in uns ansprechen. Auch hier wird der Natur bereits durch entsprechende Polster in der Unterwäsche nachgeholfen, wie auch eine Ebene höher, wo die Wonderbras, die Wunder-BHs, nur den einen Zweck haben, begehrlichen Blicken zwei perfekte kugelförmige Mandalas zu bieten.

Äußere menschliche Mandalas

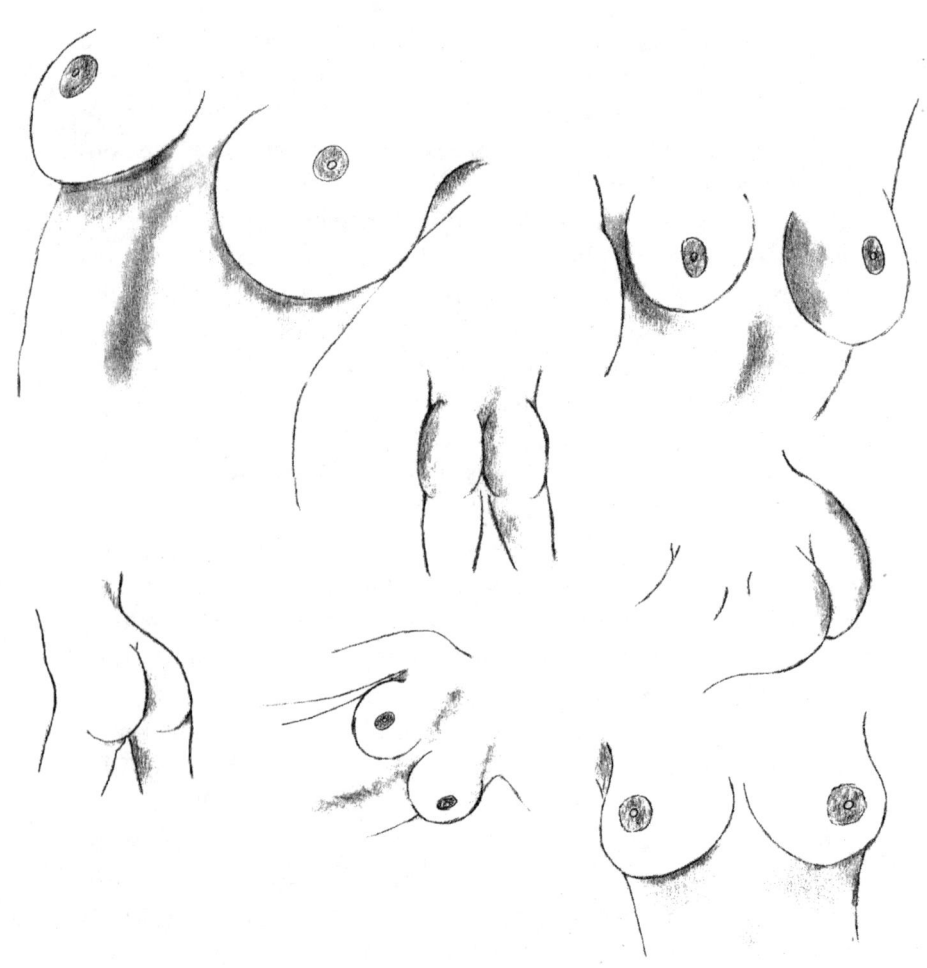

Augen-Mandalas

Vertraute Mandalas der äußeren Erscheinung sind offensichtlich mitten in unserem Gesicht die beiden Augen-Mandalas. Sie machen ein Stück Gehirn sichtbar, denn nichts anderes als ausgestülptes Gehirn stellen die Augäpfel dar. Unsere Augensterne verraten wieder besonders deutlich das Prinzip des Mandalas und verweisen ein weiteres Mal auf das Geheimnis der Mitte. Nicht die farbige Iris – ihrerseits natürlich Mandala und geheimnisvoll genug, können doch Irisdiagnostiker den ganzen Menschen inklusive seiner Seele in ihr abgebildet finden – ist das Wesentliche des Auges, sondern die Pupille in der Mitte. Deren schwarzes Zentrum ist ein Nichts und kommt dadurch zustande, dass alles Licht in ihm verschwindet. In ihrer Tiefe liegt das Geheimnis der Bildentstehung auf der Ebene der Netzhaut, die selbst Mandalaform hat. Die Sehzellen – Stäbchen und Zapfen mit Mandala-Signatur -wandeln die Lichtblitze in elektrische Impulse. Das wirkliche Geheimnis führt uns aber noch tiefer ins Innere, denn die elektrischen Impulse werden über den Sehnerv, im Schnitt wieder ein Mandala, weitergeleitet in die Sehrinde des Gehirns, wo erst die eigentlichen Bilder entstehen, die wir wahrnehmen. Diese sind von daher immer innere Bilder.

In der Tiefe des Nichts, der absoluten Leere, liegen also wieder Geheimnis und Lösung. Und auch die Polarität begegnet uns wieder im Auge, denn es ist ja längst nicht nur Photoapparat, sondern auch Spiegel der Seele. Die Augensterne eines geliebten Menschen verlocken die Liebenden aller Völker, in der Tiefe das Geheimnis des Geliebten zu ergründen.

Augen-Mandala-Übung

Mit dieser äußerlich so einfachen Übung können Sie sehr tief in das Geheimnis der Mitte und das des Mandalas eintauchen. Im *Mittel*punkt des Mandalas gelten ganz andere Gesetze als draußen in der polaren Welt der Gegensätze. Östliche Menschen gehen davon aus, dass die eigentliche Wirklichkeit nur außerhalb der Polarität existiert, während innerhalb unserer normalen Welt die beiden großen Täuscher, Raum und Zeit, herrschen und das Netz der Maya aufspannen. In der Mitte des Mandalas ist nun solch ein geheimnisvoller Berührungspunkt der beiden Welten, der wirklichen Welt der Einheit und der äußeren Welt der Polarität. Wer sich ganz auf die Mitte des Mandalas einlassen kann, hat für kurze Momente die Chance, die Begrenzungen von Raum und Zeit hinter sich zu lassen und in den zeitlosen Moment des Augenblicks, ins Hier und Jetzt, einzutauchen. Das aber ist das Ziel praktisch aller Meditationsübungen

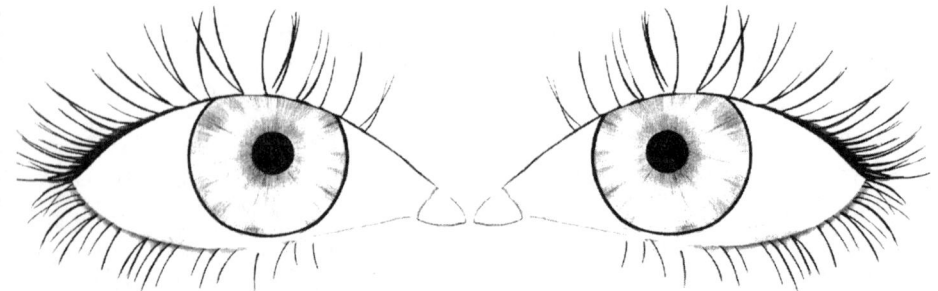

Unserer Erfahrung nach gelingen solche Übungen mit lebendigen Mandalas unvergleichlich leichter. Wenn Sie in das Auge eines Menschen schauen, tauchen Sie in eines der lebendigsten Mandalas ein. Aber Vorsicht! Unterschätzen Sie diese Übung bitte nicht und halten Sie sich genau an die Hinweise.

In der Mitte des Mandalas, wo Raum und Zeit aufhören bzw. ineinander fließen, können Sie durch Zeiten und Räume schauen. Wenn Sie Ihrem Partner – ohne zu blinzeln, sozusagen unverwandt – ins Auge schauen, werden Sie unter Umständen schon sehr bald erleben, wie sich sein Gesicht wandelt und Sie jüngere und ältere Phasen seines Lebens durchscheinen sehen. Es kann sogar sein, dass Sie allmählich auch hellere und dunklere Seiten seines Wesens erkennen. Das mag anfangs sehr ungewohnt und vielleicht sogar erschreckend sein. Es geht hier nicht um Bewertung des Geschauten, tatsächlich wissen Sie auch gar nicht, ob das Auge im jeweiligen Moment Fenster zur Seele Ihres Partners ist oder ob Sie selbst sich darin spiegeln. Das ist auch gar nicht wichtig, uns geht es vorerst nur darum, dem Geheimnis des Mandalas und der besonderen Qualität der Mitte mit Erfahrungen näherzukommen.

Bis Sie den Übergangsbereich zwischen Polarität und Transzendenz von Zeit und Raum sicher kennen, sollten Sie diese Übung nicht über zehn Minuten ausdehnen und sie zu Anfang immer nur mit einem Partner ausführen. Danach müssten Sie sorgfältige Orientierungsübungen machen, um wieder sicher in die Welt der Polarität zurückzukehren.

Gut ist dazu eine einfache Ohrmassage geeignet. Dazu beginnen Sie mit Daumen und Zeigefingern beider Hände zugleich Ihre Ohrläppchen zu kneten, bis diese warm und lebendig werden, dann massieren Sie am äußeren Ohrrand hoch und schließlich mit den beiden Zeigefingern noch die inneren Täler und Schluchten des Ohres, sodass Sie schließlich Ihren ganzen Körper einer gründlichen Massage unterzogen haben, denn im Ohr befinden sich Reflexzonen für alle Regionen und Organe des Körpers.
Wenn Sie sich nun innerlich auf dieses Abenteuer der Reise in die Mitte eingestellt und eine Partnerin dafür gefunden haben, die natürlich genauso bereit wie Sie sein sollte – denn sie wird ja Ähnliches erleben –, können Sie beginnen. Setzen Sie sich auf Stühlen gegenüber, sodass Ihre Knie an die Stuhlkante des Partners stoßen und immer ein Knie von Ihnen mit einem des Partners abwechselt. In dieser Situation der Nähe richten Sie nun Ihren Oberkörper auf und deuten kurz mit einem Finger auf Ihr linkes Auge. Auf dieses Auge richtet die Partnerin nun den Blick

und legt ihn sanft darin ab, ohne zu blinzeln, ohne etwas zu kommentieren und vor allem ohne wegzuschauen. Alle Aufmerksamkeit gilt der Leere, dem schwarzen Nichts der Pupille, und schon bald wird deren Umgebung in Unwichtigkeit verschwimmen. Es geht nicht darum, stur zu stieren, sondern weich zu schauen*. Sie brauchen nichts zu erkennen, sondern warten einfach ganz in sich ruhend, was Ihnen die Mitte des Mandalas enthüllt.

Hinweise: Wenn Ihnen beim Versuch, jedes Blinzeln zu vermeiden, ein paar Tränen entkommen, sollte Sie das nicht stören. Auch Tränen sind Mandalas und obendrein sehr nützliche. Viele Menschen besonders männlichen Geschlechts weinen viel zu wenig, und jetzt wäre eine gute Gelegenheit. Nicht wer öfter weint, ist befremdlich, sondern derjenige, der nie Tränen vergießt. Wozu hätten wir Tränendrüsen, wenn wir sie nicht nutzen dürften, um seelischen Überdruck abzulassen. Und dieser wird sich in lauter Mandala-Tropfen über die mandalaförmigen Wangen seinen Weg suchen. Symbolisch entsprechen die Tränen den Perlen.

Wenn Sie lachen müssen und so auch Ihre Partnerin aus der Übung reißen, ist das ziemlich sicher eine Abwehrreaktion, hinter der die Angst steht, den gewohnten Bereich der Polarität zu verlassen, in dem Sie alles sicher im Griff haben. Aber auch die Tränen des Lachens sind noch Mandalas.

---

* Weitere Hinweise zum weichen Schauen finden Sie in meinem ersten Mandala-Buch »Mandalas der Welt«, Hugendubel-Verlag

Das Iris-Mandala: Eine Landkarte des Körpers und der Seele

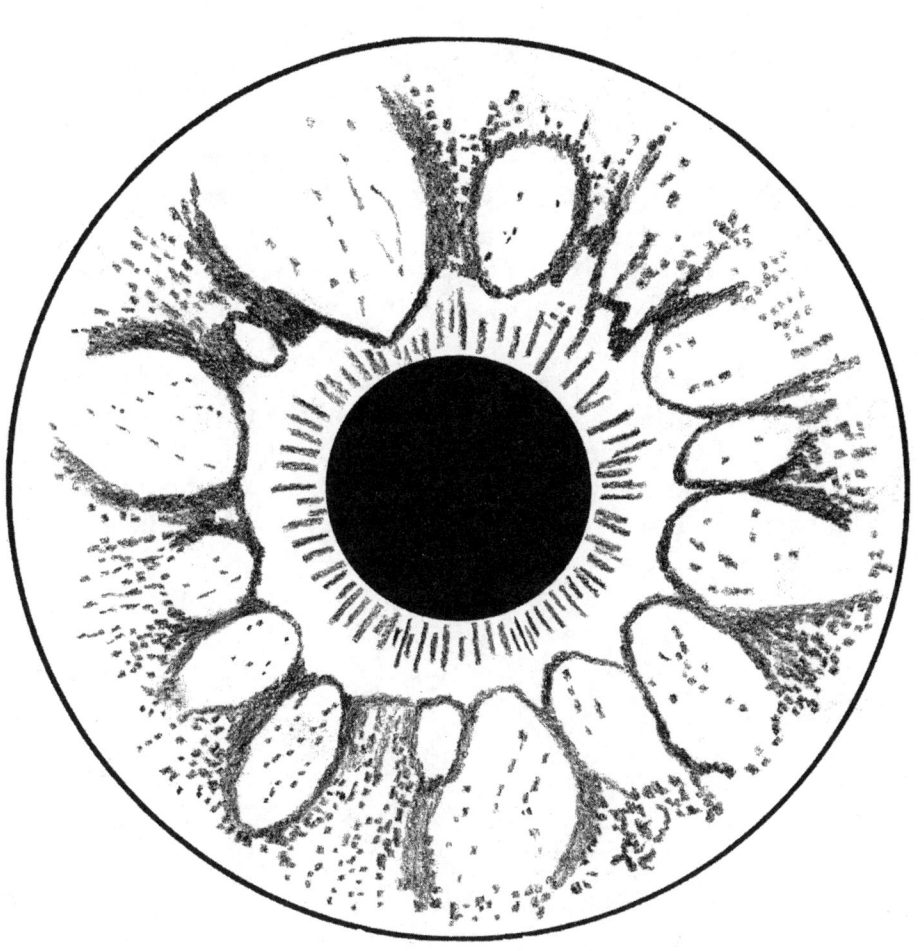

Weiterführung der Augen-Übung

Wenn Sie an dieser einfachen Übung Freude gefunden haben, mag es lohnen, sie noch weiter auszudehnen und ihre Tiefe auszuloten. Zum Beispiel könnten Sie sich ein lebendiges Blumen-Mandala aussuchen und sich zu einer Meditation über diesen Blüten-Mandala-Kelch neigen. Auch hier werden Sie erleben, wie Ihre Augen weit mehr sind als ein technischer Fotoapparat. Sie sind nicht nur in der Lage, nach innen zu schauen und Visionen zu haben, sondern können auch die normalen Grenzen unserer Realität durchschauen.

So mag es Ihnen mit der Zeit gelingen, ins Wesen der Blüte zu blicken, wenn Sie Ihre Augen dazu bringen, weich in der Mitte des Kelch-Mandalas zu ruhen. Wieder liefert die Mitte den Zugang zu diesen geheimnisvollen Erfahrungen, und auch das Geheimnis der ausgewählten Blüte liegt natürlich in der Mitte. Sehr sensible Menschen sind so durchaus in der Lage, das Wesen der Bachblüten nachzuempfinden und sich von den entsprechenden Blüten direkt ansprechen zu lassen, wohl ähnlich wie es Edward Bach ergangen sein muss.

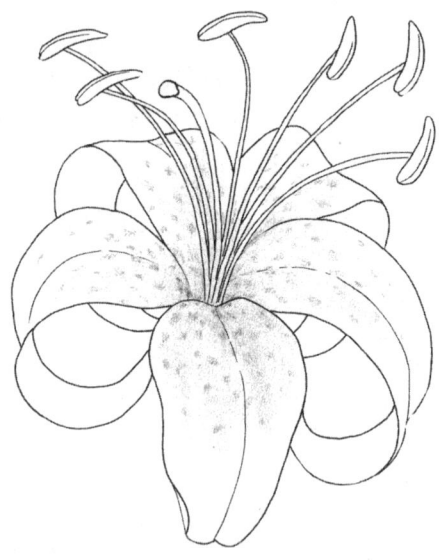

Augen-Mandalas in Mikrokosmos und Makrokosmos

Das Auge kann uns auch eine verblüffende Verbindung zwischen Mikrokosmos und Makrokosmos aufzeigen. Sprechen wir doch auch vom Auge eines Sturms und meinen damit natürlich dessen Mitte.

In dieser Mitte herrscht Ruhe, ebenso wie im Atom- oder Zellkern. Im Zentrum des Zyklons kommt zwar die ganze Kraft zusammen, aber man spürt keinen Wind. Alles dreht sich um diese Mitte, und doch sehen und spüren wir es nicht. Das Feld des Mandalas mit seiner geheimnisvollen Mitte kommt hier wieder wie schon so oft zum Tragen – wie auch schon beim Wasserwirbel. Wer einmal die Ruhe im Zentrum eines großen Sturmes erlebt hat, hat ein Gefühl, aber noch immer keine Erklärung für das Geheimnis dieser Kraft.

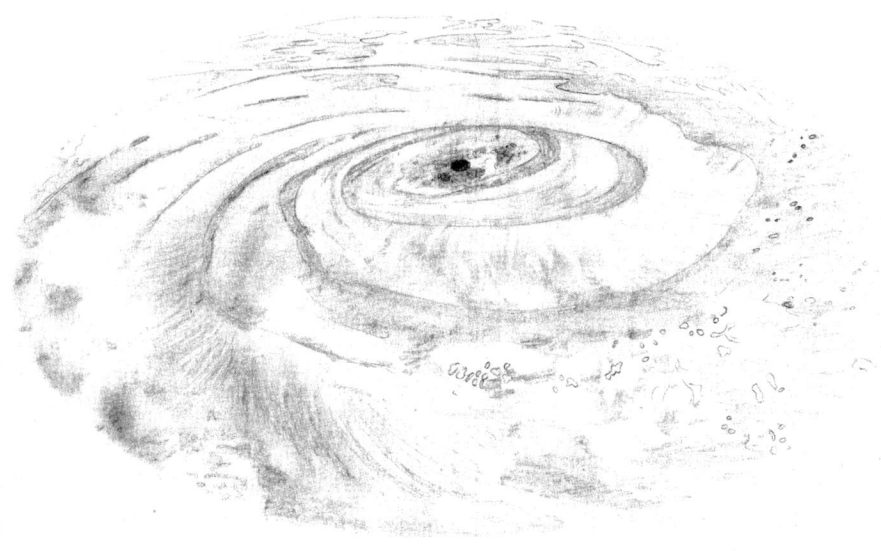

Vertiefung der Augen-Mandala-Übung

Wenn Sie sich im Blütenkelch-Mandala und in dem eines menschlichen Partners auf die Mitte eingelassen haben und sich sicher sind, mit den im Raum der Mitte wirkenden Kräften umgehen zu können, wäre es möglich, im prinzipiell gleichen Spiel noch einen Schritt weiterzugehen. Sie können nämlich auch in Ihr eigenes Wesen schauen und so Einblick in Wesenszüge von sich nehmen, die Ihnen bisher weniger nahe waren. Allerdings ist hier besondere Vorsicht geboten, und das Spiel darf nicht übertrieben werden. Denn die Möglichkeit, unangenehme Wesenszüge auf einen Partner zu projizieren, fällt jetzt weg. Solange Sie mit früheren, d. h. jüngeren oder älteren Gesichtern Ihres Lebens konfrontiert werden, ist das vielleicht spannend und jedenfalls leicht anzunehmen. Die Erkenntnis, dass alles noch da ist – unsere ganze Vergangenheit –, kann sogar hilfreich sein, denn so wird es leichter möglich, sie in Ordnung zu bringen und dann loszulassen. Auch das Wissen darum, dass alles schon da ist und auch in jedem von uns bereits die alte weise Frau, der alte weise Mann existiert, die wir einmal sein werden, kann helfen, das Leben im Hier und Jetzt zu bewältigen.

Wenn die eigenen lichten Seiten auftauchen mit all ihren himmlischen Möglichkeiten, wird diese Erfahrung uns freuen und geradezu aufbauen. Wo aber eigener Schatten sich meldet, kann der Schrecken groß sein. In diesem Fall wäre es naheliegend, die Erfahrung, vor allem wenn sie Angst aufsteigen lässt, abzubrechen und sich später u. U. therapeutischer Hilfe bei der Konfrontation mit der eigenen dunklen Seite zu versichern. Natürlich reicht es auch, einfach in Zukunft diese oder ähnliche Übungen zu meiden, allerdings ist das keine Lösung im Sinne jener Bewusstseinsentwicklung, die von uns auf dem Lebensweg gefordert ist. Davon sind jedenfalls alle großen Religionen und Traditionen überzeugt. »Liebet eure Feinde«, empfahl uns Christus. Die inneren dunklen Seiten sind aber die wichtigsten und gefährlichsten Feinde. Äußere Feinde werden ja erst zu solchen, weil sie uns an eigene unbewusste dunkle Seiten unseres Wesens erinnern. Bin ich aber mit allen eigenen Schatten(seiten) ausgesöhnt, hören auch alle äußeren Feinde auf zu existieren.

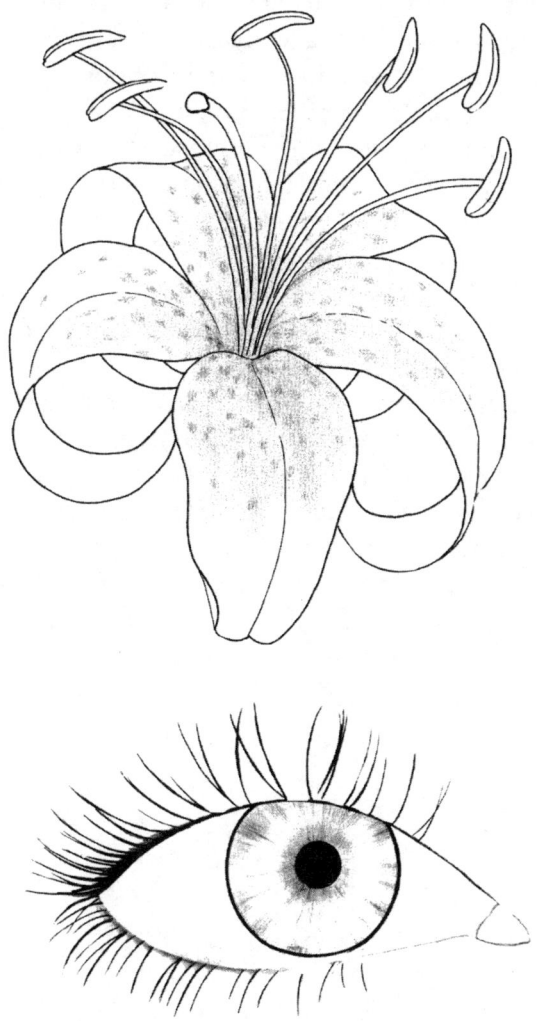

Die Chakren

Im Osten kennt man neben den physischen auch sogenannte Energie-Organe, die Chakren. Entlang der Wirbelsäule gibt es ihrer fünf, das Wurzel-Chakra Muladhara am Beckenboden, das Nabel-Chakra und eines im Bereich des Sonnengeflechts. In der Mitte steht Anahata, das Herz-Chakra, und oberhalb finden sich das Kehlkopf-Chakra, das sogenannte Dritte Auge, Ajna, und das oberste Sahasrara-Padma knapp oberhalb des Scheitels. Sie werden von sensiblen Menschen gespürt und manchmal auch gesehen. Dabei erscheinen sie jeweils als farbige, sich drehende Energie-Räder. Die meisten Menschen können zumindest auch eine gewisse Wärme-Ausstrahlung spüren, wenn sie ihre flache Hand direkt über den Scheitel halten.

Allein durch das Ausmalen der Chakren in der Richtung des Energieflusses, also von unten nach oben, können Sie einen tieferen Kontakt zu Ihren Energie-Zentren entwickeln. Vielleicht versuchen Sie sogar, sie in den »richtigen« von den Rishis, den Sehern der indischen Frühzeit, angegebenen Farben zu malen. Diese finden sich ganz fein unter den Zeichnungen angegeben. Vielleicht können Sie beim Malen spüren, wieweit Sie einen Bezug zu der jeweiligen Region wahrnehmen.

Ajna – das sechste Chakra oder Dritte Auge

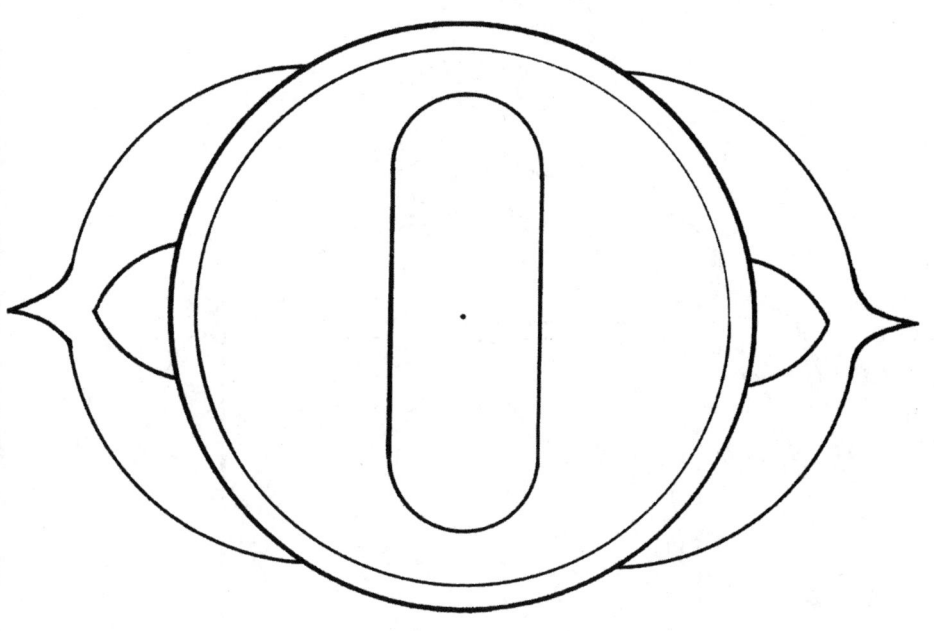

Farbangaben: Lingam in der Mitte und die beiden Lotusblätter: hellblau, rundes Feld der Mitte: weiß

Die übrigen Chakren von unten nach oben
Muladhara – das Wurzel-Chakra

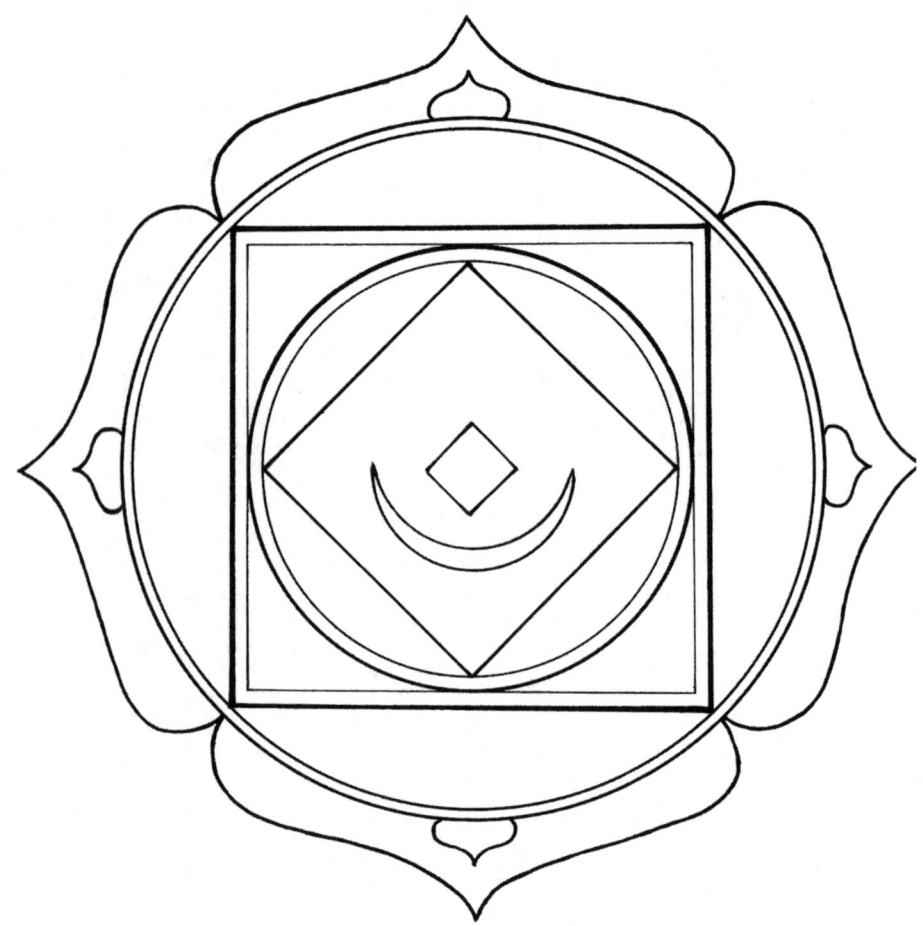

Farbangaben: Vierecke: gelb, Blütenblätter: rot

Swadhisthana-Chakra oder zweites Chakra

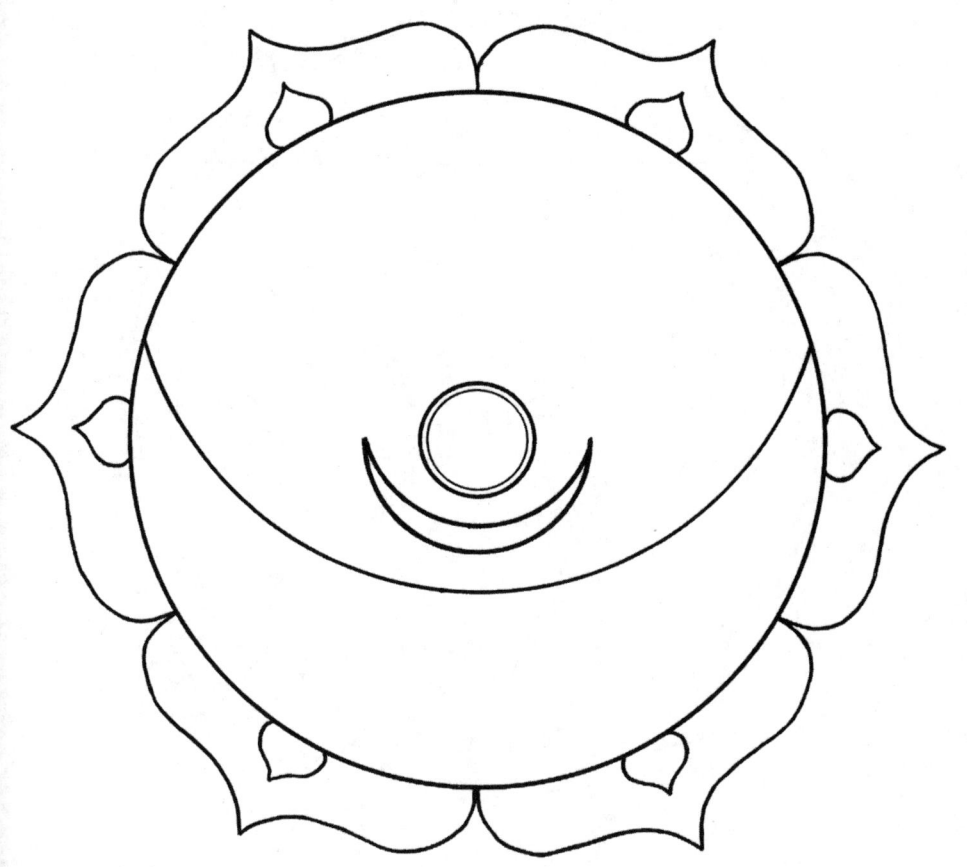

Farbangaben: Mitte: weiß, Mond: hellblau, Blütenblätter: rot

Manipura – Solarplexus- oder drittes Chakra

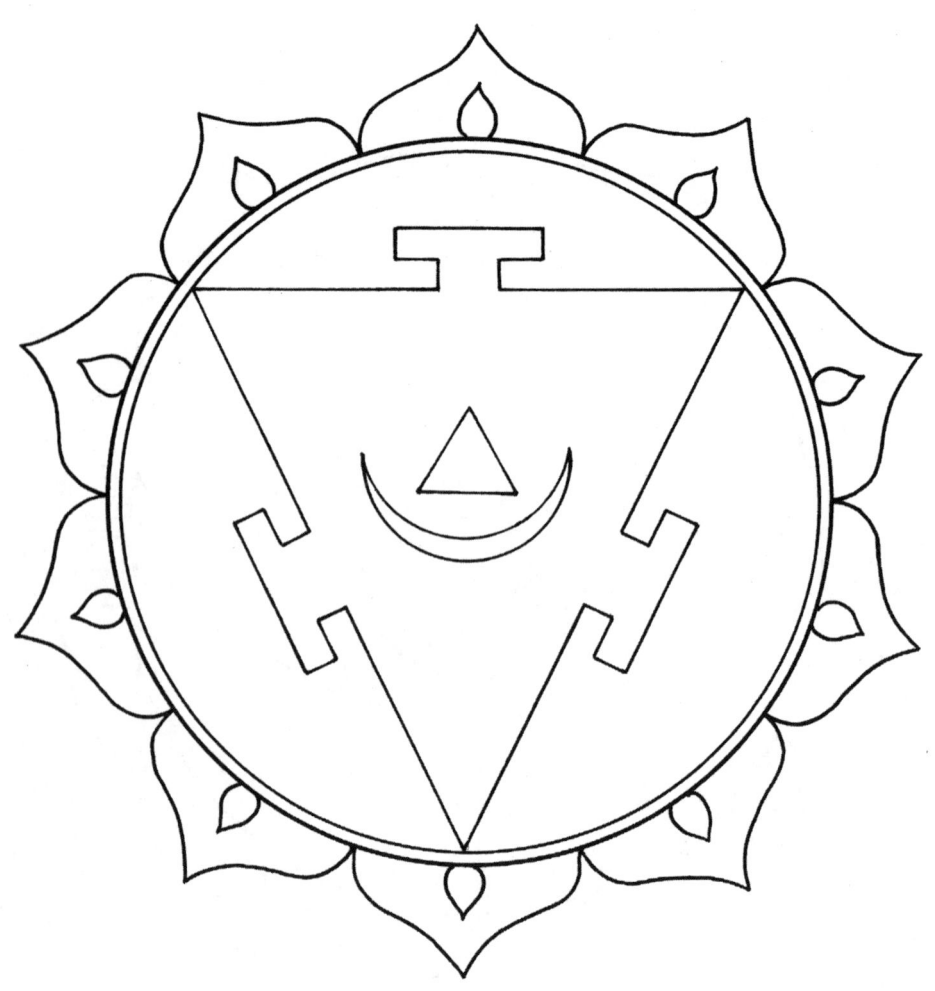

Farbangaben: Dreieck: rot, Kreis: weiß, Blütenblätter: blau

Übung zu Anahata, dem vierten oder Herz-Chakra

1. Teil:

Stellen Sie sich, während Sie in eine Meditationshaltung gehen, vor Ihrem inneren Auge einen geliebten Menschen vor, wie er gerade vor Ihnen sitzt. Blicken Sie ihm direkt auf das Herz-Chakra Anahata, und visualisieren in der Mitte der Brust das entsprechende Energie-Rad in seinen warmen Rottönen. Vielleicht setzt es sich sogar in Ihrer Vorstellung in Bewegung. Zugleich stellen Sie sich nun dasselbe Chakra auch in der Mitte Ihrer eigenen Brust vor und erlauben Ihrem Energie-Rad in Ihrer Vorstellung das entsprechende Energie-Rad Ihrer Partnerin wahrzunehmen und als wichtig zu erachten.

Mit der Zeit werden Sie erleben, wie ein Energie-Band zwischen Ihnen entsteht. Nehmen Sie sich dann beliebig Zeit, diesen Fluss zu genießen.

2. Teil:

Wiederholen Sie dieselbe Übung, aber nehmen Sie statt eines geliebten Menschen nun einen von Ihnen vehement abgelehnten Menschen und machen Sie die entsprechende Erfahrung von Herz zu Herz mit ihm. Vielleicht können Sie erleben, was auf der Herzensebene zwischen Ihnen steht? Oder Sie stellen erstaunt fest, dass Ihr Problem auf dieser Ebene kaum oder gar nicht existiert.

Anahata – das Herz- oder vierte Chakra – die energetische Mitte

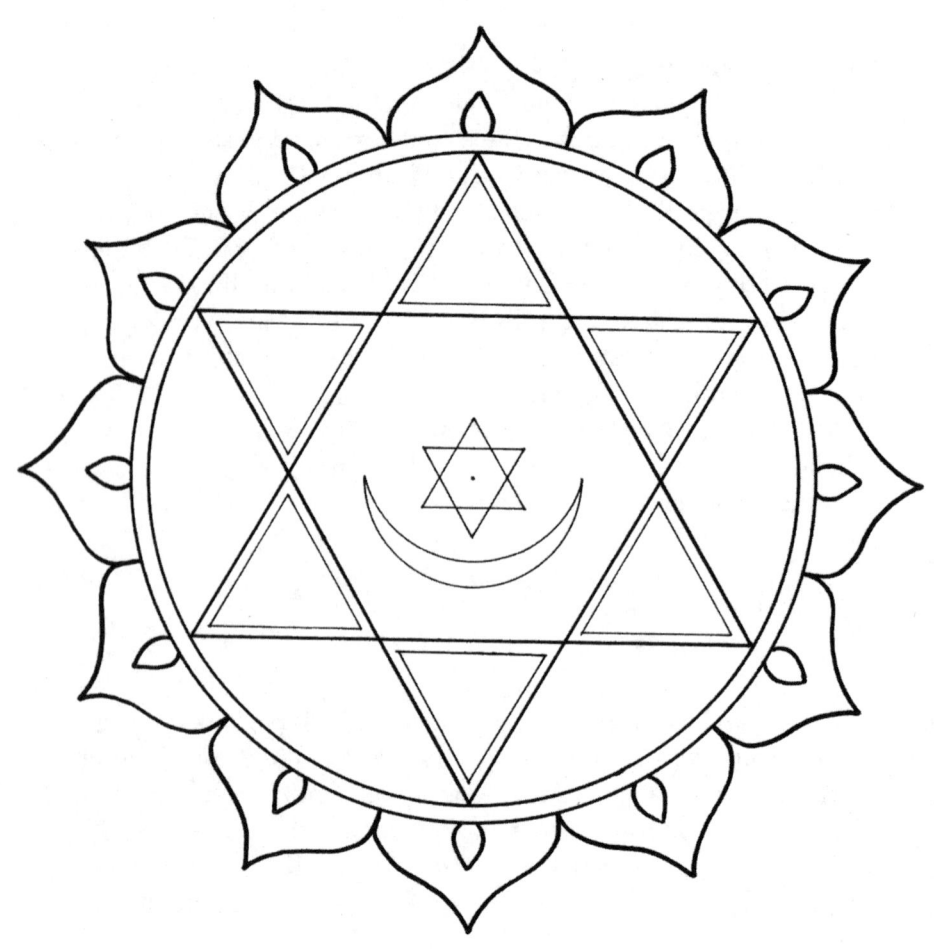

Farbangaben: Hexagramm: warmes Grün, Kreis: weiß, Blütenblätter: rot

Vishuddha – Kehlkopf- oder fünftes Chakra

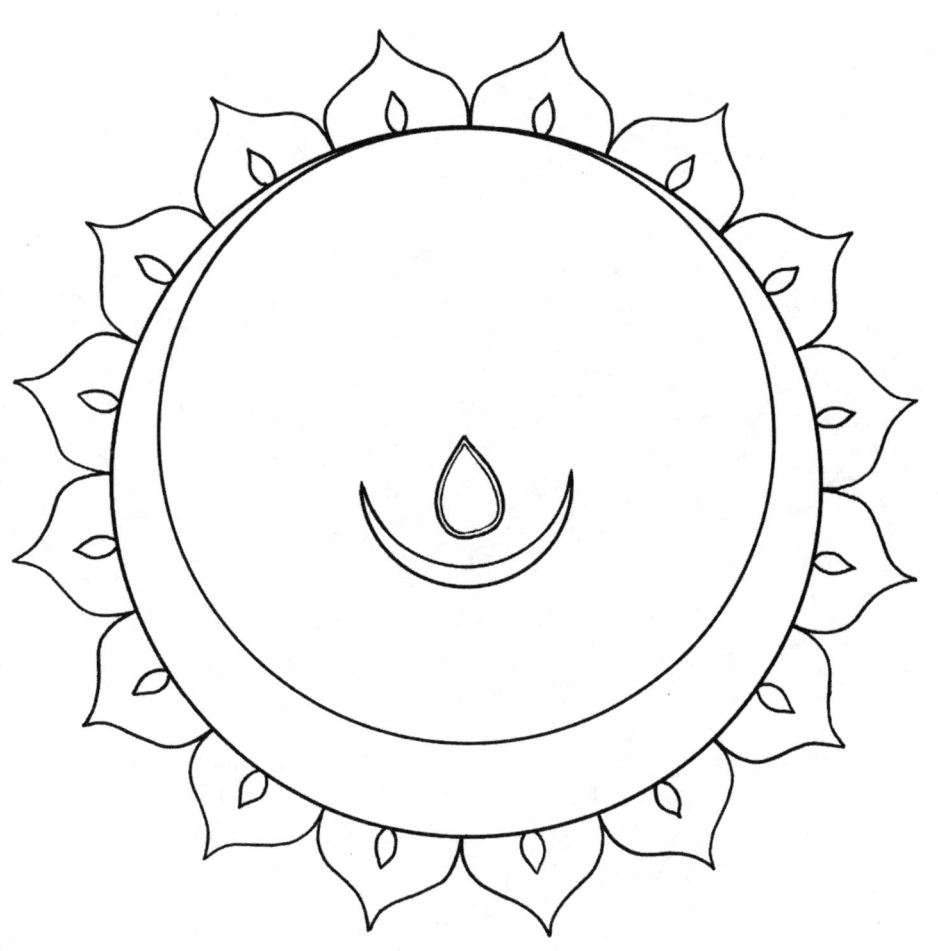

Farbangaben: Mitte: weiß, Halbmond: silbern, Blütenblätter: lila

Sahasrara-Padma – das siebte oder Kronen-Chakra

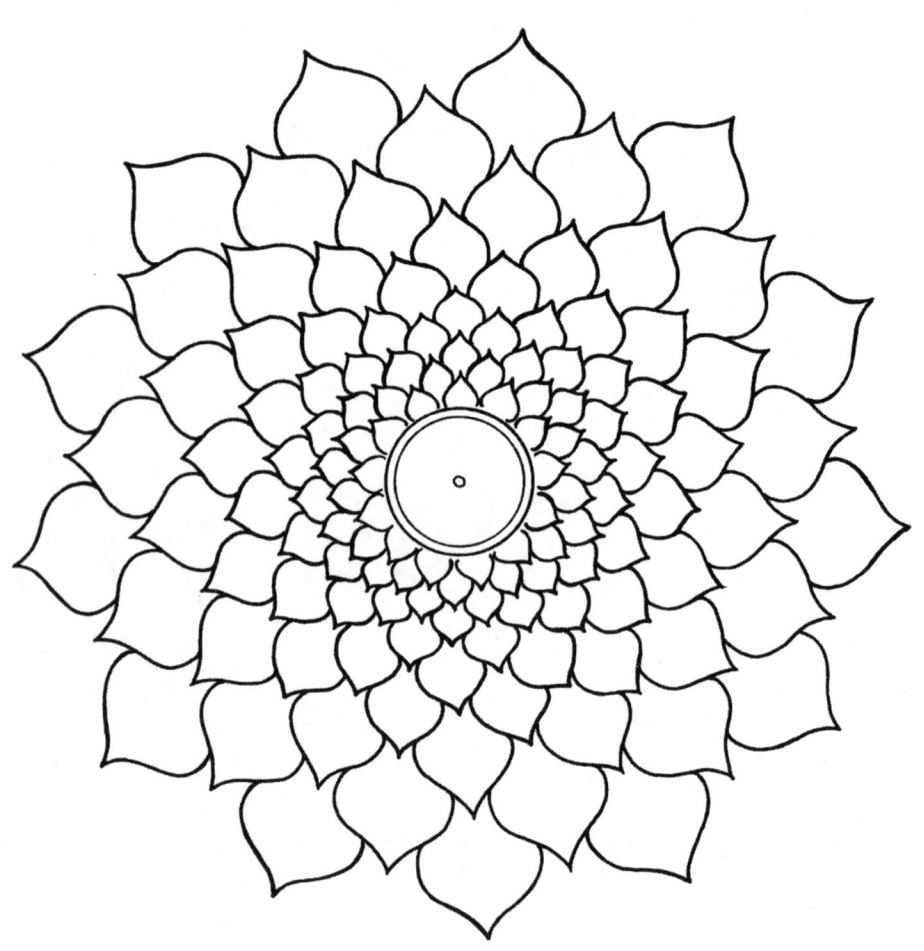

Farbangaben: Kreis in der Mitte: weiß, Blütenblätter in allen Farben des Regenbogens

Das Kronen-Mandala in den verschiedenen Kulturen

Nicht umsonst wird das *Kronen*-Chakra auch Lotos genannt. Beide Ausdrücke betonen den Mandala-Charakter. Ist das oberste Chakra geöffnet, spricht man in der christlichen Tradition vom Heiligenschein. Die Krone, die bis heute königliche Häupter ziert, ist ursprünglich ein schwacher Abglanz des Heiligenscheins und wurde im Laufe der Zeiten, in denen der Entwicklungsstand gekrönter Häupter immer mehr sank, kompensatorisch immer raffinierter aufgemöbelt. Aus Gold, dem Metall des Sonnenprinzips, musste sie sowieso sein, zusätzlich wurde sie oft noch mit Edelsteinen zum Funkeln gebracht. Auch wenn die Krone, wie der Lorbeerkranz, ein Mandala ist und fast jeder Edelstein zu einem geschliffen wird, bleiben die strahlenden Ergebnisse doch bescheiden im Vergleich zum geöffneten siebten Chakra.

Beim Buddha wird dieser Zustand des geöffneten Kronen-Chakra oft mit der hoch aufgerichteten Kundalinischlange verdeutlicht, die sich hinter ihm aufrichtet und mit der majestätisch weiten Halskrause der Königskobra sein Haupt überwölbt. Solcherart wurde auch die Erlösung der Schlange dargestellt, die nun nicht mehr auf ihrem Bauch kriechen und Staub fressen muss, wozu die Bibel sie verurteilt, sondern aufgerichtet zum Symbol der Erleuchtung und Einheit wird. Hier liegt auch die Wurzel der indischen Sitte der Schlangenbeschwörung verborgen. Der flötenspielende Beschwörer zelebriert ein Ritual, das eigentlich in ihm und jedem Menschen ablaufen sollte.

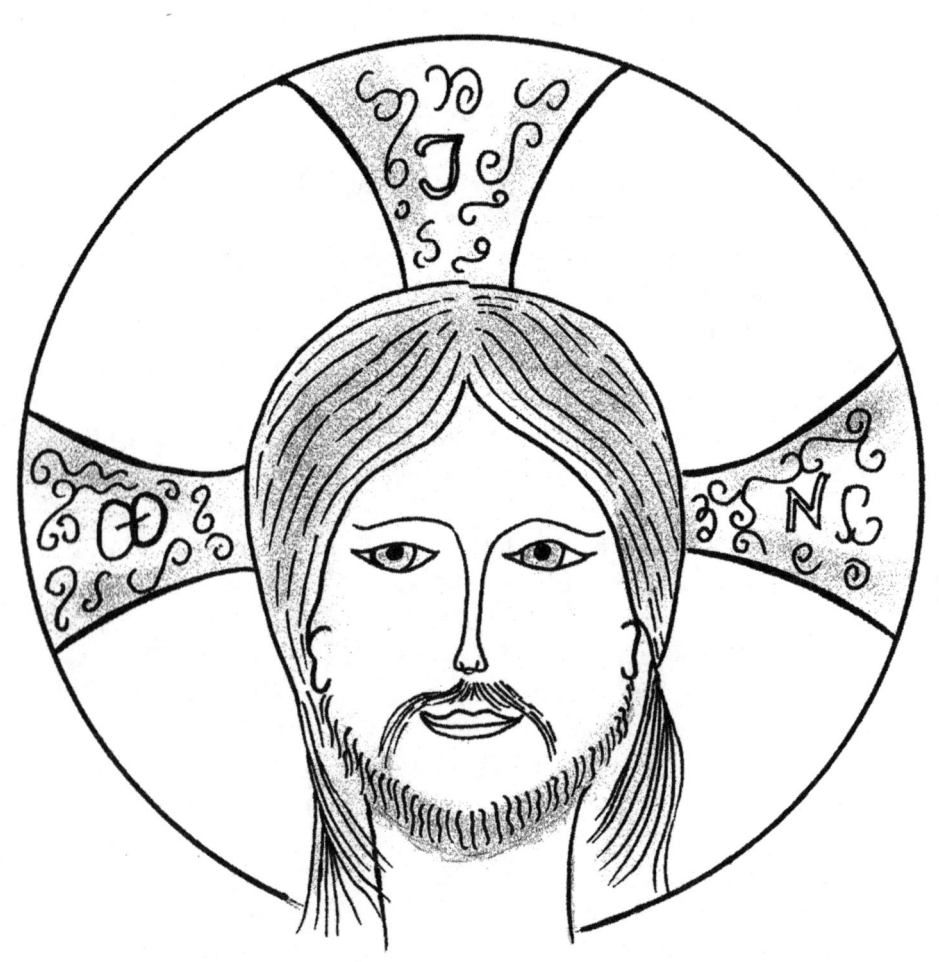

Schlangen-Mandala

Die Schlange, die im Christentum als verlängerter Arm des Teufels herabgewürdigt ist, hat in vielen anderen Traditionen auch eine erlöste Variante, etwa wenn sie, sich in den eigenen Schwanz beißend, zum Uroboros-Symbol der westlichen Esoterik wird. In dieser Mandala-Form stellt sie dar, dass Anfang und Ende eines sind oder dass das vollkommene verwirklichte Leben weder Anfang noch Ende kennt. Wie verbreitet diese Symbolik aber auch in anderen Traditionen ist, kann das nächste Mandala andeuten: das Uroboros-Symbol in einer Darstellung der australischen Ureinwohner, der Menschen vom Ursprung, wie sich die Aborigines selbst nennen.

Eine ähnliche Symbolik wie bei den Buddha-Darstellungen mit der aufgerichteten Kundalinischlange finden wir in unserer Tradition im Hermes-Stab der Esoterik, wo die beiden Schlangen die Energien von Ida und Pingala symbolisieren, die sich in der Mitte und im Kronen-Chakra treffen und so Verwirklichung symbolisieren. Der Äskulapstab, das internationale Zeichen der Ärzte dieser Welt, verdeutlicht die ärztliche Aufgabe, die Schlange aufzurichten bzw. das niedrige Stoffliche von seinem Materieaspekt zu befreien und es so zu erhöhen. Tatsächlich passiert das noch in der Homöopathie, wo das Arzneimittel durch Verschütteln Schritt für Schritt von seinem materiellen Aspekt befreit wird, und in der Krankheitsbilder-Deutung im Sinne von »Krankheit als Symbol«, die aus körperlichen Symptomen deren seelische Botschaft herausfiltert.

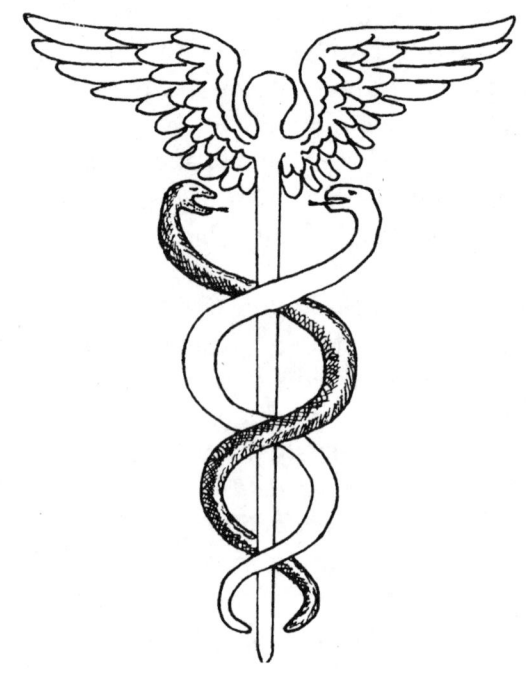
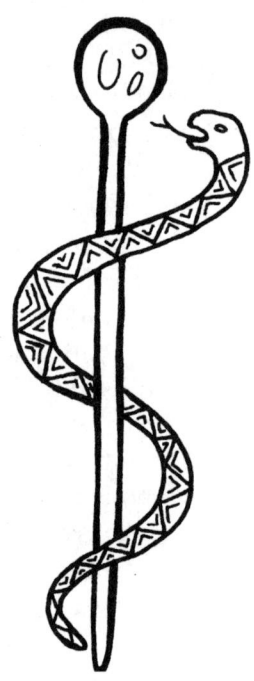

Mandala-Schlange der Aborigines, die ihre Mandala-Eier bewacht

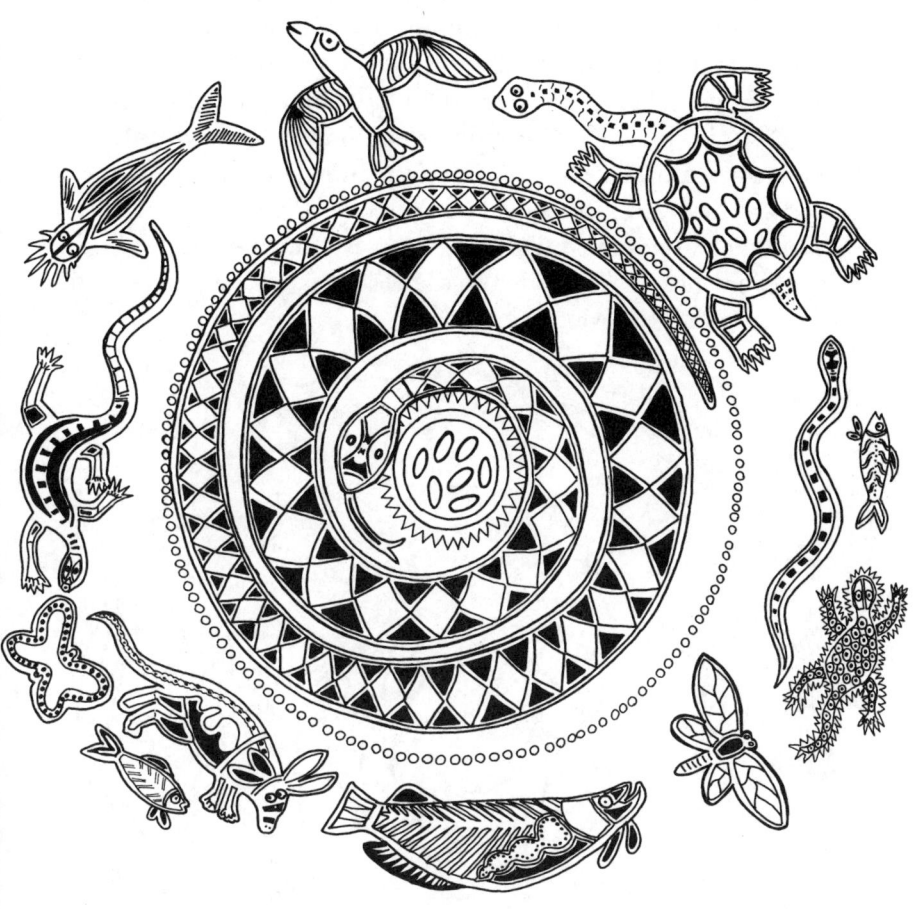

Das Leben im Mandala

Selbst ganz Mandala, lebte der Mensch ursprünglich auch im Mandala. Bei aller Kultur, die er im Laufe seiner Entwicklungsgeschichte erwarb, blieb er auch immer der Natur nahe und ist ihr selbst heute noch näher, als ihm oft lieb ist. Wie alle Naturwesen suchte er sich Lebensräume aus der Natur und formte sie später, als er dazu in der Lage war, immer noch nach Naturvorbildern. Die allermeisten Tiere leben in mandalaförmigen Behausungen, ob wir an die Nester der Vögel denken oder die Löcher der Würmer und Schlangen, an kugelförmige Wespennester, Maulwurfshügel oder Mauselöcher oder an die Höhlen der Säugetiere – wir landen immer beim Mandala.

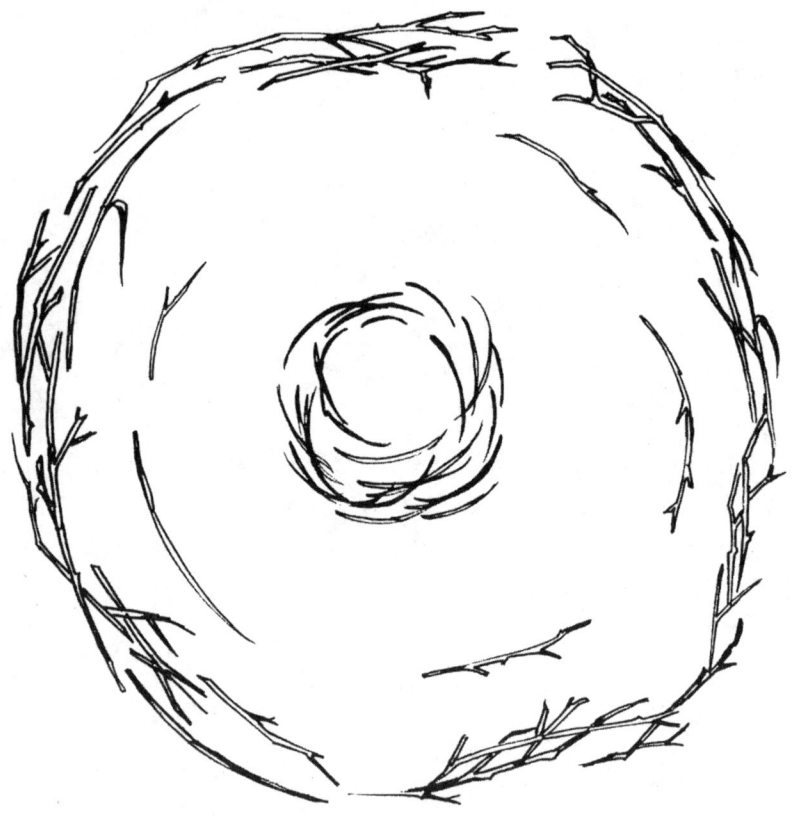

Das Hexagramm-Mandala vom Wespen- bis zum Menschenreich

Dasselbe Hexagramm, das in der Menschenwelt als Davidstern die Himmel und Erde verbindenden Dreiecke symbolisiert, ist der Natur in Bienen- und Wespenwaben sehr geläufig.

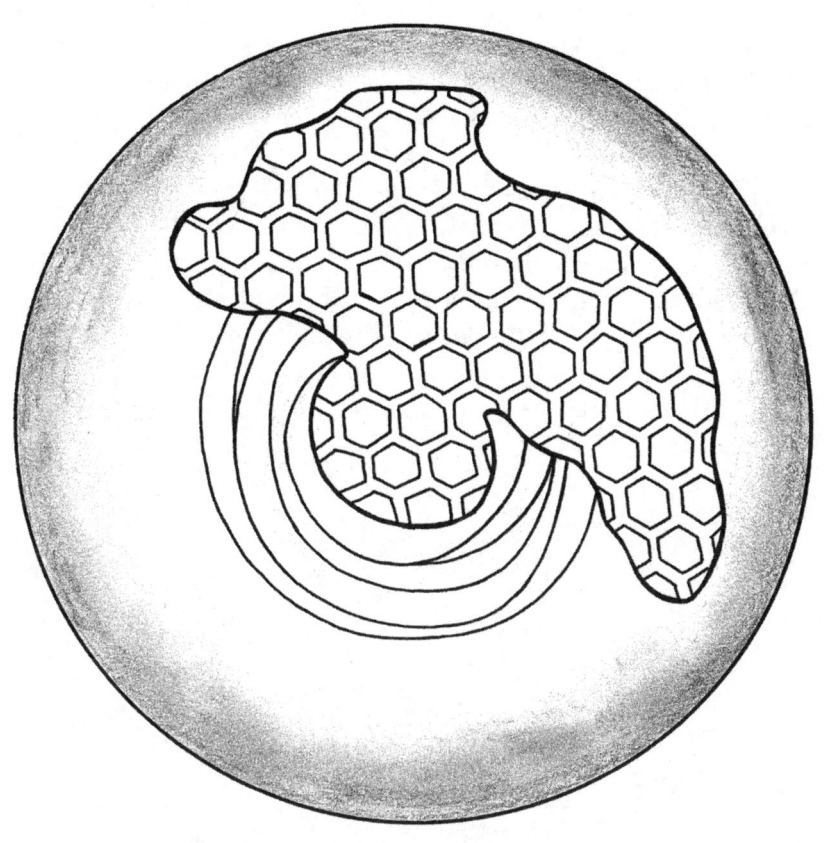

Die Umzüge des Menschen
von Mandala zu Mandala

So wie die Behausungen der Tiere waren auch die der Menschen ursprünglich ausnahmslos Mandalas, ebenso wie die der Götter. Während aber Tiere und Menschen in den zahlreichen Höhlen der Mutter Natur Zuflucht suchten, wählten die Götter die Spitzen der Berge, die so zu heiligen Bergen wurden. Ob der Gipfel des Olymp oder des Fuji, des Aranajula oder Kailash, aus der höchsten Sicht bilden sie ausnahmslos Mandalas. Hin und wieder versuchten Menschen den Göttern nahezukommen und wählten ihre Wohnungen oben bei ihnen, kaum je aber ganz auf der Spitze, sondern in der Nähe der Mitte, wie wir es etwa beim Berg Athos und den Meteora-Klöstern in Griechenland sehen oder den so ganz ähnlichen als Tigernester bezeichneten Einsiedeleien Bhutans.

Die erste Behausung des Menschen ist aber zweifellos die Eizelle, ein perfektes Mandala. Durch die Befruchtung mit dem männlichen Samen wird sie für einen kleinen Moment ein wenig exzentrisch, regeneriert aber anschließend sofort ihre stabile Mandala-Form. Die Kette der beginnenden Teilungen bringt jeweils das Mandala ein wenig durcheinander, aber sogleich wird die Mandala-Gestalt in Form der sogenannten Morula wiedergewonnen.

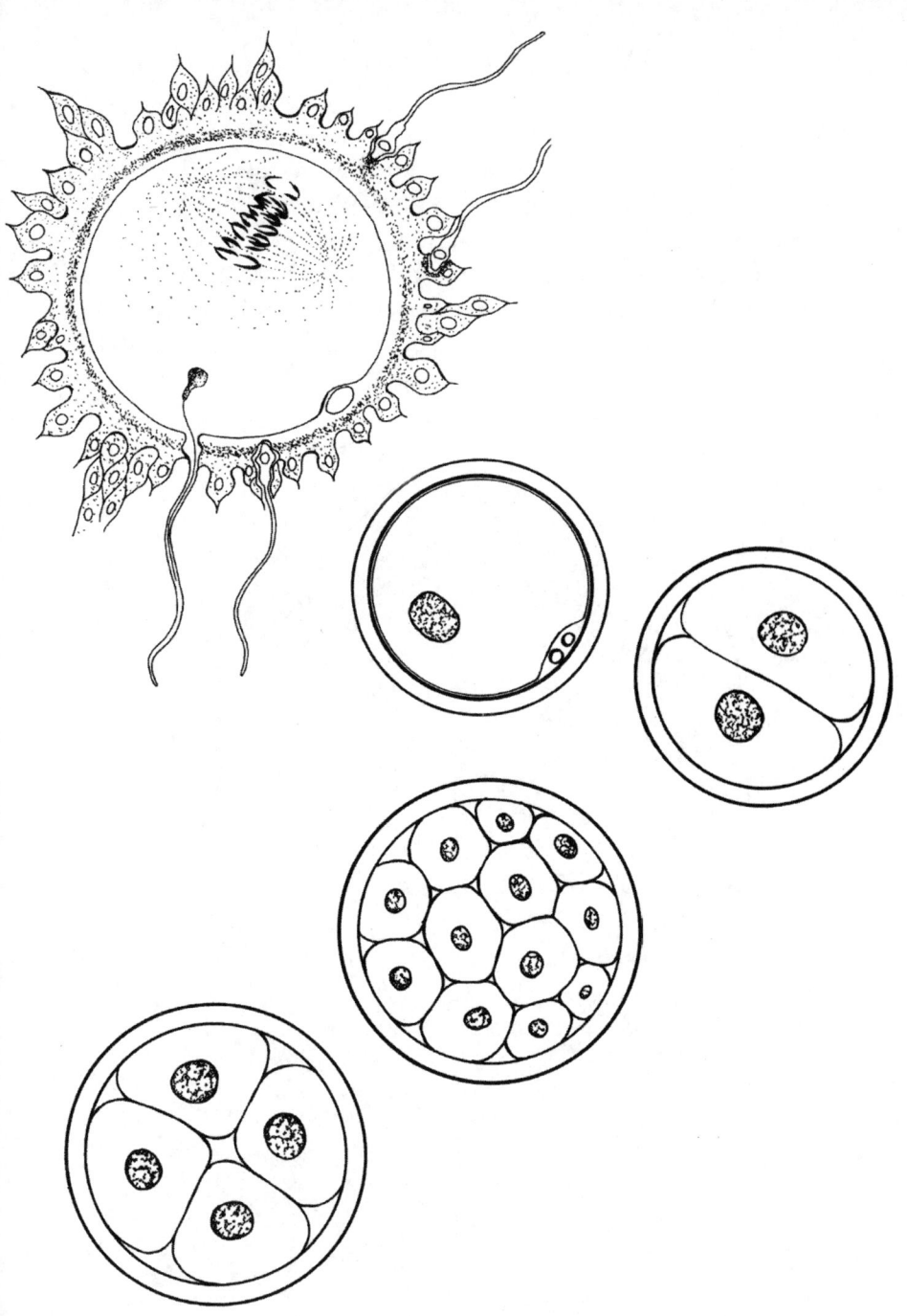

Wachsen im Mandala

Wenn sich die Morula in den Embryo weiterentwickelt, bleibt die Mandala-Struktur im Innern immer gewahrt. Und auch die Behausung des heranwachsenden Embryos ist ein Mandala. Seine früheste Höhle, die Fruchtblase, ist ebenso Mandala wie die sie umgebende Gebärmutter. Aber auch der mütterliche Bauch bekommt immer mehr von der wundervollen Mandalagestalt.

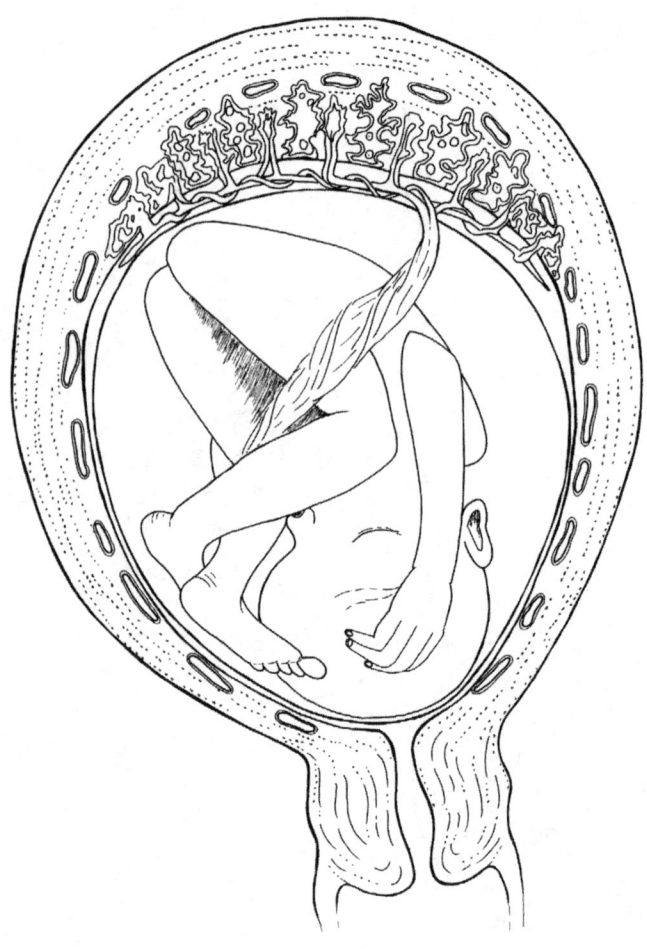

Das urmenschliche Bedürfnis nach der Einheit des Anfangs

Als typisches Säugetier braucht der Mensch, auch nachdem er die bergende Höhle der Gebärmutter verlassen hat, etwas Höhlenähnliches. Am liebsten würde er die erste Zeit zurück in die warme Höhle kriechen, und liebevolle Eltern werden alles daransetzen, ein entsprechendes Nest bereitzustellen. An diesem Nest muss alles auch im übertragenen Sinn rund wie ein Mandala sein. Am besten wäre die Kängurulösung mit dem äußeren Beutel, der den inneren der Fruchtblase ersetzt. Tatsächlich haben die Menschen archaischer Gesellschaften diesen Weg eingeschlagen und mit einfachen Tragetüchern durchaus erfolgreich versucht, den Kängurus nachzueifern. Heute imitieren viele Mütter in den modernen Industriegesellschaften diese Beuteltiermanier, um ihren Sprösslingen das vertraute Höhlengefühl noch eine Zeit lang zu erhalten. Mit anderen Worten: Sie versuchen, ihnen das runde Mandala-Gefühl für einen warmen geborgenen Start zu bewahren.

Irgendwann muss der Mensch jedoch zumindest äußerlich die frühe Mandala-Höhle verlassen. Er wird aber immer danach streben, sie für seine Regeneration im Hintergrund und als Grundlage seines Lebens zu erhalten. Die frühen Menschen zogen sich in Höhlen zurück, die ihnen Mutter Erde zur Verfügung stellte. Diese waren im Allgemeinen von Natur aus rund, und die Menschen bemühten sich mittels Lagerfeuer, sie fast so warm zu halten, wie sie das von früher gewohnt waren. Bis heute ähnelt die Wohnung vieler Menschen einer gemütlichen Höhle. Besonders deutlich wird das am Schlafzimmer, jenem Ort der Wohnung, der im Besonderen der Regeneration dient und die nächtliche Regression sicherstellt. Früher gab das Himmelbett der Könige, aber auch der Bauern diesem Anspruch besonderen Ausdruck.

In jedem Fall aber ist das Bett ein Abbild der Gebärmutterhöhle. Manche Menschen formen das Mandala auch in ihrer Körperhaltung, wenn sie sich des Nachts in Embryohaltung zusammenkauern wie kurz vor der Geburt. Besonders geborgenheitsbedürftige Menschen brauchen sogar zwei Federbetten: eines unten und eines oben – und fertig ist die rundum weiche Gebärmutterhöhle. Wir alle aber kehren nachts – mehr oder weniger bewusst, aber immer deutlich – zur Großen Mutter zurück und suchen in ihrer Höhle die Geborgenheit der Einheit.

Mandala-Behausungen

Je näher Menschen der Natur und wohl auch ihrer Natur bleiben, desto näher bleiben auch ihre Behausungen dem Mandala. Kaum aus den Höhlen herausgewachsen, versuchten die frühen Menschen draußen kugel- und damit mandalaförmige Höhlen zu bauen. Oft machte ihnen ein Mangel an geeignetem Material diesen Wunsch nach dem Mandala nicht gerade leicht. Aufgrund ihres idealen Baumaterials hatten die Eskimos des Nordens hier Vorteile, und so dürfen ihre kugelförmigen Iglus als besonders gelungene Versuche gelten. Insbesondere wenn wir bedenken, dass Schnee ja aus lauter mandalaförmigen Kristallen und letztlich geronnenen Mandala-Wassertropfen besteht. Aber da sich alle Materie aus Mandala-Atomen aufbaut, ist das nur eine kleine Besonderheit. Die typischen Mandala-Häuser des afrikanischen Krals versuchen, dem Urmuster genauso nahe zu bleiben wie die Tipis (Zelte) der Indianer.

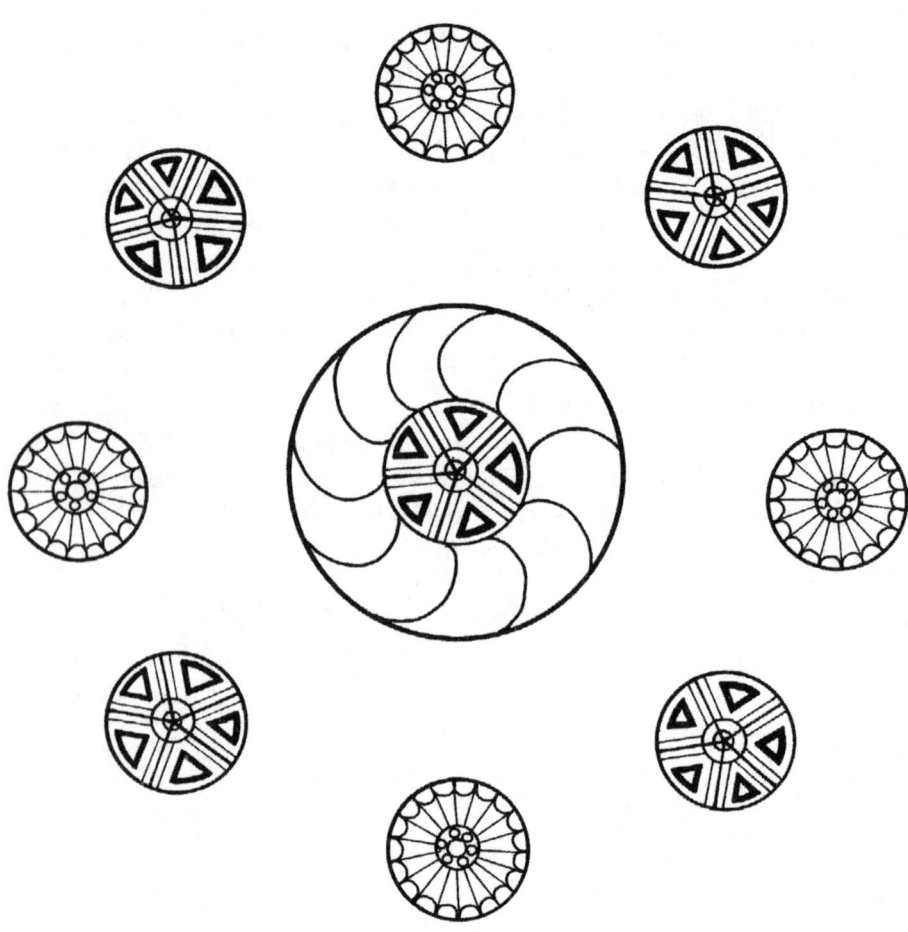

Von oben aus Gottes Perspektive lässt sich gar nicht so leicht entscheiden, ob es sich da um einen Kral oder einen indianischen Kreis von Tipis oder um frühe germanische Rundhäuser handelt.

Kreis und Gerade

Wir modernen Menschen haben das Leben im Mandala in vielerlei Hinsicht aufgegeben, obwohl wir das Mandala natürlich nie wirklich loswerden konnten. Trotzdem haben in unserer alltäglichen Lebensumwelt der rechte Winkel und die Gerade die Herrschaft übernommen. In Wirklichkeit aber gibt es weder die gerade Linie noch den rechten Winkel, beruhen doch beide auf einer Sinnestäuschung. Ein Blick an den Horizont kann uns leicht zeigen, dass jede Gerade letztlich ein Kreis ist, wir brauchen sie nur lange genug verfolgen. Fliegen wir mit einem Flugzeug immer pfeil- oder schnurgeradeaus, umrunden wir das Mandala Erde in einem mandalaförmigen Rundflug.

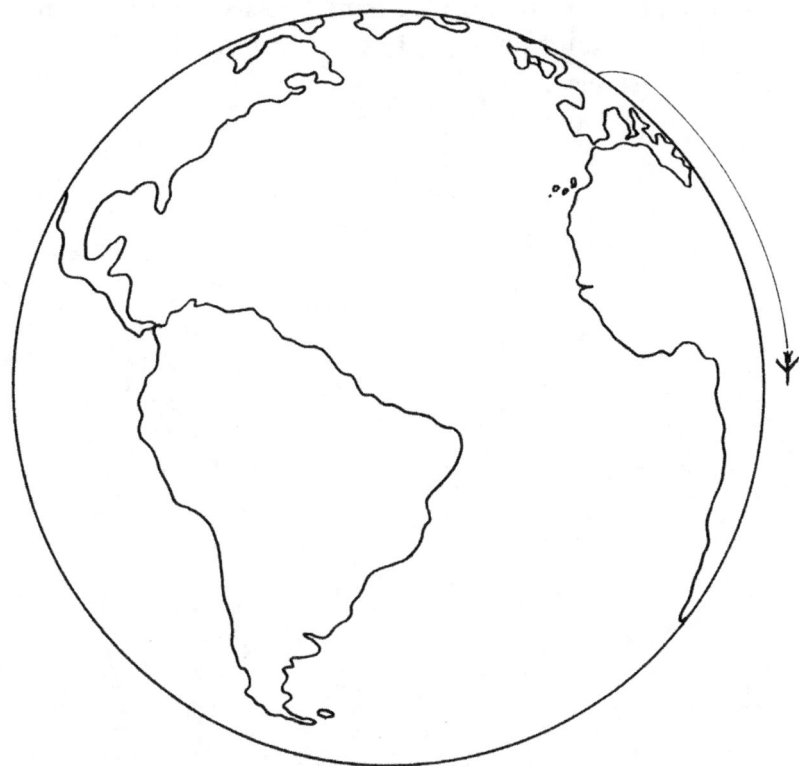

Unsere Gerade ist also letztlich eine Täuschung oder sogar ein Denkfehler, trotzdem bestimmt sie immer mehr unser Leben. Der Verhaltensforscher Konrad Lorenz hat vor den Folgen dieser Schuhschachtelwelten, die unser Leben immer mehr bestimmen, gewarnt. Die runden Formen der Höhle haben wir durch die rechtwinklige Welt unserer Appartements ersetzt, in denen wir immer aparter und weniger geborgen leben. Die Bemerkung, dass die allabendlichen Dauerfernsehgucker bald viereckige Augen und Köpfe bekommen werden, hat für die Seele durchaus nicht nur einen witzigen Aspekt.

Bei den sakralen Bauten haben aber auch wir die Mandala-Form noch in Grundrissen, Deckenkonstruktionen, Fußbodenmosaiken, in Gewölben und Rundfenstern vor Augen. Wir begegnen ihnen überall auf der Welt, wenn wir uns von der Natur zur Kultur vorarbeiten. Ob wir chinesische Pagoden, indische Sternstädte oder christliche Kirchen besuchen, überall treffen wir auf das Rund des Mandala. Nicht umsonst sprechen wir vom Kulturkreis.

Mandala-Essen

Wo unser Leben noch weniger streng geordnet und kontrolliert ist, wie etwa im Ess- und Freizeitbereich, tendieren auch wir noch, wie in uralten Zeiten, zum Mandala. So wie sich Tiere um Wasserlöcher versammeln, sitzen Menschen aller Entwicklungsstufen bis heute gern im Kreis um ein Lagerfeuer. Unsere Tafeln sind, wenn sie nicht gerade für Arbeitsessen oder Konferenzen bereitet sind, noch immer so rund wie der Gralstisch der Ritterrunde des legendären König Artus. Serviert wird in jedem Fall auf mandalaförmigen Tellern und getrunken aus ebensolchen Gläsern, Kelchen, Tassen und Krügen. Und außerordentlich anspruchsvolle Küchen wie die französische neigen dazu, ihre Gerichte bewusst in Mandalaform aufzutischen. Aber auch so Profanes wie die italienische Pizza kommt als Mandala zur Welt.

Wollen wir einen besonderen Anlass feierlich begehen, greifen wir praktisch immer auf das Mandala zurück, denn jede Torte und erst recht ein mehrstöckiger Hochzeitskuchen sind Mandalas, aber auch jede Geburtstagstorte bei jedem Kindergeburtstag ist und bleibt wohl auf immer ein leuchtendes Mandala. Auch Kerzen, die wir zu feierlichen Anlässen entzünden, wie auch Feuerwerke bilden Mandalas. Dabei ist natürlich auch jedes Licht für sich ein Mandala: auch jede Glühbirne, die allermeisten Lampen – und vor allem der Lichtfunke selbst, der sich – immer einer kleinen Explosion gleich – in den Raum ausbreitet.

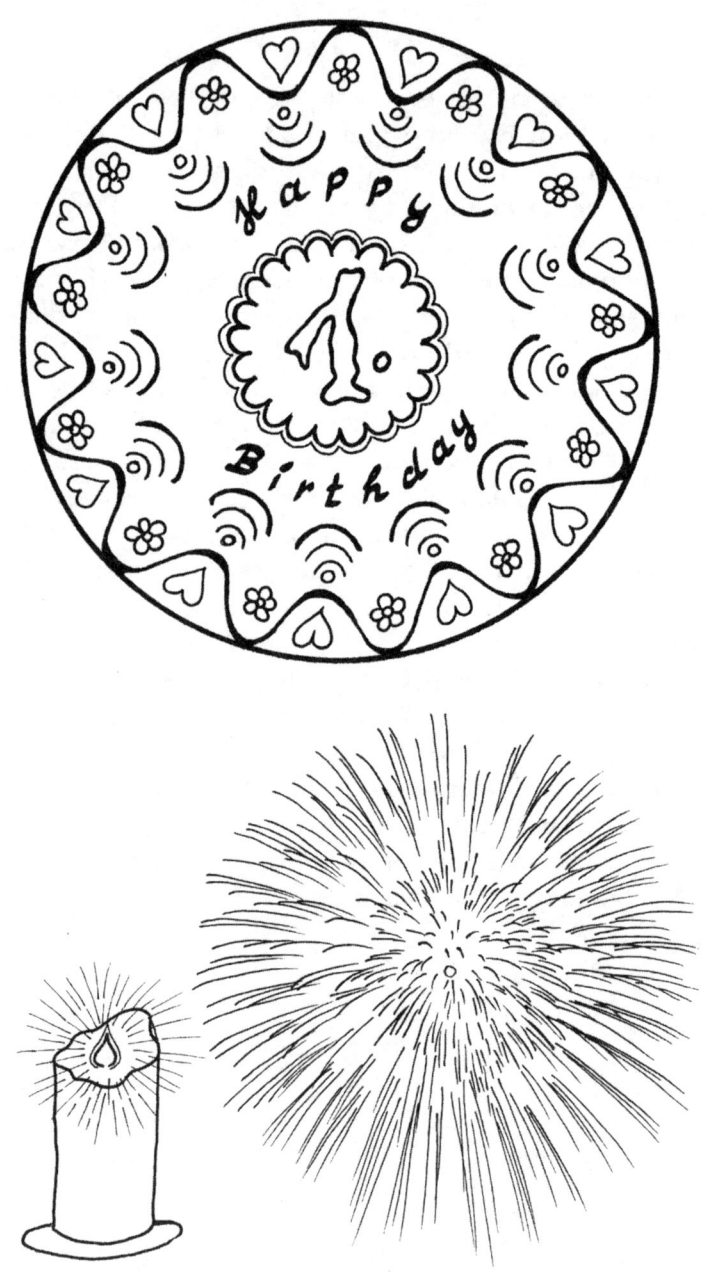

Die Pizza als symbolisches Kunstwerk

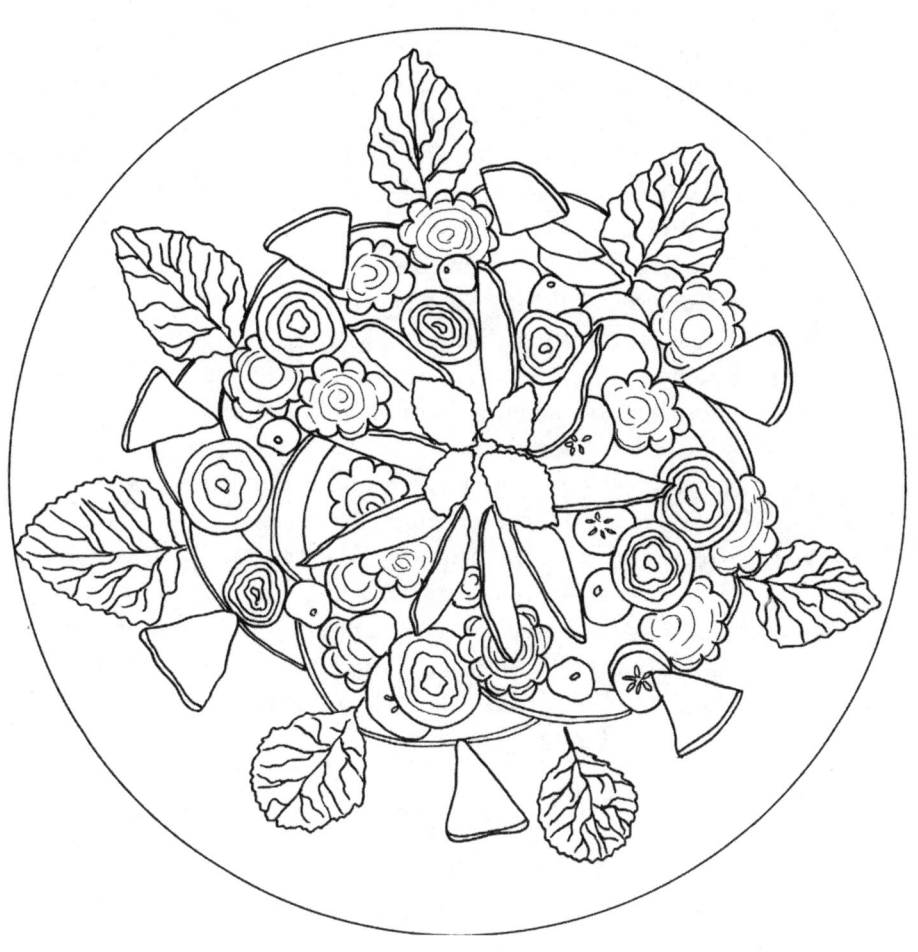

Der Mandala-Alltag

Unser alltägliches Leben ist voller Mandalas, ohne dass wir uns das im Allgemeinen besonders bewusst machen. Der Ausguss in der Küche ist eines und der Ausfluss der Badewanne. Das Wasser der Wanne macht sich in einem Mandala-Wirbel davon, und die Blasen kochenden Teewassers bilden Mandalas. Jeder Topf ist ein Mandala, und fast jeder alte und moderne Wasserhahn und all die Knöpfe, die wir tagtäglich bedienen in unseren Autos und an unseren Stereoanlagen.

Wann immer wir an Knöpfen drehen, drehen wir Mandalas. Die Knöpfe unserer Kleidung sind ebenso Mandalas wie die zu bedienenden Armaturen in Bad und Küche. Aus jedem Hahn kommt ein Regen von Mandalas, und in jedem Straßengully und jeder Ampel erkennen wir das Mandalasymbol mit Augen, die natürlich selbst Mandalas sind.

Beim Autofahren haben wir ein Mandala in der Hand und fahren auf vieren, und unsere Zügen rollen auf vielen. Selbst die Flieger rollen auf Mandalas dahin, bevor sie sich von Mutter Erde lösen, aber auch in der Luft bleiben sie auf das Mandala angewiesen. In den Propellern und Düsenaggregaten drehen sich unglaublich schnelle Mandalas. Sogar wo wir aus unserer engeren Schöpfung hinausdenken und von Ufos träumen, haben diese doch immer Mandala-Form.

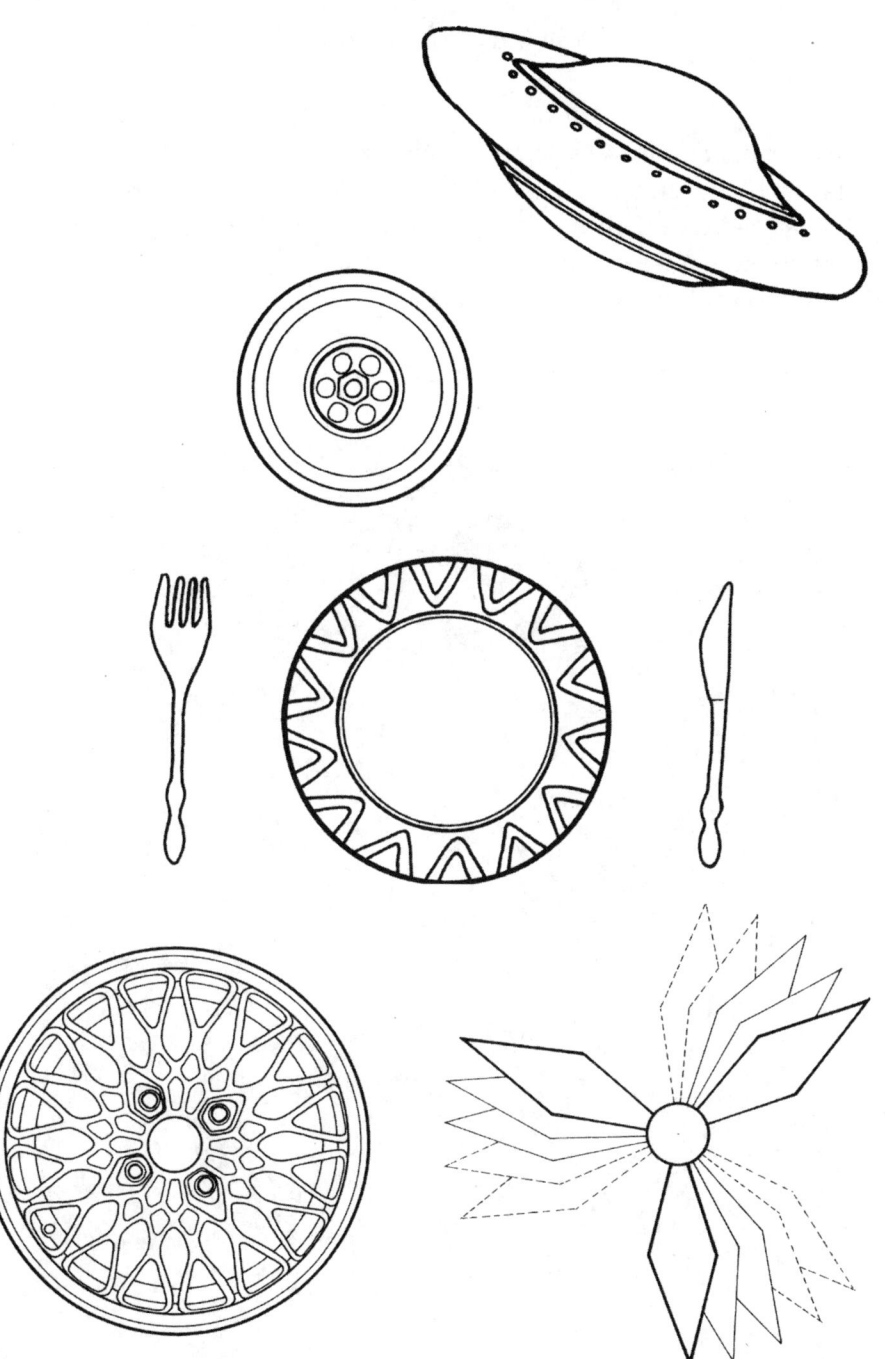

Wertvolle Mandalas

Aber selbst in der technischen Welt unseres Alltags sind Mandalas nicht wegzudenken. Nicht nur an das Räderwerk im übertragenen Sinn, in dem wir meistens irgendwie festhängen, ist hier zu denken, unsere ganze Fortschrittsentwicklung hängt letztlich am Rad und damit am Mandala.

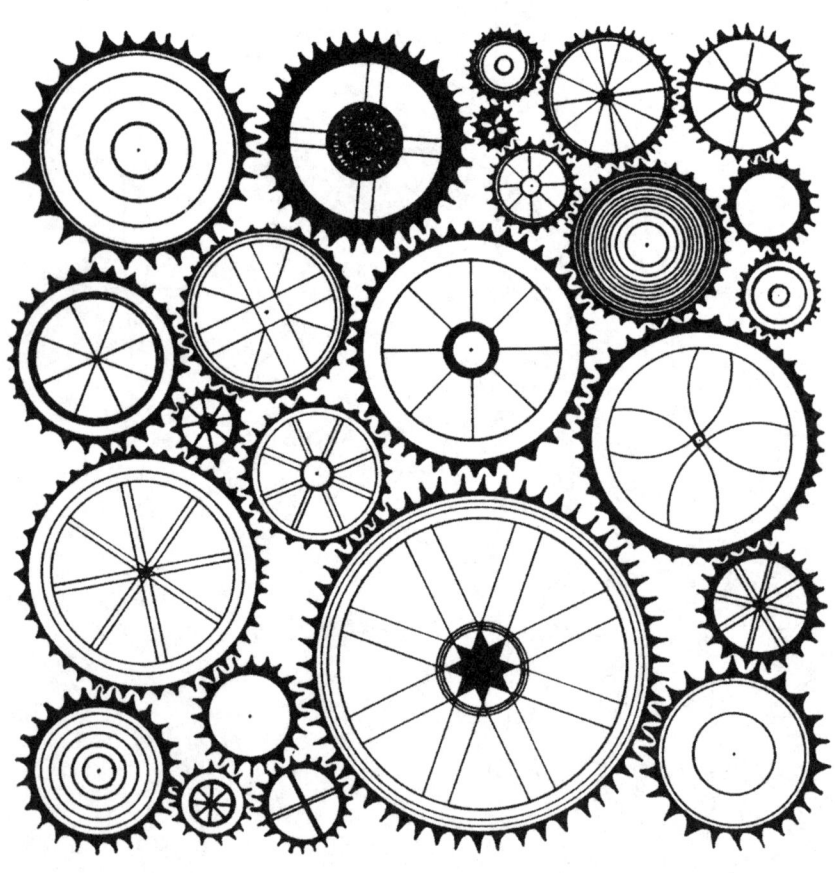

Wenn alle Mandalas aufhörten sich zu drehen, stünden alle Räder still und unsere moderne Welt wäre sehr rasch am Ende. Wir könnten ohne Mandalas gar nicht existieren, machen es uns zumeist nur nicht bewusst.

In den sogenannten hochentwickelten Ländern bezieht sich diese hohe Selbsteinschätzung fast ausschließlich auf die technologische und wirtschaftliche Situation; ansonsten, was etwa seelische und allgemein menschliche Werte angeht, sind gerade sie eher Entwicklungsländer mit inzwischen enormem Entwicklungsbedarf. Aber auch die wirtschaftliche Seite, die für die Mehrheit der Materialisten weit im Vordergrund steht, ist von Anfang an vom Mandala geprägt. In praktisch allen Ländern dieser Erde haben Münzen die Geldwirtschaft am Anfang bestimmt. Alle Münzen aber haben Mandala-Form. Ursprünglich waren sie vor allem aus Gold und damit aus dem Metall, das urprinzipiell für die Sonne und die Einheit steht. Die ersten Goldmünzen standen dabei im kultischen Gebrauch und symbolisierten die Vollkommenheit Gottes und seiner Schöpfung. Auch wenn wir heute modernere Zahlungsmittel haben, spielt die Magie des Geldes noch immer eine herausragende Rolle. Und wieder ist das Mandala mit seiner Magie am Anfang der Geschichte auszumachen.

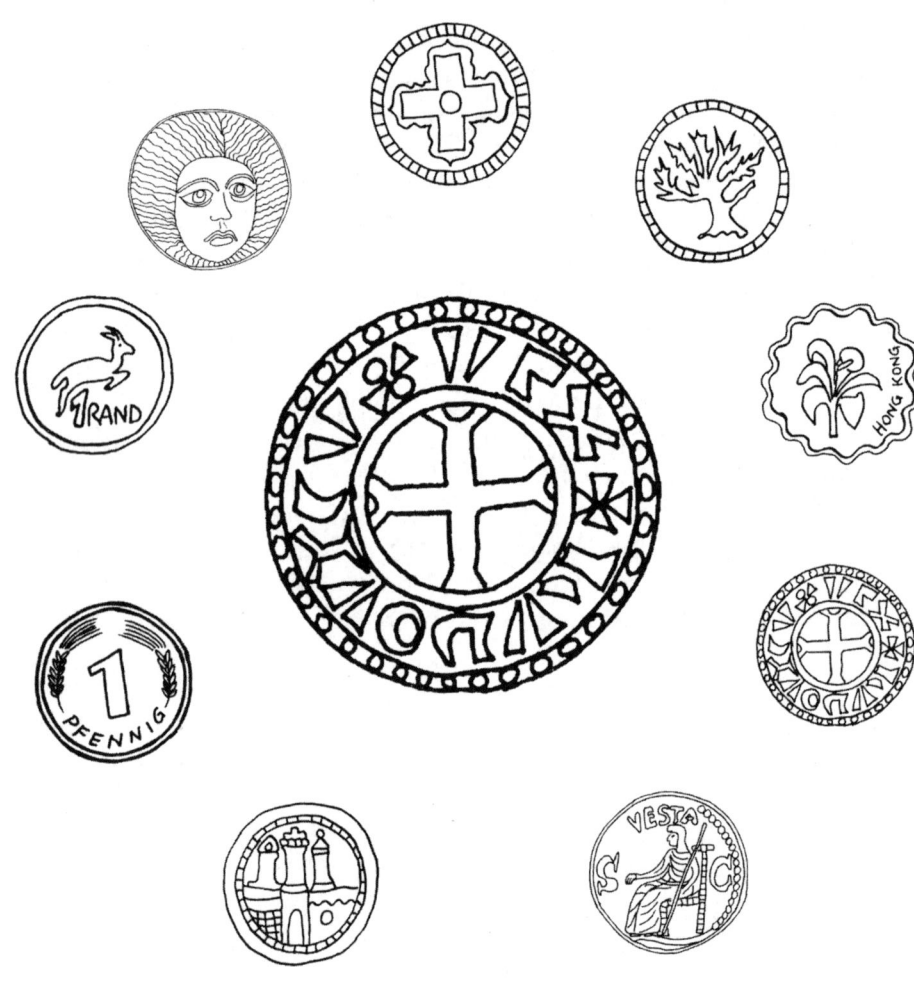

Alte und neue Münzen

Der Weg als Mandala

Wohin wir auch denken, das Urmuster Mandala werden wir niemals los. Insofern verwundert es auch nicht, dass sich unser Weg durch das Leben am besten als Mandala darstellen lässt. Praktisch alle Schöpfungsmythen wählen bewusst oder unbewusst das Mandala als Abbild für den Weg. Da bildet auch der moderne Mythos keine Ausnahme, wenn er uns vom sogenannten Urknall berichtet. Plötzlich – und niemand weiß warum – soll es geknallt haben. Von diesem Moment an entfernt sich alles mit rasender Geschwindigkeit vom Ort der Explosion. Die Astrophysiker weisen nach, dass sich alle Himmelskörper in diesem Universum von allen anderen entfernen. Man kann es sich vorstellen wie bei einem Luftballon. Wenn man den aufbläst, entfernen sich auch alle Punkte auf der Oberfläche zugleich von der Mitte und voneinander.

Irgendwann in ferner Zeit soll sich die Expansionsbewegung wieder umkehren und die Schöpfung zu ihrem Ursprungspunkt zurückkehren, sagen jedenfalls Wissenschaftler wie Stephen Hawking. Damit aber sind wir genau beim altindischen Schöpfungsmythos, der besagt, die Schöpfung sei ein Atemzug Brahmas. Momentan befinden wir uns in der Ausatemphase und sein anschließendes Einatmen wird dieses Weltzeitalter (Yuga) beenden. Im Prinzip benutzen die Mythen der Völker ganz ähnliche Bilder, um denselben Zusammenhang zu veranschaulichen. Die Schöpfung ist ein Mandala-Prozess, der wie alles Lebendige einem Rhythmus gehorcht.

Schöpfungsmythen der Völker

Von den archaischen Völkern der Frühzeit bis zu den religiösen Mythen der heutigen Hochreligionen wird die Schöpfung im Mandala dargestellt, hier am Beispiel des Navajo-Mythos in drei Sandmandalas. Danach entsteht alles aus dem heiligen Ort der Mitte, aus dem die vier Kulturpflanzen entspringen, um zwischen den vier heiligen Bergen zu wachsen, umgeben von der kreisförmigen Gestalt der Regenbogenkönigin, die die Schöpfung zusammenhält. Geöffnet bleiben sie alle nach Osten und zum Licht.

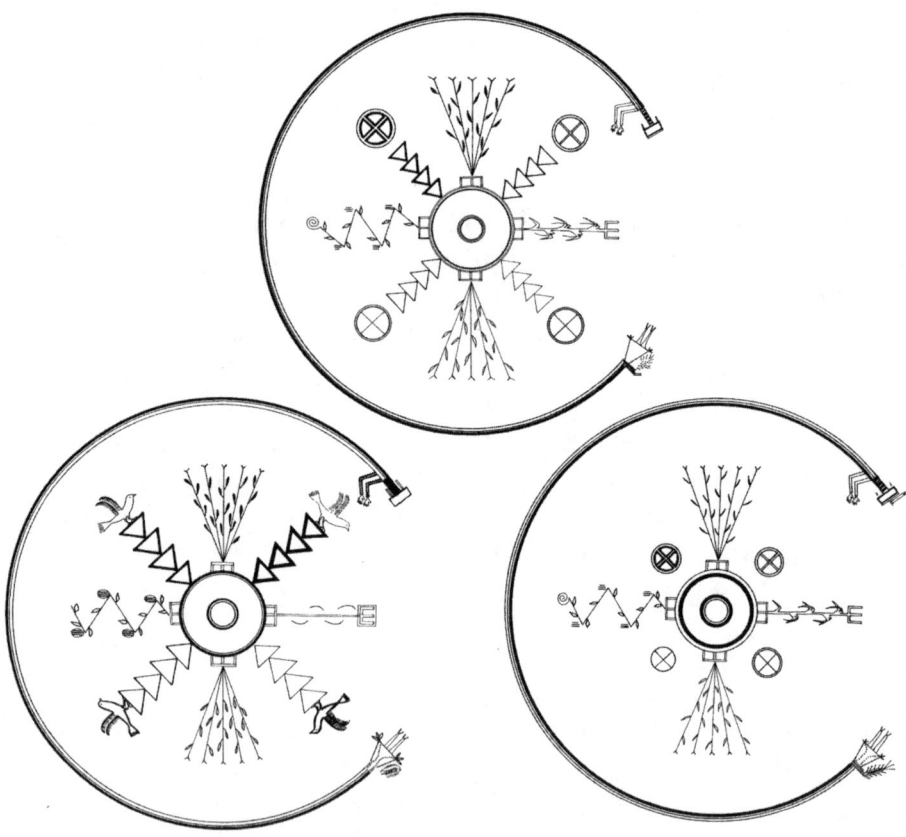

Mandala-Mythen

Wenn wir uns dem christlichen Mythos zuwenden, stellen wir bei genauerem Hinsehen fest, dass er auch nicht weniger sicher verankert ist als derjenige der Wissenschaft. Im Paradies hat sich der androgyne, aus der roten Erde geformte Adam mit einigen Schritten in die Polarität hinausbewegt. Erst verlor er die eine Seite oder in Luthers künstlerischer Freiheit eine Rippe an Eva, dann kosteten beide vom Baum der Polarität bzw. der Erkenntnis des Guten und Bösen und wurden zusammen hinaus aus der Welt der Einheit gewiesen, die noch keine Gegensätze und auch keine Wertung von Gut und Böse kannte. Draußen im Erdkreis haben sie die ausdrücklich von Gott formulierte Aufgabe, sich die Erde Untertan zu machen, um dereinst zurückzukehren in die Einheit.

Ob dieses Untertan-Machen bedeuten sollte, die Erde zu unterwerfen und so zuzurichten, wie es gerade geschieht, lässt sich bezweifeln. Immerhin könnte es auch heißen, sich über die Polarität zu erheben und die Einheit auf einer höheren Stufe wiederzuerlangen. Im Neuen Testament heißt es jedenfalls ausdrücklich: »So ihr nicht umkehret und wieder werdet wie die Kinder, das Himmelreich Gottes könnt ihr nicht erlangen.« Das kann im Mandala wohl nur heißen, wir sollen den ganzen Weg hinausgehen bis an den Rand oder Abgrund, um dann umzukehren und die Einheit oder das Paradies, den Garten Eden oder eben das Himmelreich Gottes in uns bzw. in der Mitte wiederzufinden.

Bedenken wir, dass die Bibel obendrein darauf hinweist, dass das Himmelreich Gottes in uns liegt, wird klar, dass auch unsere Heilige Schrift dem Urwissen um das Mandala viel näher ist, als wir gemeinhin annehmen. Diesbezüglich brauchten wir gar nicht bei den Veden oder den Sutren des Buddhismus Zuflucht zu suchen.

Auch die Götter der Antike, die den meisten Stoff für unsere Mythen liefern, sind über die Planeten mit dem Mandala verbunden.

Unser Mond, Quelle vieler Mythen

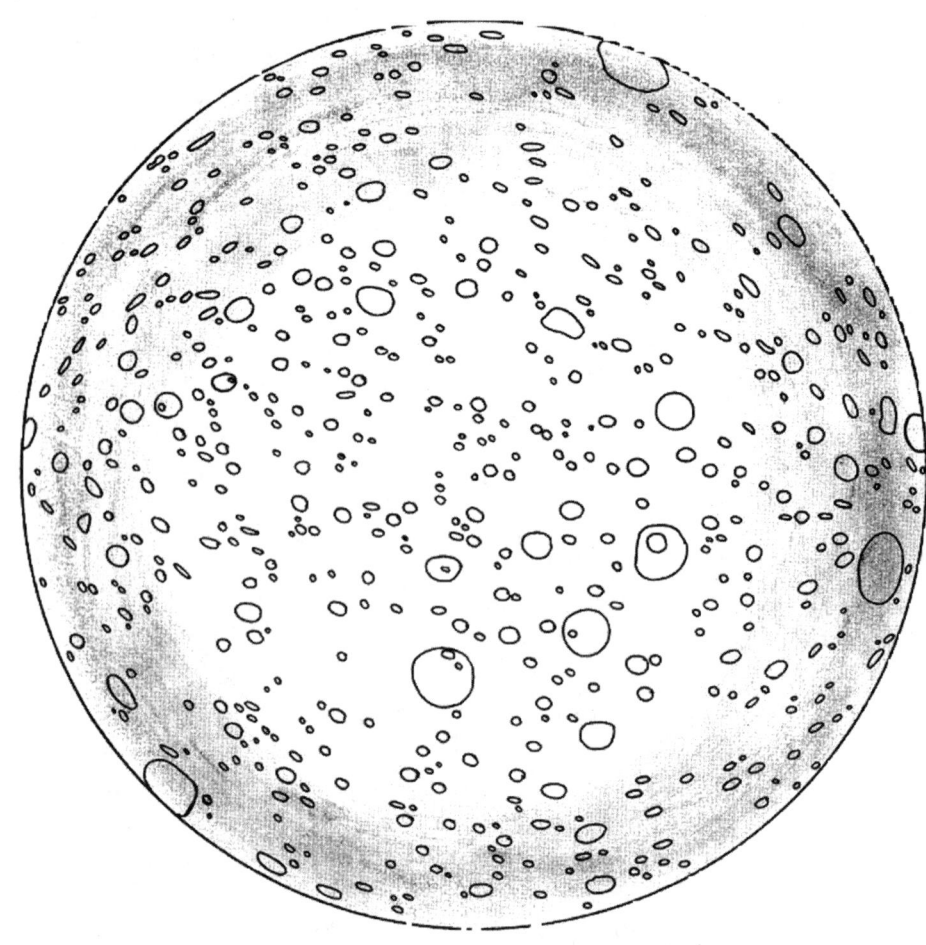

Der Mond – wie alle Himmelskörper ein Mandala –, und sein Gesicht ist von den Mandala-Spuren eingeschlagener Meteoritenkrater gezeichnet.

Die Schöpfung aus hermetischer Sicht

Die folgenden Mandalas zeigen den Versuch des englischen Hermetikers Robert Fludd, den jüdisch-christlichen Schöpfungsmythos aus Genesis mit der gnostischen Sicht des Poimandres des Hermes Trismegistos zu einer Einheit zu verschmelzen[*].

Das erste Mandala zeigt das Chaos. Im scheinbar wirren Ringen von Heiß und Kalt, Feucht und Trocken entsteht die Erde.

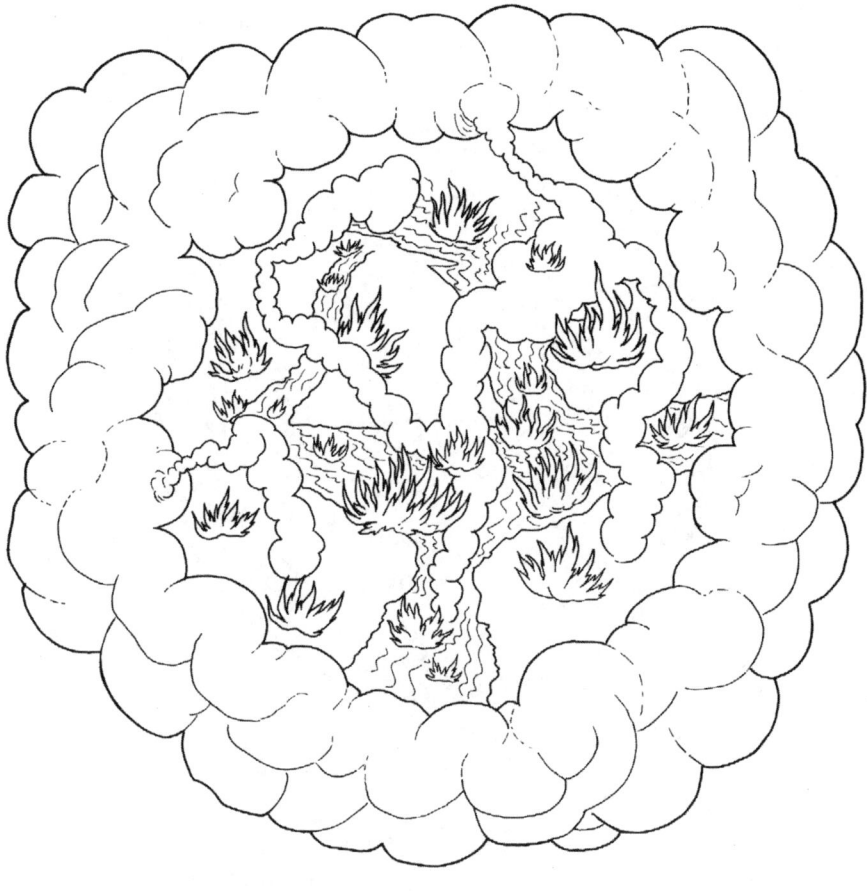

---

[*] aus: David Maclagan: »Schöpfungsmythen«, München 1985

Die Vision des Kosmos

Das zweite Mandala enthüllt den Beginn des Kosmos, der eine Identität zwischen dem Absoluten und individuellen Aspekten herstellt.

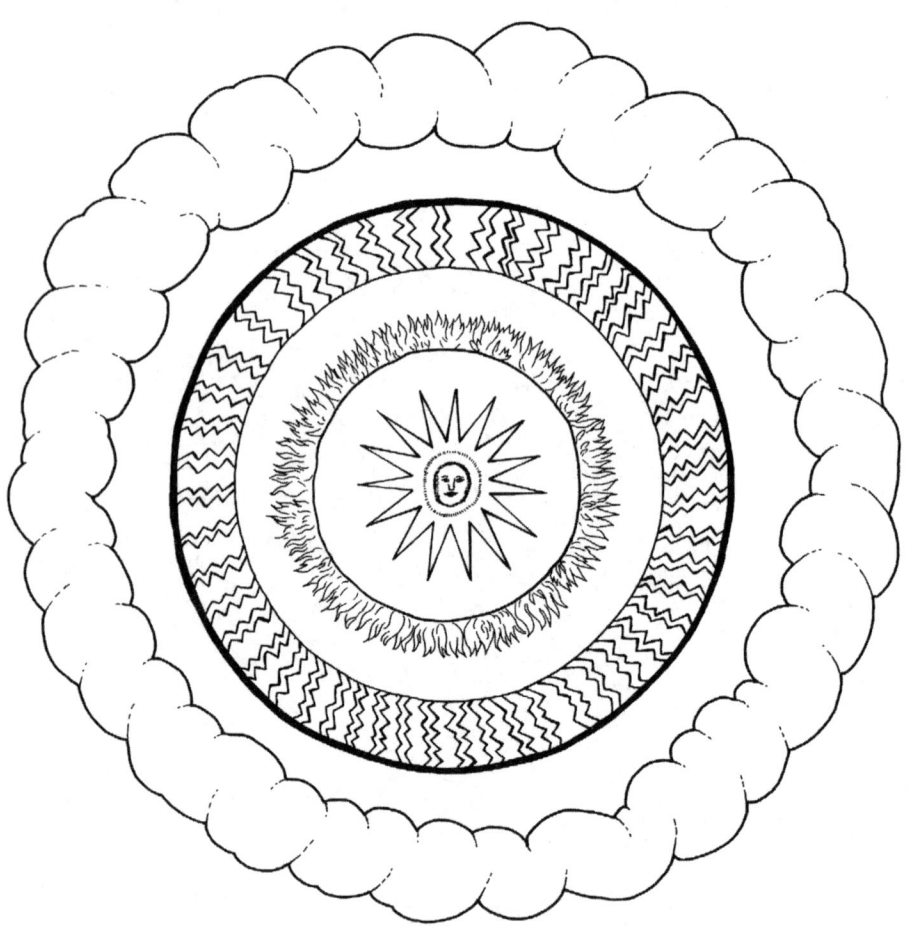

Das erste geschaffene Licht tritt in die Welt

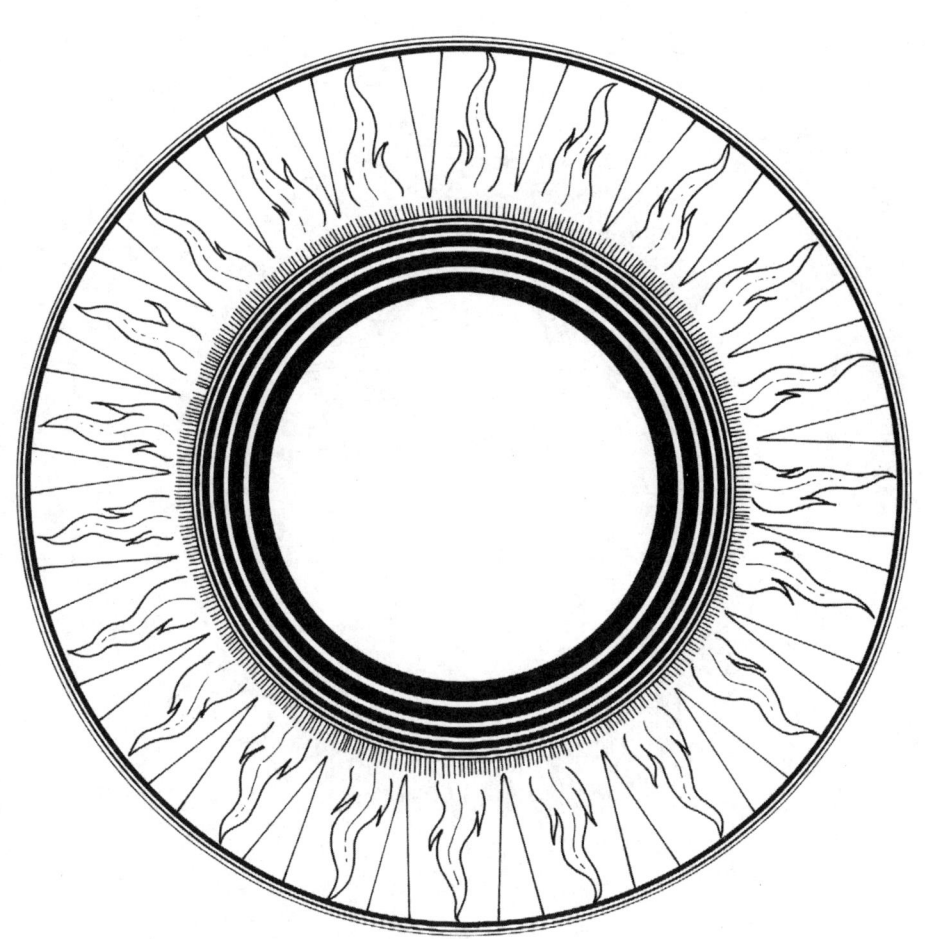

Die Entstehung der vier Elemente

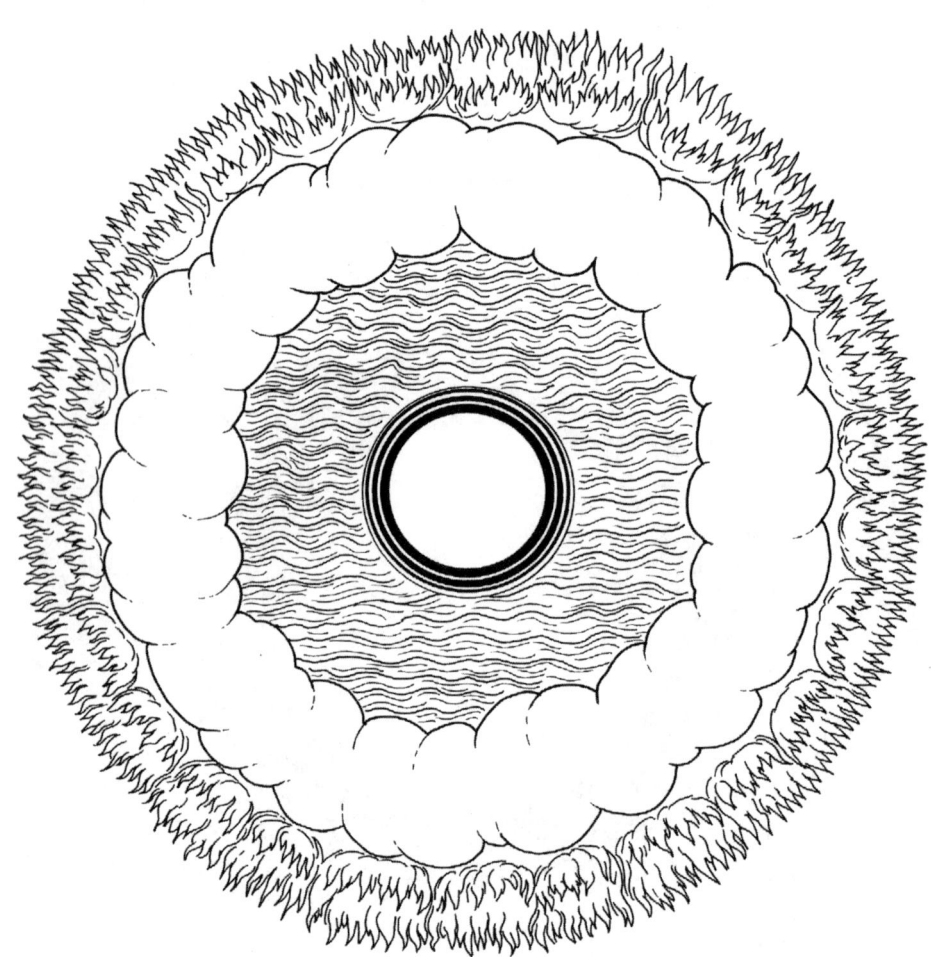

Mandala: Viele Wege – ein Ziel

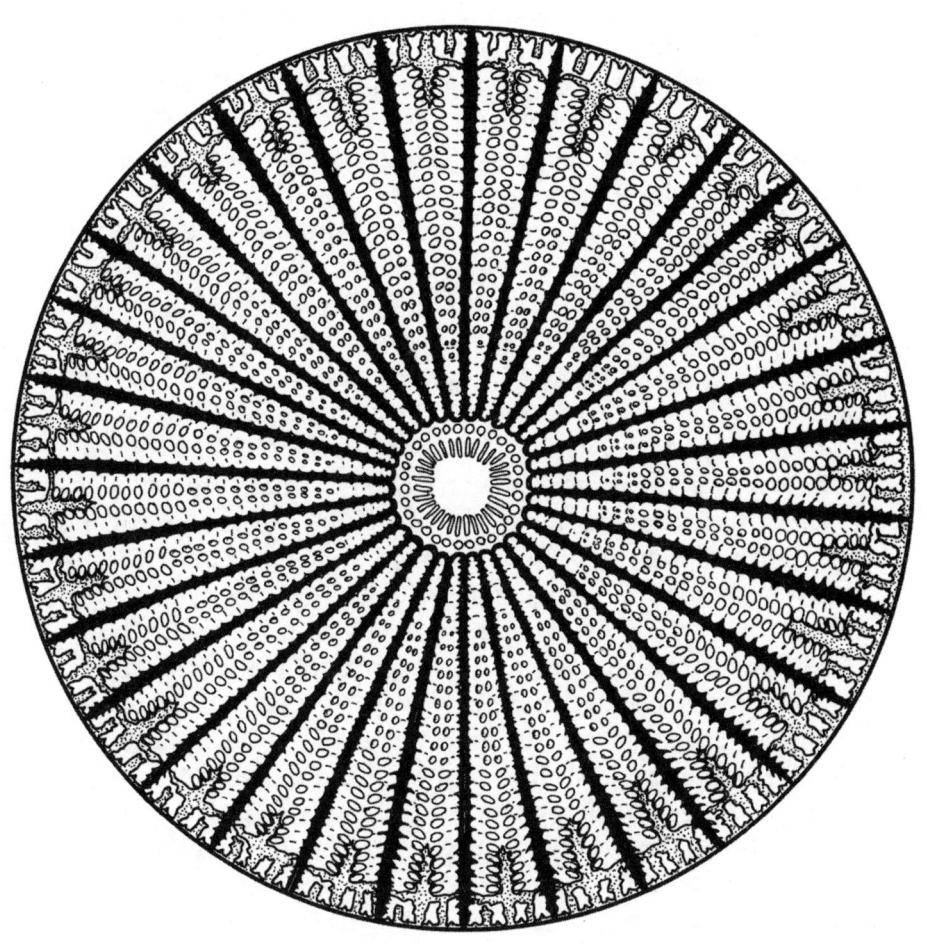

Gehäuse eines Strahlentieres

Die Mitte des Mandala oder dasselbe Ziel für alle

Wenn wir dieses letzte Mandala der Natur auf uns wirken lassen, kann uns klar werden, warum alle heiligen Schriften dieses Muster zur Wegbeschreibung wählten. Die östlichen Lehren beschreiben nur deutlicher, wie alle Wege in die gleiche Mitte führen. Nehmen wir die Mitte als Einheit, kann es nur eine Mitte genau wie eine Einheit geben – gleichsam als Gegenpol zur Polarität. Dass dem so ist und die Mitte und ihr Mittelpunkt eigentlich nicht von dieser Welt sind, bestätigt indirekt auch die Mathematik, wenn sie davon ausgeht, dass ein Punkt eindimensional ist und folglich gar nicht von dieser polaren Welt, wo alles mindestens zwei Seiten zur Existenz braucht und drei Dimensionen, um Raum einzunehmen.

Die östliche Sicht, in der viele Wege zum Ziel führen und die indischen Mandalas fast immer vier sogenannte Tore haben als Zeichen dafür, dass man aus allen Himmelsrichtungen Zugang zur Einheit in der Mitte finden kann, könnten uns ein wenig in unserem Anspruch mäßigen, den einzigen Weg zu wissen. Wie die andere aus dem Judentum hervorgegangene Großreligion, der Islam, vertrat auch das Christentum in seiner Geschichte oft den andere Religionen missachtenden Anspruch, ganz allein den rechten Weg zu wissen. Das führte zu einigem Fanatismus und vielen Kriegen, und es wird dem Mandala in keiner Weise gerecht. Im Prinzip ist aber selbst das für den engagierten Christen kein Problem. Wenn er denn auf seinem christlichen Weg mutig voranschreitet und endlich Erleuchtung oder eben das Himmelreich Gottes (in sich) findet, wird es ihn nicht weiter stören, wenn er bemerkt, dass auch einige Buddhisten und Hindus bereits hier (und jetzt) angekommen sind.

Die Welt der Wege

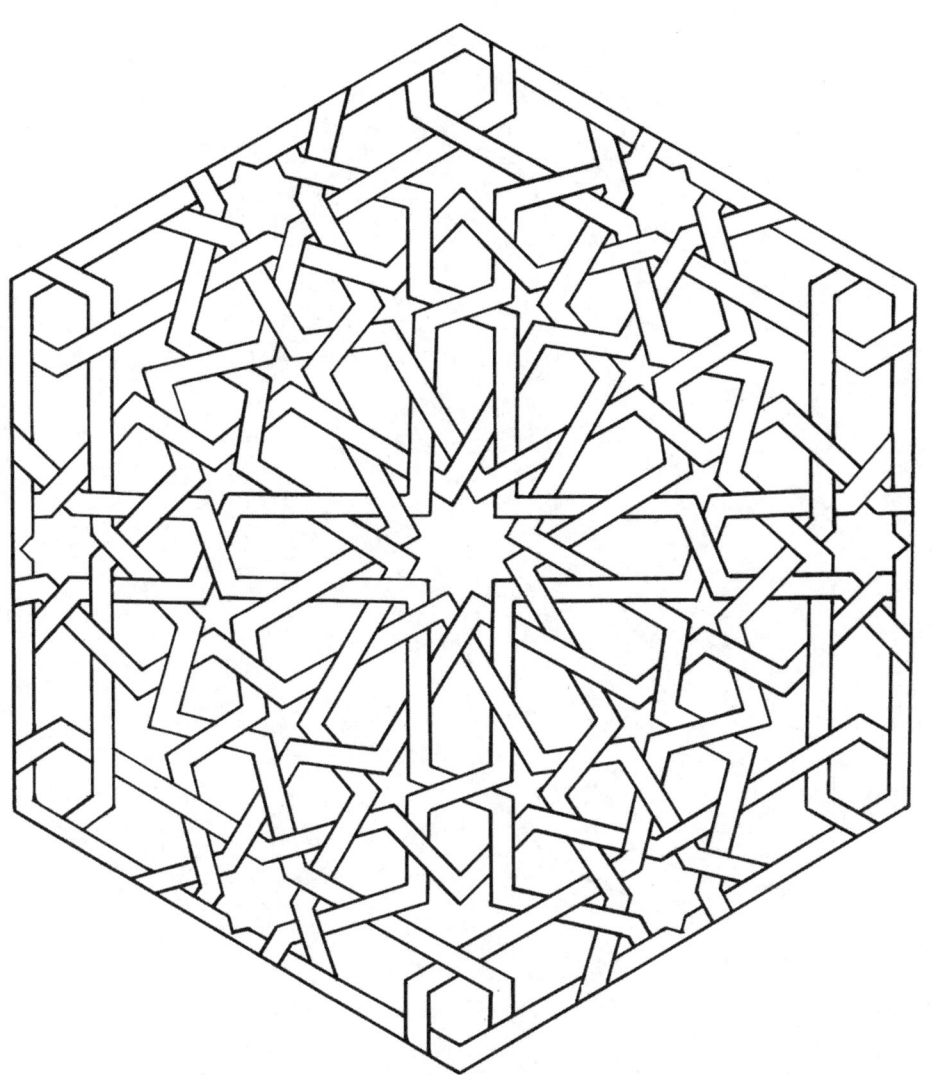

Islamisches Mandala, das den Weg abbildet.

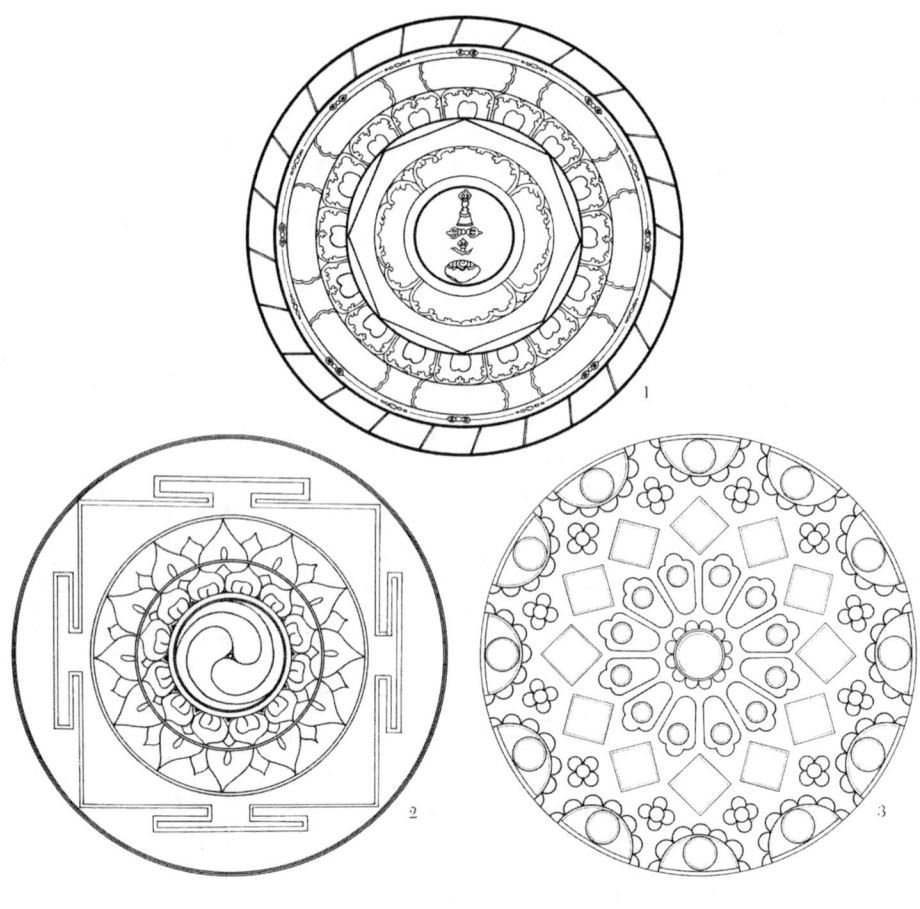

buddhistisches[1], hinduistisches[2] und christliches[3] Mandala

Lebens-Jahres-Zeiten im Mandala

Alles finden wir im Mandala, und das Mandala ist zugleich alles. An ihm wird besonders deutlich, dass das Ganze mehr ist als die Summe seiner Teile. Jeder einzelne Lebensübergang ist darin zu finden, und dazu gibt es mit »Lebenskrisen als Entwicklungschancen« ein eigenes Buch. Insofern ließe sich zu jeder Lebensphase ein Mandala malen, etwa das der Kindheit oder der Jugend, der Lebensmitte oder des Alters. In dem Buch »Mandalas der Welt« etwa findet sich auch ein altes Totenmandala.

In diesen vier Mandalas kann man auch die vier Jahreszeiten des Lebens erkennen, aber auch die eines Jahres, und so ist auch ein Jahr ein Mandala, und auch ein Tag. Der Volksmund und unsere Sprache wissen längst um diese Zusammenhänge, wenn sie etwa vom Lebensabend sprechen oder dem Zenit oder Mittag des Lebens. So könnte uns das Mandala auch einige Irrtümer aufklären, wie zum Beispiel, dass der Mittag des Lebens ein Tiefpunkt sei. Das Mandala zeigt ganz klar, dass die Klimax, die dem Klimakterium ja den Namen gegeben hat, im Gegenteil der Höhepunkt des Lebens ist. Wir sind dort in der Peripherie des Mandalas und damit in der größten Spannung angekommen. Von hier aus könnten wir es uns wieder leichter machen und den Heimweg der Seele antreten, der dann im Mittelpunkt des Mandalas, dem Ort der Lösung und Erlösung, dem Tod, endet. Da allerdings liegt unser Problem. Da wir nämlich den Tod nicht als (Er-)Lösung, sondern als Ende, Horror und Feind sehen, wollen wir mehrheitlich nicht mehr umkehren und halten uns lieber krampfhaft am Rand des Mandalas auf, genau dort, wo der Abstand zur Mitte und damit die Spannung am größten ist. So wird die Lebensmitte statt zum Höhepunkt für viele moderne Menschen zum Tiefpunkt. Das Mandala könnte uns eines Besseren belehren.

Das Vier-Lebens-Jahres-Zeiten-Mandala der Indianer

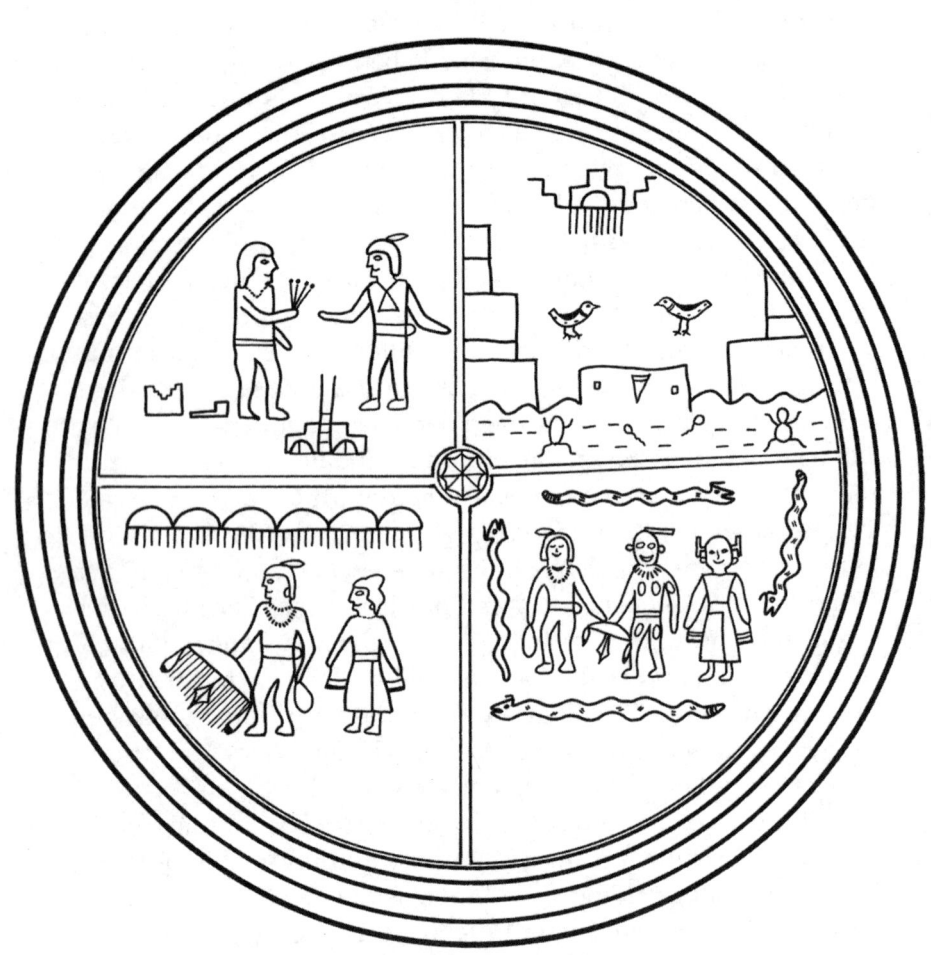

Die Mitte des Lebens als Grenze des Mandala

Mit dem Thema Lebensmitte bekommt die christliche Aufforderung »So ihr nicht umkehret und wieder werdet wie die Kinder...« erheblichen Nachdruck. Entweder wir kehren nun freiwillig um oder die Umkehraufforderung gerät immer mehr zur Katastrophe (griech. *he katastrophe* = Umkehr, Katastrophe). Die eigentliche seelische Aufgabe bestünde darin, sich dem seelischen Gegenpol zu stellen und ihn zu erlösen. C. G. Jung sprach davon, dass die Frau ihren Animus, ihren männlichen Seelenanteil, und der Mann seine Anima, seinen weiblichen Seelenaspekt, verwirklichen müsse. Folgen wir dieser Aufforderung nicht, sinkt sie in den Körper oder auf andere Ebenen, und Leid beginnt. Wer das »wieder werden wie die Kinder« auf soziale Ebenen bezieht und kindisch wird, junge Mode kauft oder ein offenes Sportkabriolet, macht sich – wenn auch auf harmlose Art – lächerlich.

Wer dagegen die Verwirklichung des seelischen Gegenpols in den Körper verdrängt, bekommt als Frau zumeist herbe Gesichtszüge und einen Damenbart, als Mann weibische Züge und nicht selten Brüste. Wachstum muss nach der Adoleszenz im Wesentlichen seelisch und sozial stattfinden, so ist es auch von C. G. Jung gemeint. Ansonsten wird »Krankheit zum Symbol«[*].

---

[*] Ruediger Dahlke, »Krankheit als Symbol«, Bertelsmann, München 1996

Wer bin ich im Mandala?

Schließen Sie für einen Moment die Augen und wenden Sie sich Ihrer Mitte zu. Lassen Sie sich in Meditation oder Trance sinken und fragen Sie sich, wie Sie Ihrem Geschlecht entsprechen, ob Ihr Leben von Erfahrungen und Formen geprägt ist, die ihm gerecht werden oder ob Sie mehr in Mustern des Gegenpols gelandet sind. Öffnen Sie dann wieder die Augen und gestalten Sie zeichnend und malend nun einmal ganz frei aus der Mitte heraus dieses Mandala nach den Formen, die Sie bisher geprägt haben.

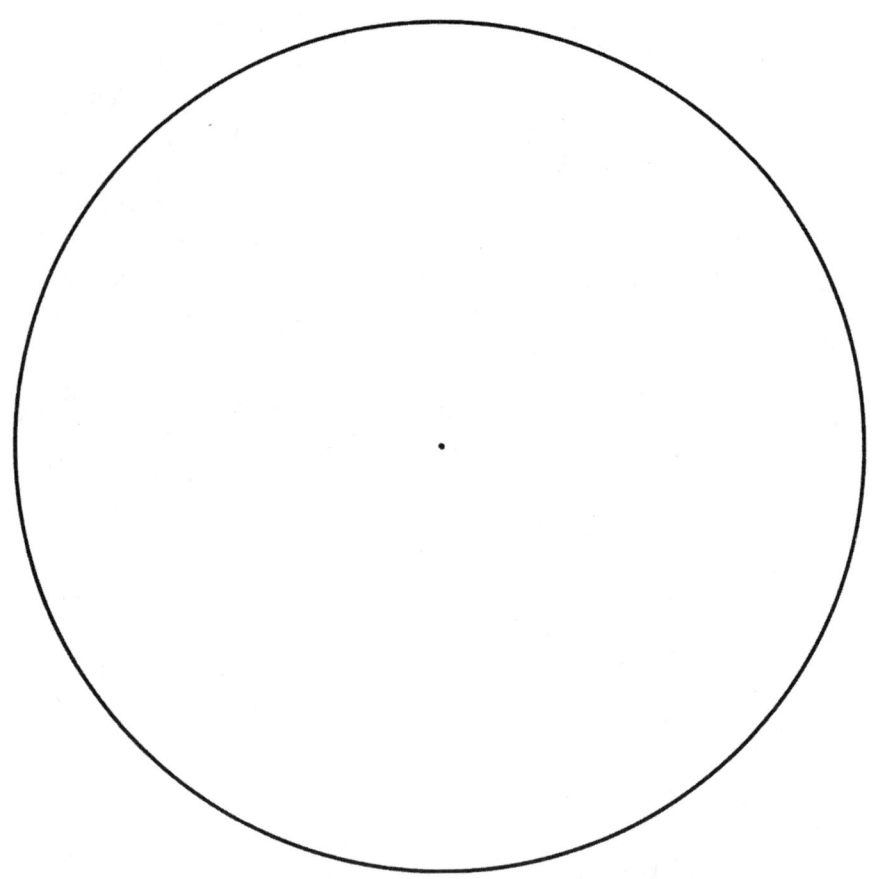

Anima-Mandala

Malen Sie nun das Zentrum des folgenden nur halb vorgegebenen Mandala mit weichen weiblichen Farben aus und ergänzen Sie dann die fehlenden Strukturen dazu ...

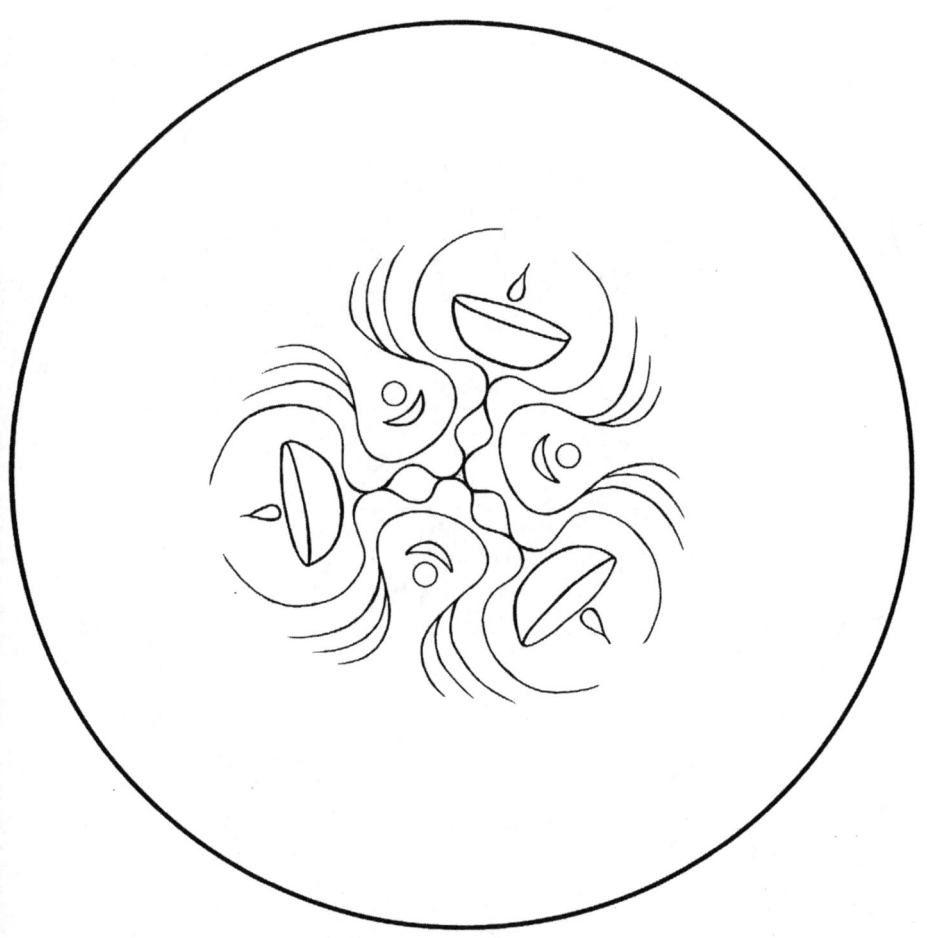

Animus-Mandala

Malen Sie nun das Zentrum dieses halben Mandala mit harten männlichen Farben aus und ergänzen Sie die entsprechenden fehlenden Strukturen.

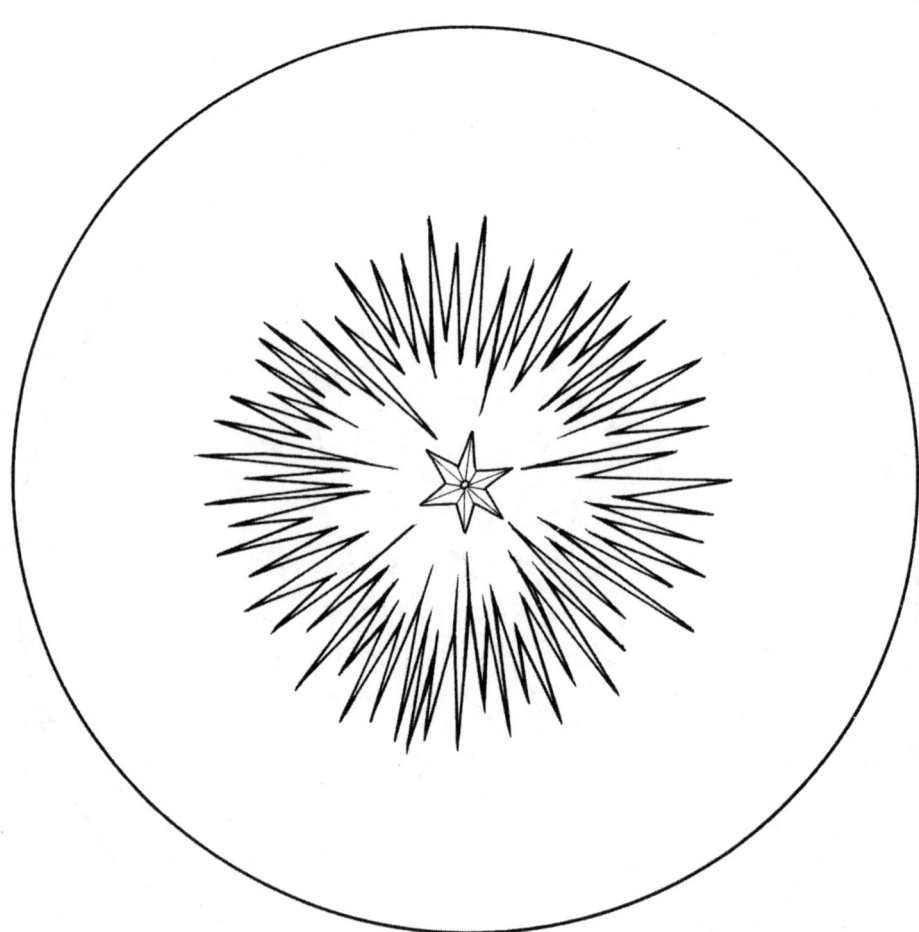

Frühling und Sommer

Malen Sie ein Mandala aus dem Zentrum heraus, das den Hinweg Ihres Lebens von der Geburt bis zur Lebensmitte, Frühling und Sommer sozusagen, zum Ausdruck bringt.

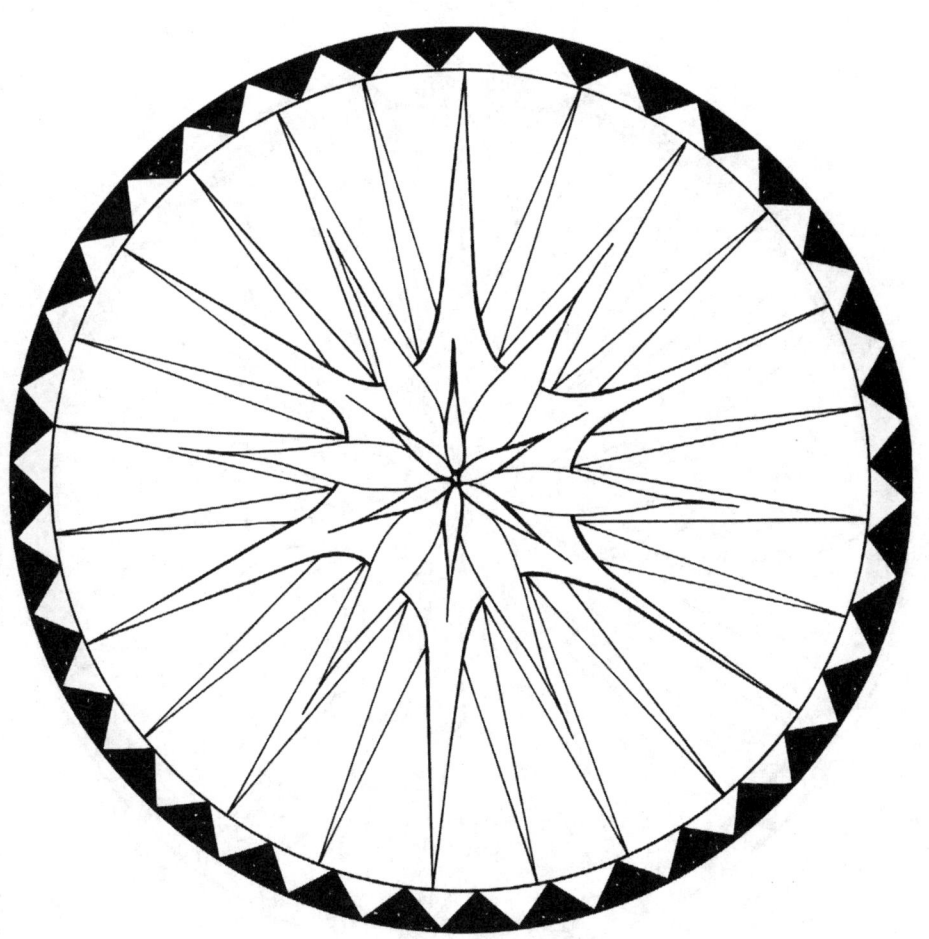

Herbst und Winter

Malen Sie nun – gleichgültig, wo Sie auf dem Lebensweg tatsächlich angekommen sind – ein Mandala von der Peripherie aus zum Zentrum, das den Heimweg Ihres Lebens von der Lebensmitte bis zur (Er-)Lösung, also Herbst und Winter, veranschaulicht.

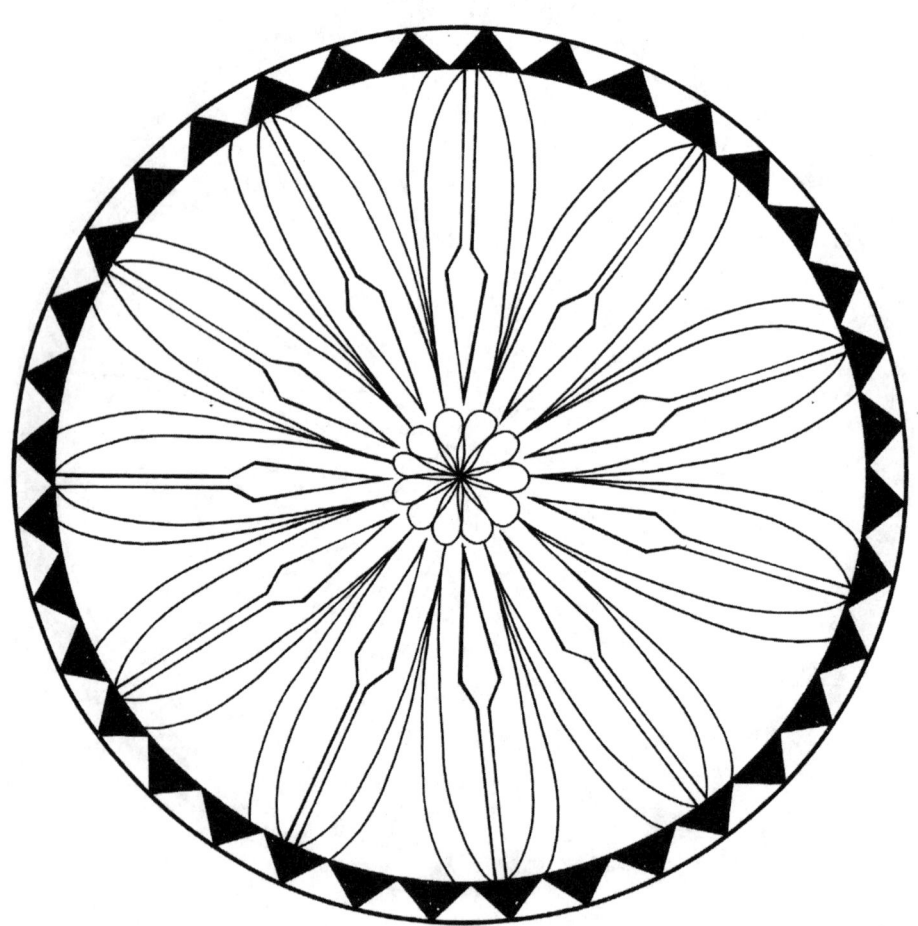

Mandalas der Kultur

Auf das gleiche Phänomen, das uns in der Natur begegnet ist, treffen wir im weiten Reich der Kultur: Mandalas, wohin wir blicken, jedenfalls wenn wir einmal gelernt haben, unseren Blick für sie zu schärfen. Meines Wissens existiert keine einzige Kultur, die nicht um die Bedeutung der Mandalas wusste und sie folglich nicht auch an ihren sakralen Plätzen verewigte. Die vielen Steinkreise der Frühzeit, deren berühmtester sich im englischen Stonehenge befindet, zeugen in unseren Breiten bis heute davon. Bei diesen »Megalithbauten« wissen wir weder sicher, wie alt sie sind, noch welchem Zweck sie dienten, ja, wir können uns nicht einmal erklären, wie die frühen Menschen sie gebaut haben könnten. Immerhin hätten wir heute mit all unseren technischen Hilfsmitteln größte Mühe, Vergleichbares zu schaffen und schon gar an diesen Orten. Eines aber wissen wir sicher: Sie laufen fast alle auf die Mandala-Gestalt hinaus. Wer das für ein zufälliges Wunder hält, ist jedenfalls kein Realist.

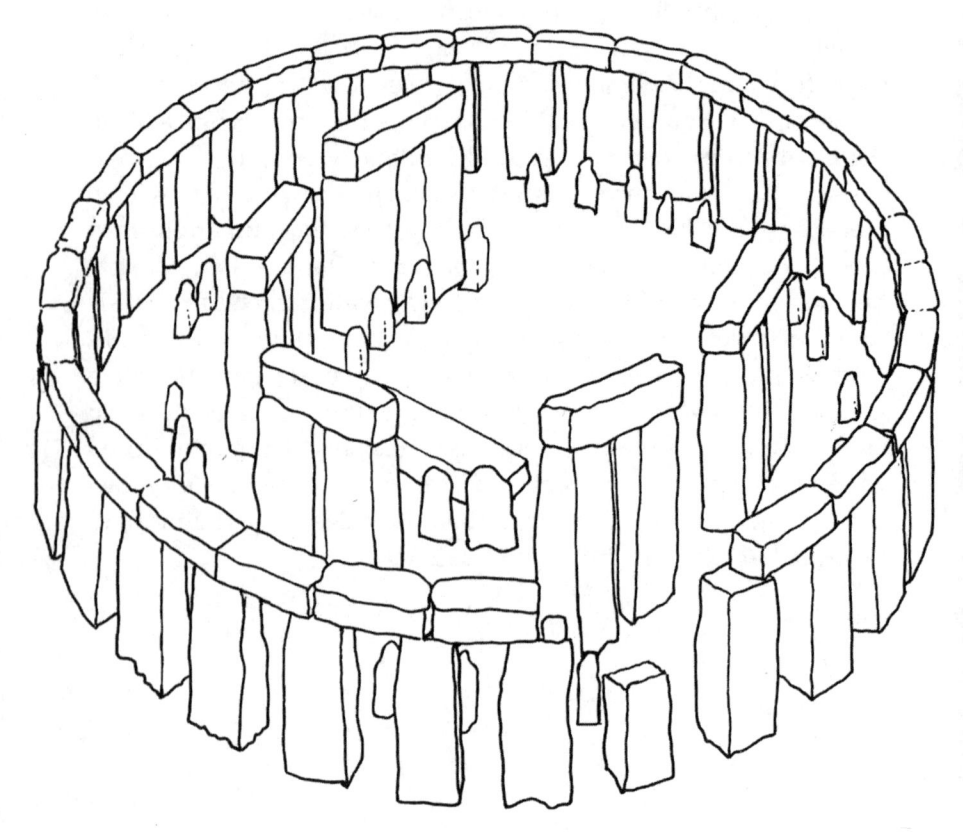

Stonehenge

Mandala-Kalender

Bei einigen dieser kreisförmigen Steinsetzungen handelt es sich, zumindest in einem Aspekt, offenbar um eine Art Kalender, etwa, um den Punkt der Frühlings-Tagundnachtgleiche sicher zu bestimmen. Wie unsere frühen Vorfahren zu solch exakten kalendarischen Einschätzungen kommen konnten, ist uns ebenfalls völlig unklar. Autoren wie Erich von Däniken bemühen deshalb die Außerirdischen als Nachhilfelehrer, was zumindest nicht abwegiger klingt als alternative Erklärungsversuche.

Jedenfalls sind all unsere Kalender letztlich Mandalas, gleichgültig, ob wir unseren gut bewährten Sonnen- oder neuerdings noch lieber einen Mondkalender heranziehen. In jedem Fall sprechen wir von einem Jahreskreis, ob der nun 12 Sonnen- oder 13 Mondmonate umfasst. Ähnlich sprechen wir auch vom Tageskreis, und unsere Uhren verdeutlichen in ihrer Mandala-Gestalt, wie stimmig dieser Ausdruck ist.

Alles kalendarische und überhaupt zeitliche Geschehen dreht sich jedenfalls im Kreis des Mandala und das schon seit uralten Zeiten, wie uns folgender Kalenderstein der Azteken veranschaulichen kann.

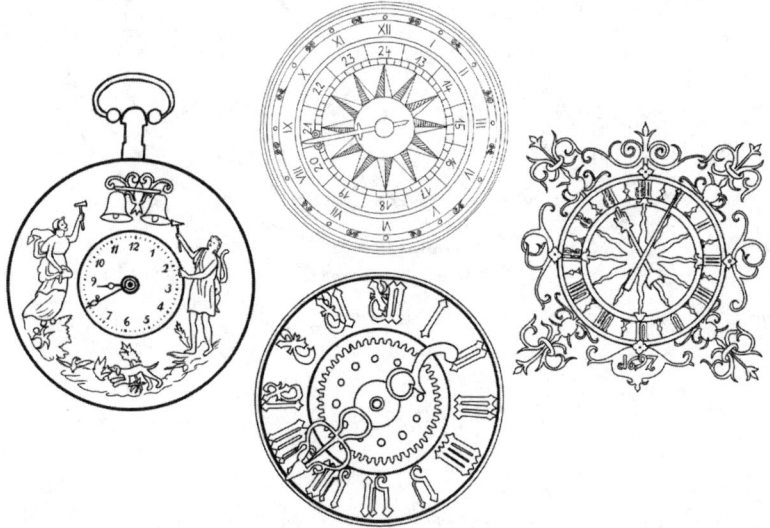

Die Zeit im Mandala

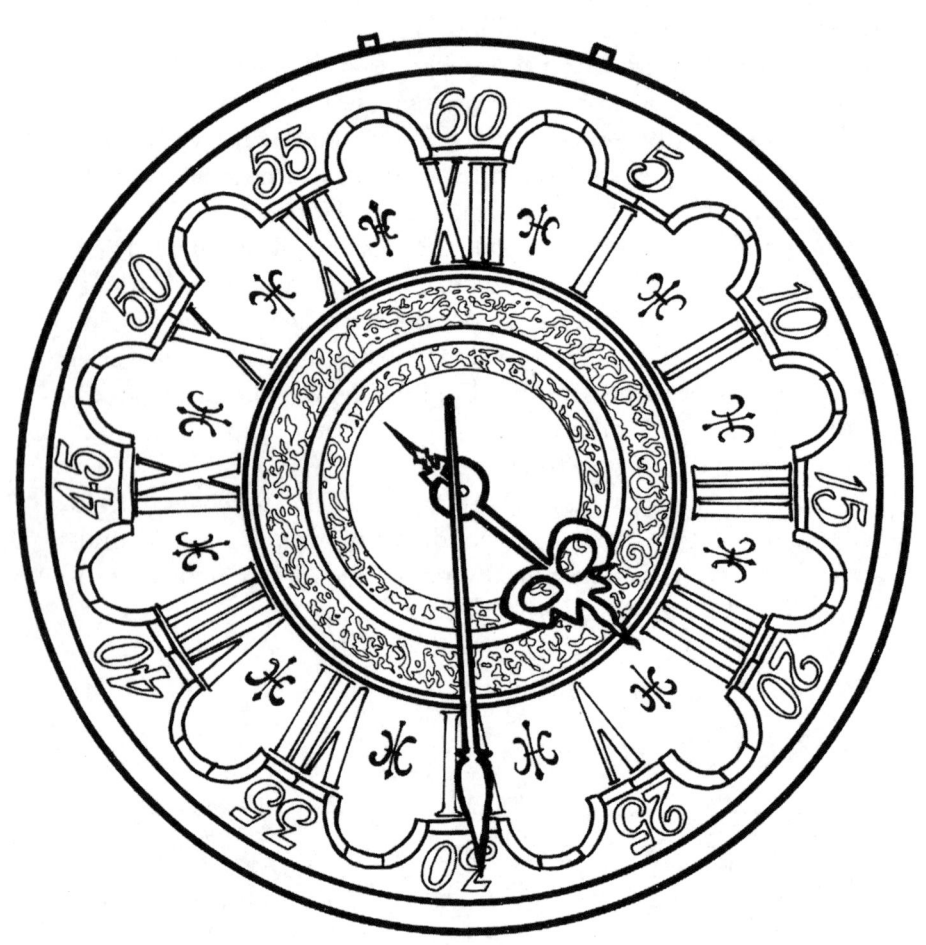

Azteken-Kalenderstein

– ein Mandala wie alle Kalender und Uhren

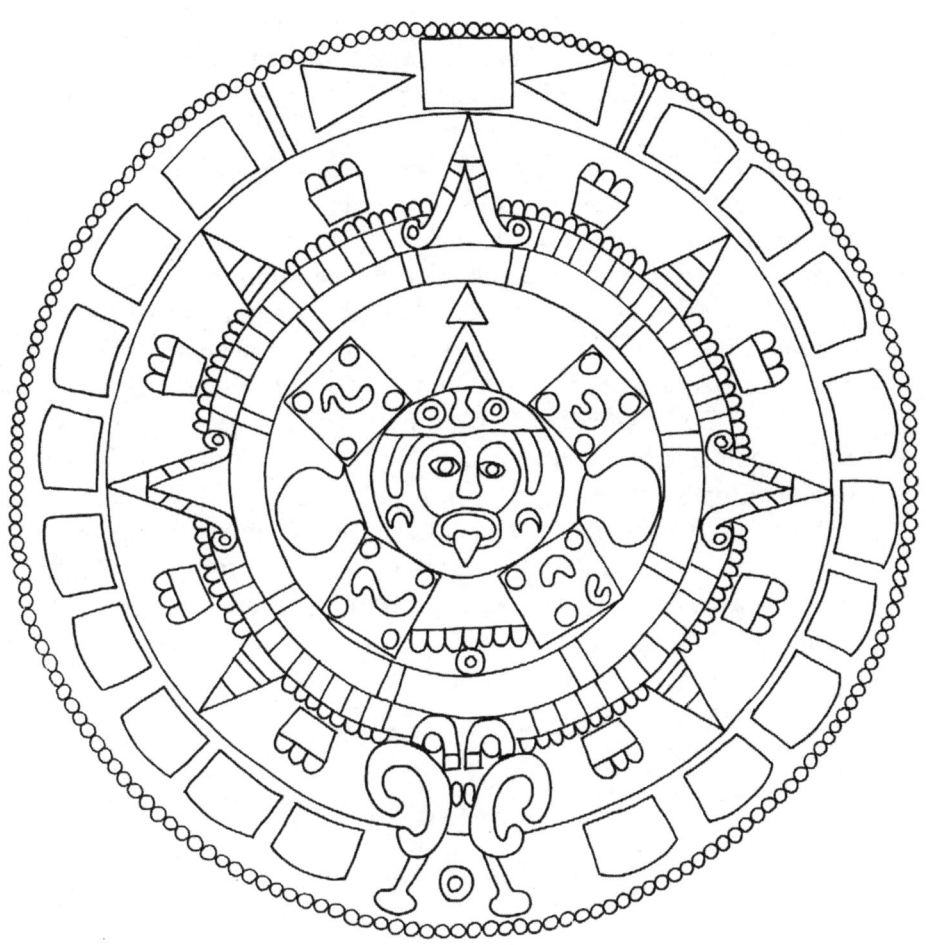

Lebens-Mandala

Der wichtigste Kalender des Lebens ist aus Sicht der spirituellen Philosophie sicherlich das Urprinzipienmuster des Horoskops, das eigentliche Mandala des Lebens. In ihm liegt sozusagen der Grundfahrplan für das Leben, zusammengesetzt aus einem Mosaik von Bausteinen wie Tierkreiszeichen, Planeten und Häusern und deren Beziehungen untereinander. All diese Energien gehorchen dem System der sogenannten Urprinzipien oder Archetypen, die uns schon einige Male untergekommen sind, einfach weil man ohne sie eigentlich kaum etwas mit hinreichender Tiefe darstellen oder verstehen kann. Vor der Beschäftigung mit den folgenden Mandalas dürfte es für mit Archetypen wenig Vertraute vielleicht besser sein, sich zuerst einmal mit den später folgenden Urprinzipien-Mandalas malend zu beschäftigen. Dadurch könnte ein Grundverständnis für diese Prinzipien entstehen, das das anschließende Ausmalen der folgenden Urprinzipien-Torte zu einem Spaß macht.

Wer Verständnis für diese Archetypen hat und sein eigenes Urprinzipien-Muster kennt, mag es auch herausfordernd finden, auf der nächsten Seite das Gemälde seines persönlichen Lebens zu malen.

Abendländischer Tierkreis

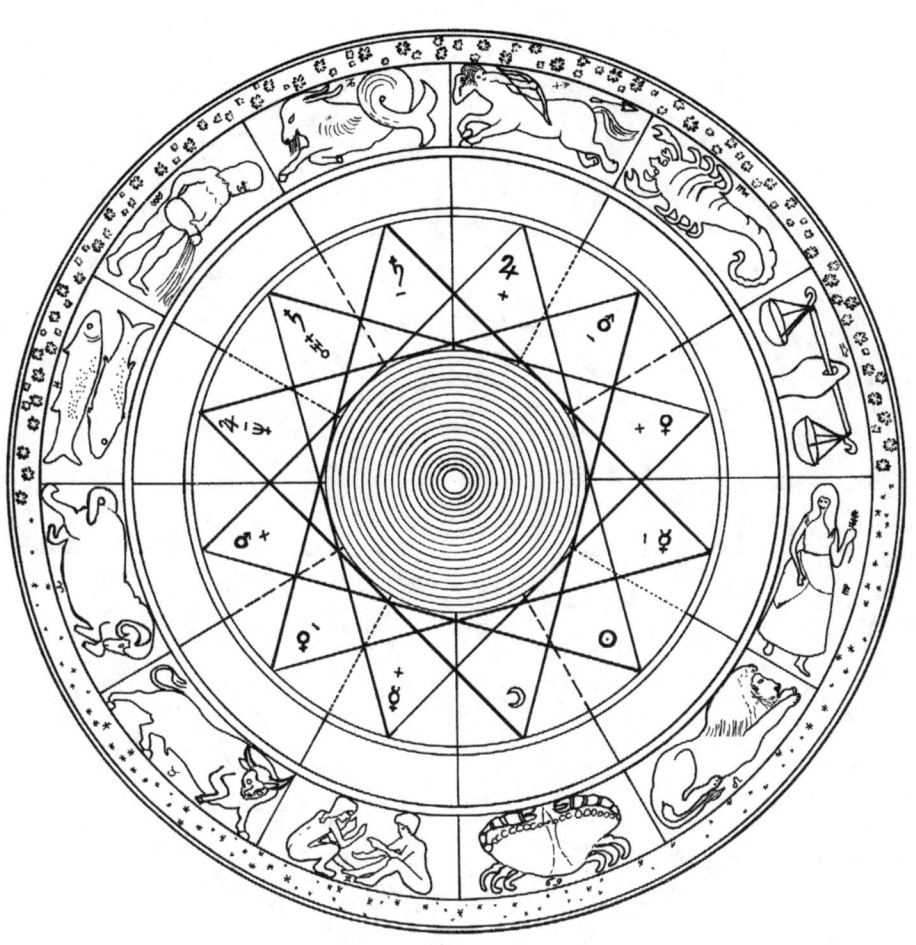

Chinesischer Tierkreis

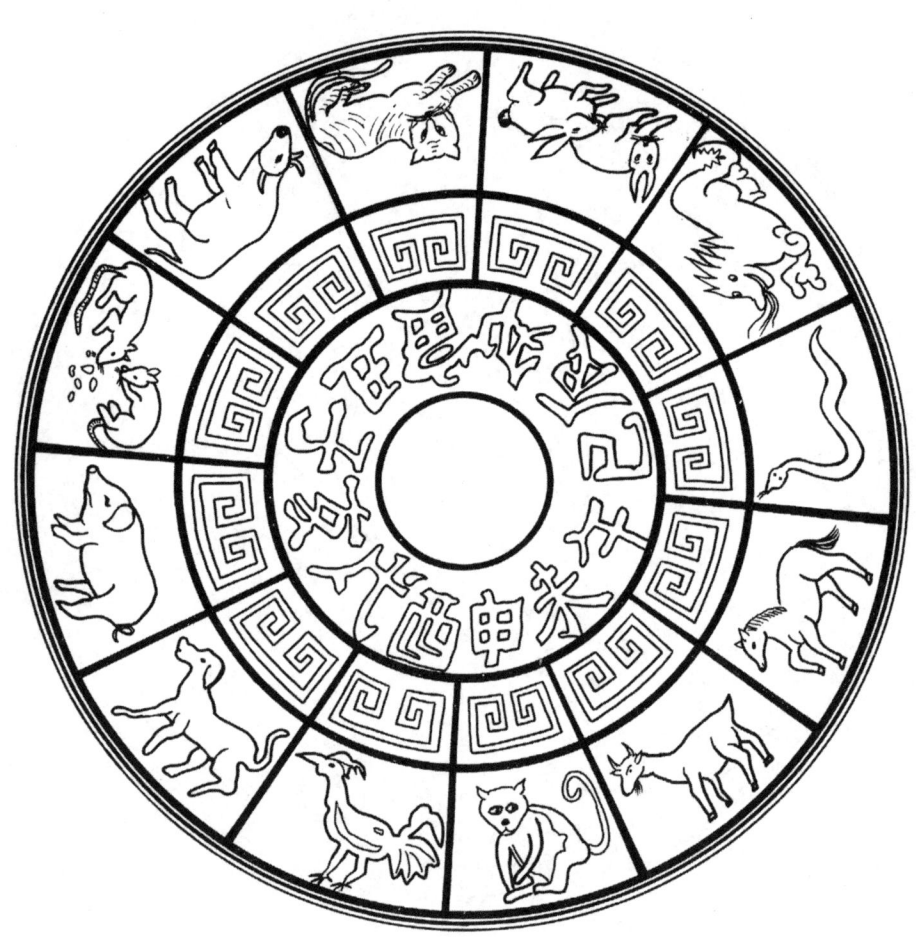

Die nördliche Hemisphäre mit ihren Sternbildern

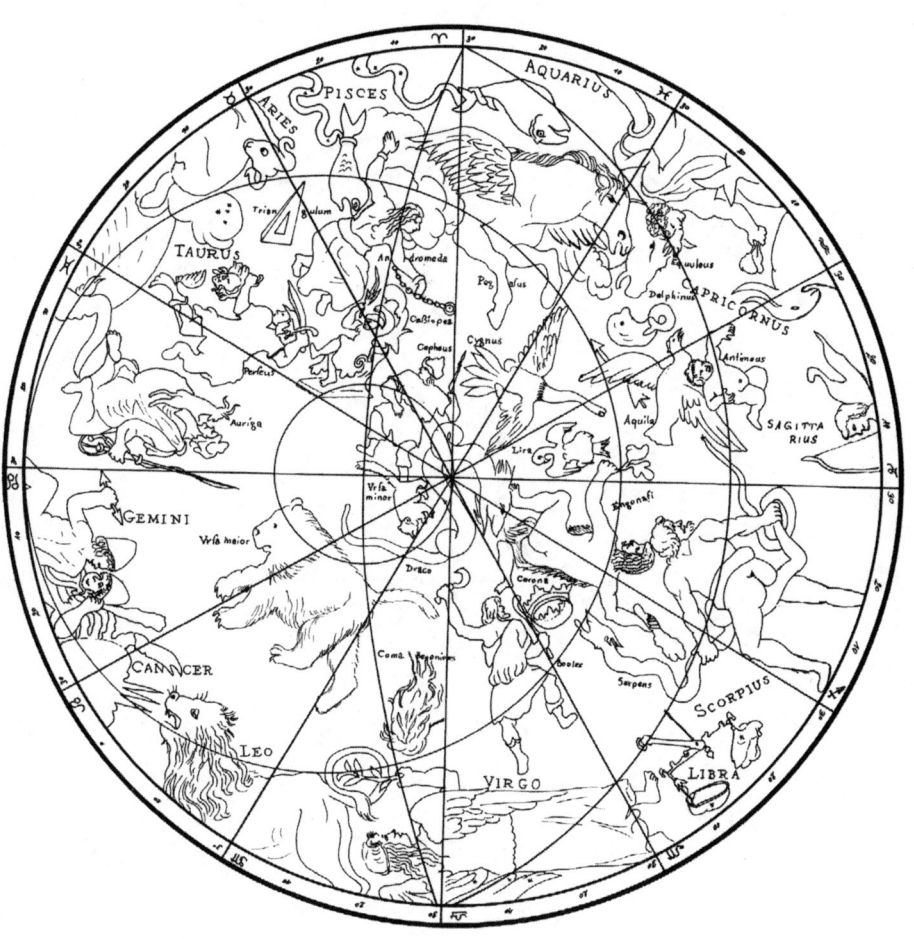

Die südliche Hemisphäre mit ihren Sternbildern

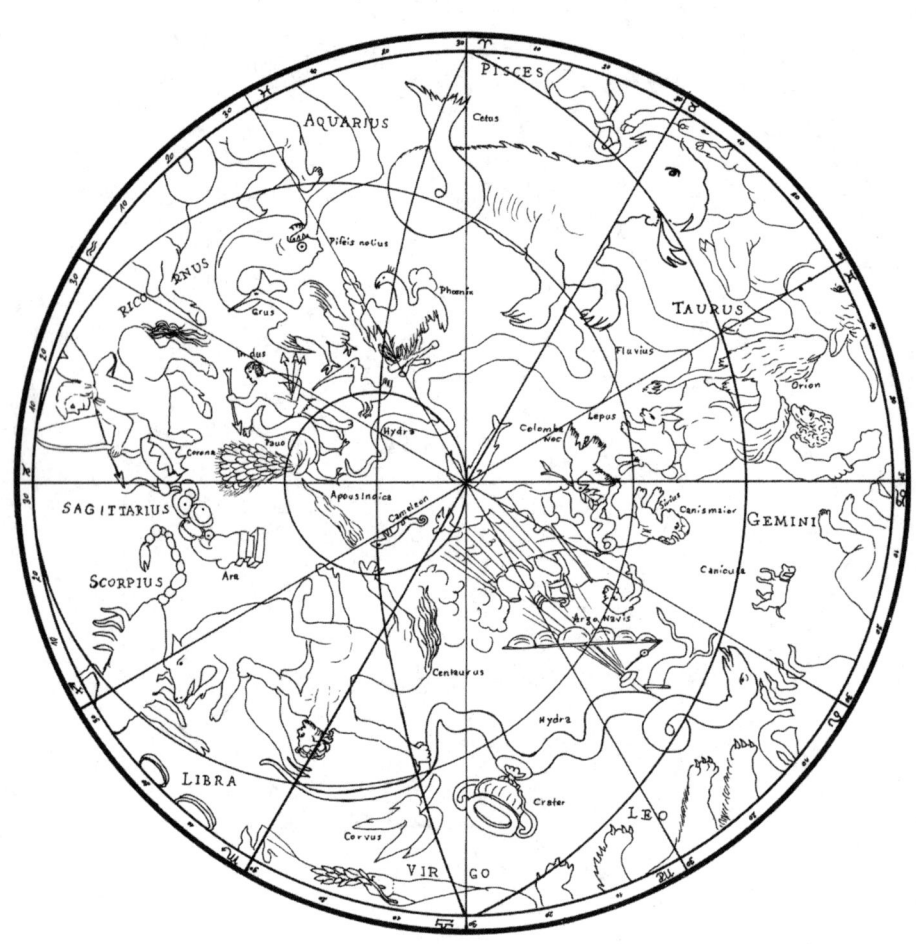

Das Prinzip des Anfangs, in der Antike dem Kriegsgott Mars zugeordnet

»Frisch gewagt ist halb gewonnen.«

Prinzip: Anfang, Initialfunke, der erste Impuls und seine Umsetzung, die Tat, Durchsetzung, Aggression, Kampfgeist, Entscheidung, ungerichtete, schnell verausgabte Energie
Farbe: rot
Qualität: heiß und trocken
Form: spitz, scharf

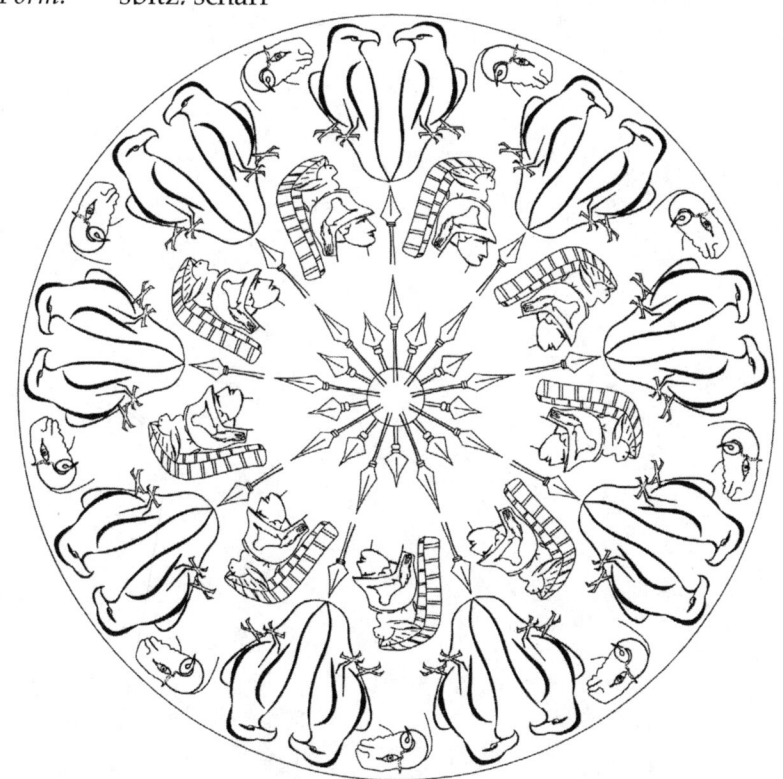

Das Prinzip des Ausgleichs, in der Antike der Liebesgöttin Venus zugeordnet

»*Ich sende meine Wärme aus und finde sie wieder in den anderen*«.
Anaïs Nin

Prinzip: Gleichgewicht, Ausgleich, Harmonie, Schönheit, Verbindung, Versöhnung, Genussfähigkeit, Sinnlichkeit, Liebe
Farbe: rosa, hellblau, Pastelltöne
Qualität: wohltemperiert
Form: wohlproportioniert

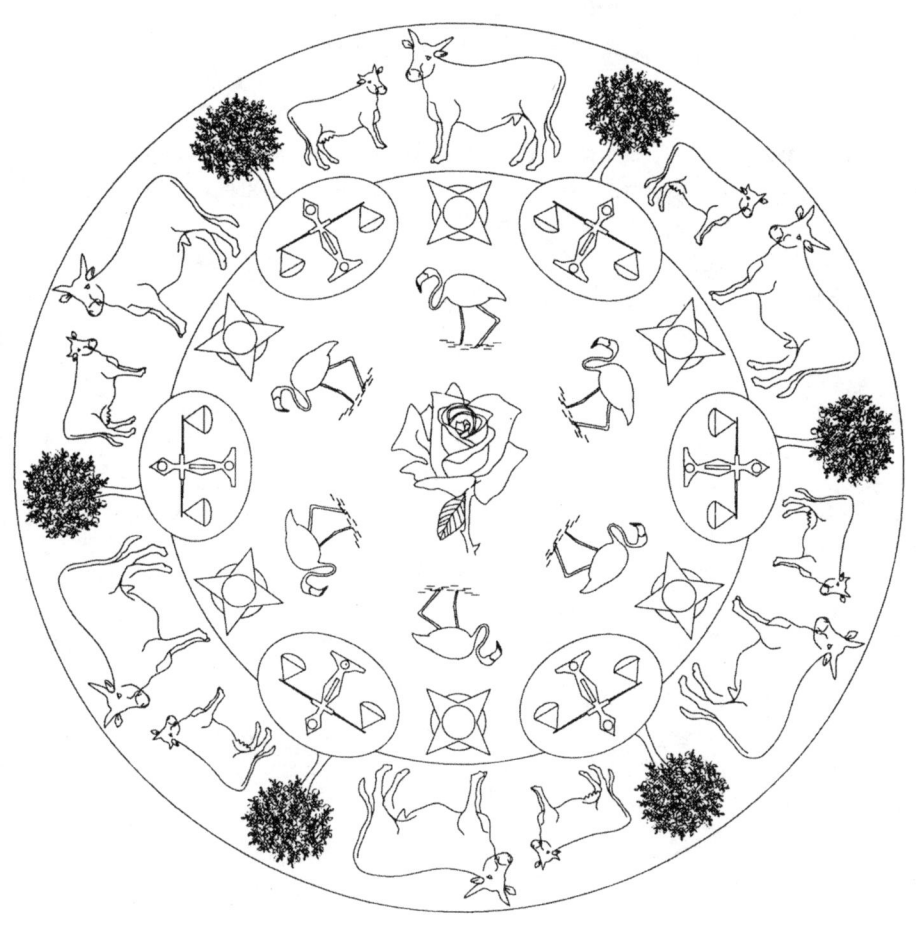

Das Prinzip des Empfangens, in der Antike der Mondgöttin zugeordnet

»*Du musst die Hände öffnen, wenn du Wasser schöpfen willst!*«
Chinesisches Sprichwort

Prinzip: das Weibliche, Passive, Reflektierende, Fließende, das Zyklische, Wechselnde, das Unbewusste, die Seele
Farbe: weiß, silbern, grün
Qualität: kühl, feucht
Form: weich, fließend, umhüllend

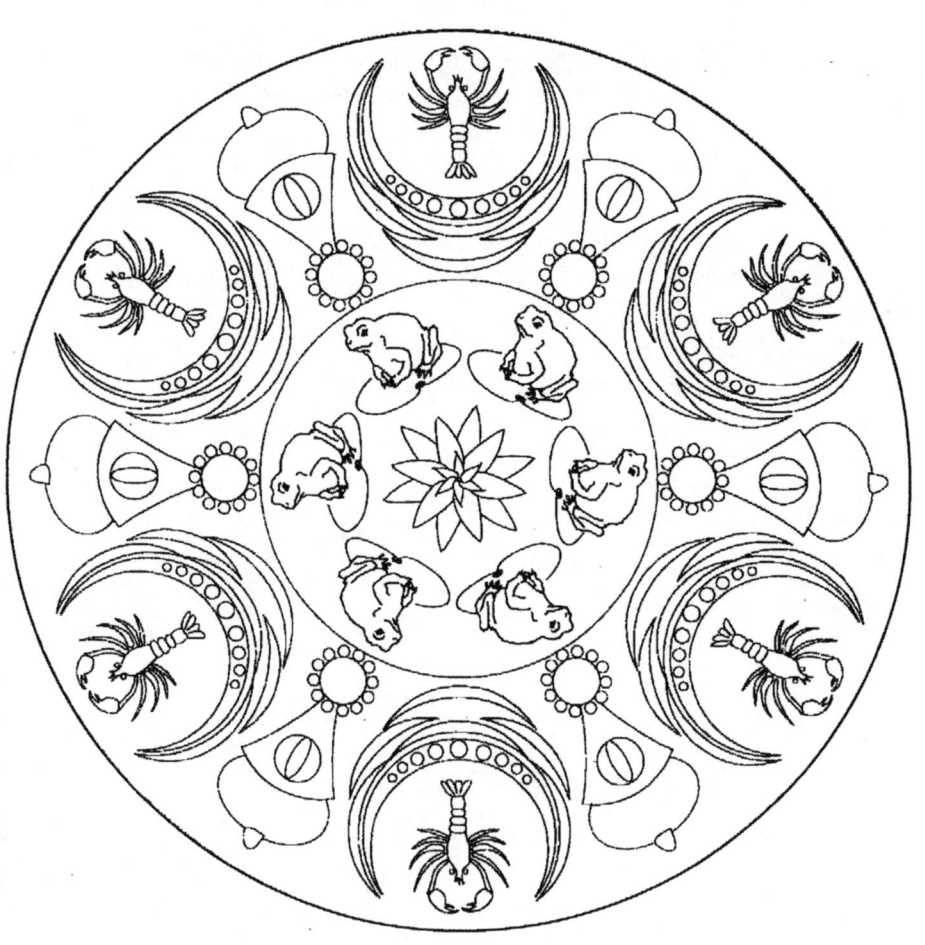

Das Prinzip der Ausstrahlung, in der Antike dem Sonnengott zugeordnet

»*Gott verbirgt sich dem Geist des Menschen,
aber er offenbart sich seinem Herzen.*«
Talmud

Prinzip: das Schöpferische, Männliche, Selbstausdruck, Selbstbewusstsein, Lebenskraft, Stärke, Mut, die Mitte
Farbe: gold(gelb)
Qualität: warm, trocken
Form: zentriert, strahlenförmig, kräftig

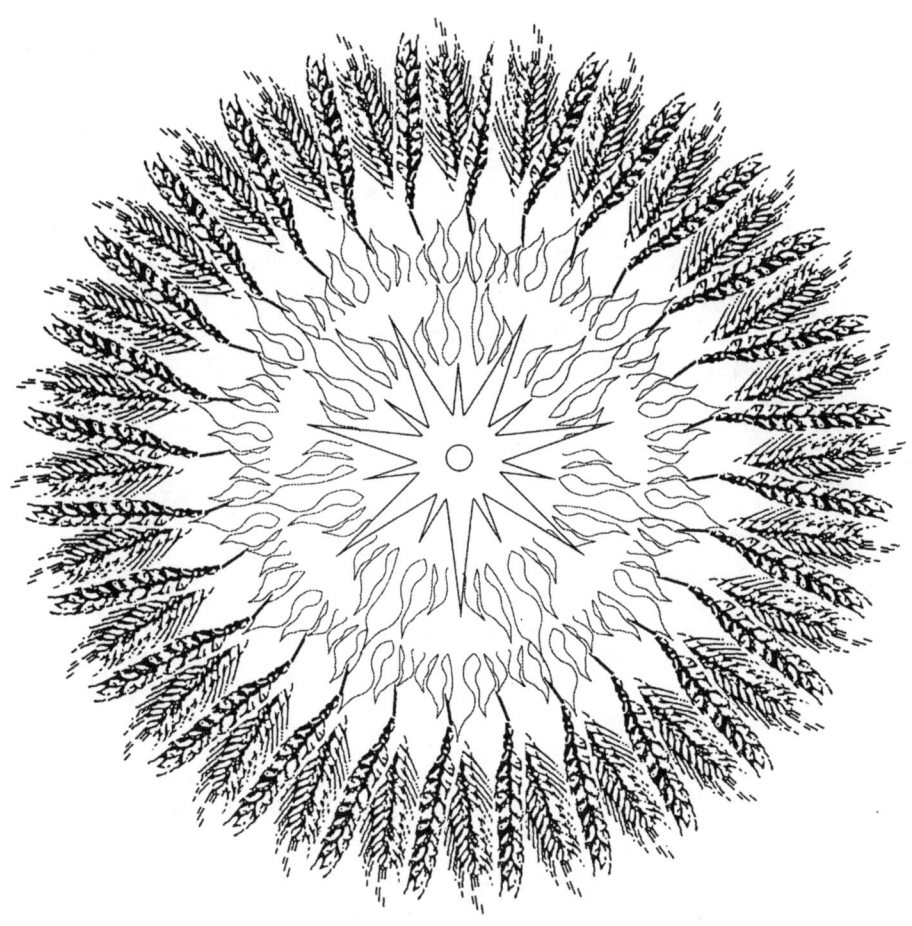

Das Prinzip der Expansion, in der Antike dem Göttervater Zeus-Jupiter zugeordnet

*»Der Mensch beherbergt den Himmel
und die Erde.«*
Hildegard von Bingen

Prinzip: Wachstum, Fülle, Überfluss, Lebensbereicherung, Ausdehnung in den Raum, Großzügigkeit, Erfüllung, Sinnfindung, Religio, Synthese
Farbe: purpur, violett
Qualität: warm, trocken
Form: wuchtig, ausladend, üppig, barock

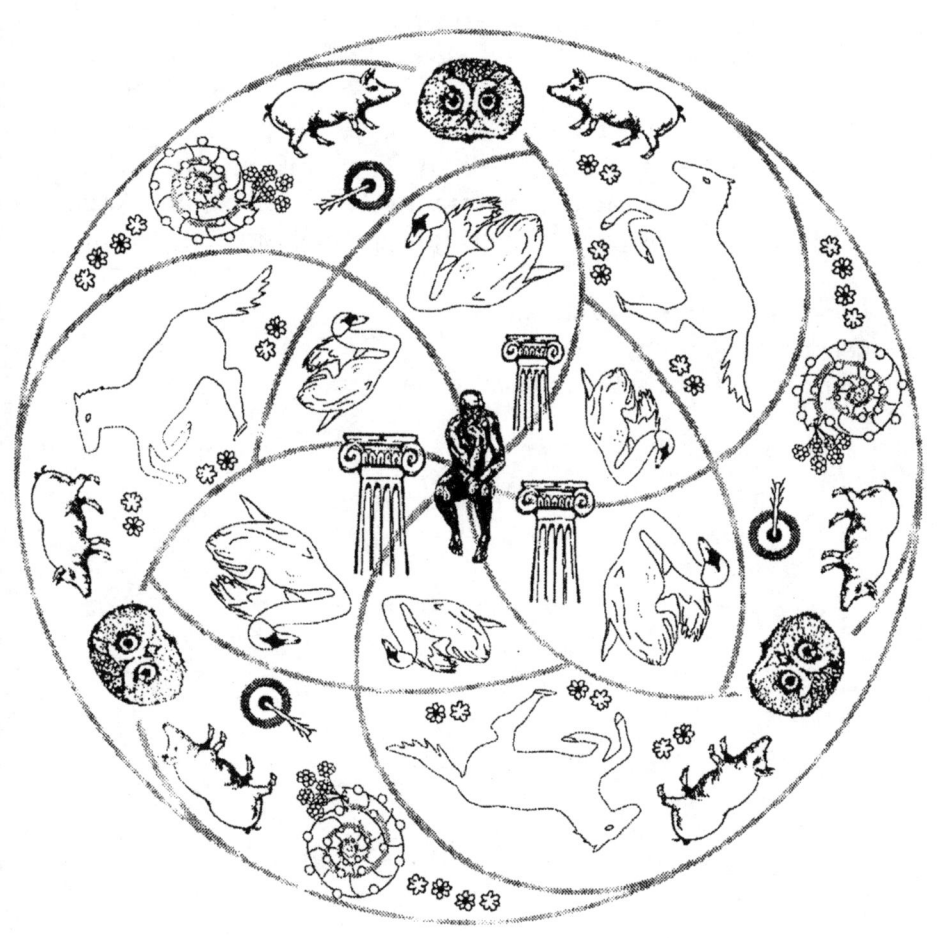

Das Prinzip der Konzentration, in der Antike dem Saturn zugeordnet

»Jeder von uns ist letztlich allein.
Die wichtigsten Dinge muss jeder für sich tun.«

Prinzip: Gesetzmäßigkeit, Struktur, Beschränkung auf das Wesentliche, Reifung, Verantwortung, Disziplin, Alter, Kristallisation, Verdichtung, Konservierung, Reduktion
Farbe: schwarz, nachtblau
Qualität: kalt, trocken
Form: klar, strukturiert, hart

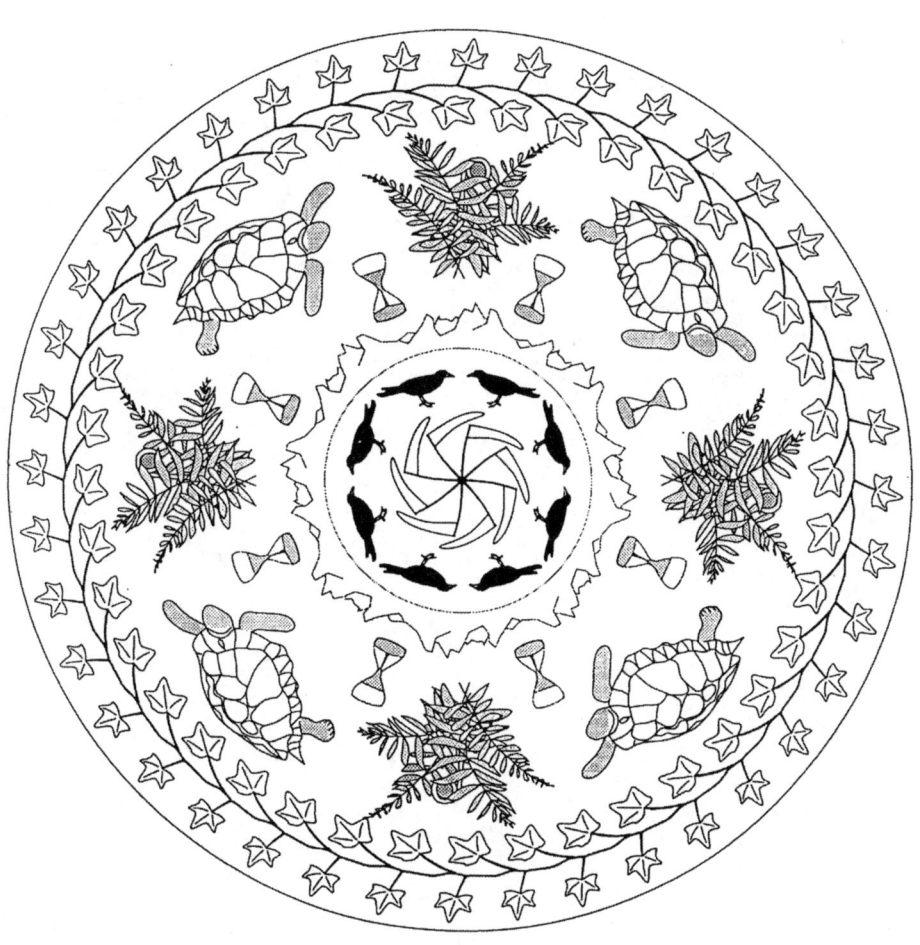

Das Prinzip der Kommunikation, in der Antike dem Götterboten Hermes-Merkur zugeordnet

» *Wer ist weise? Der von jedem lernt.*«
Talmud

Prinzip: Vermittlung, Austausch, Vernetzung, Flexibilität, Neutralität, Katalysator, Atmung, Sprache, Intellekt
Farbe: (post)gelb
Qualität: kühl, luftig
Form: vernetzt, verästelt, feingliedrig

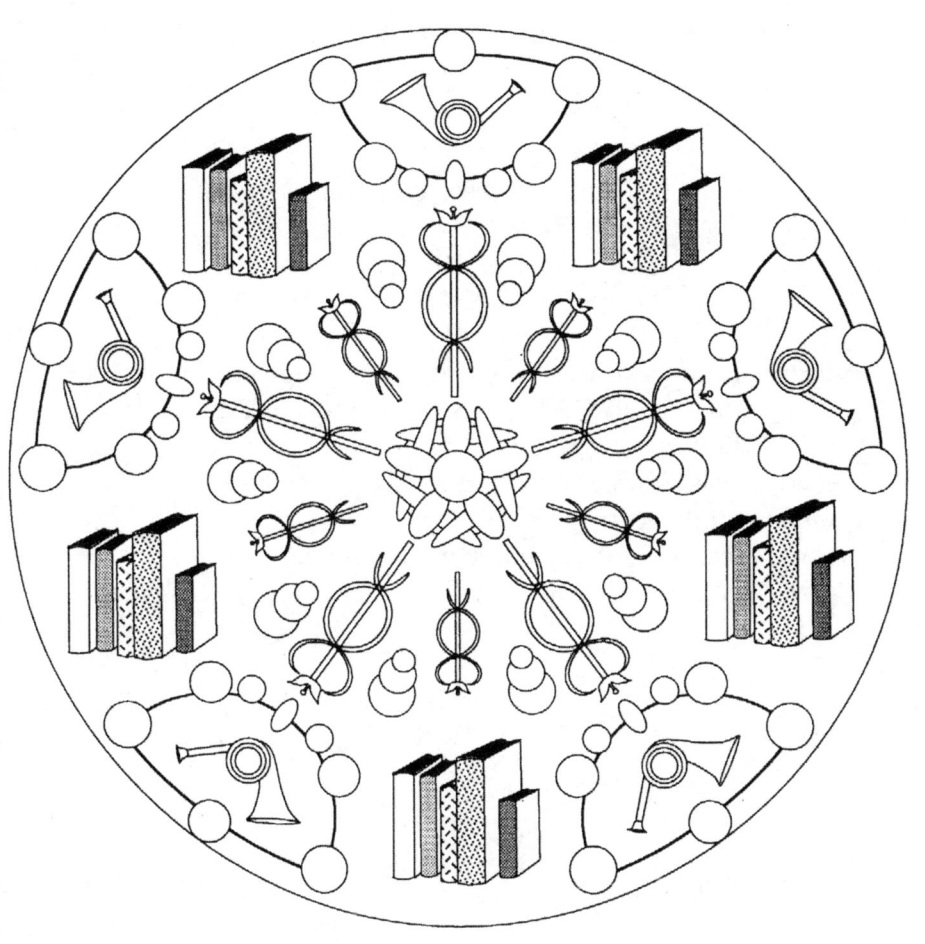

Nach den klassischen sieben nun noch die drei neuen
Planeten und ihre Urprinzipien

Das Prinzip der Transzendenz, in der Antike dem Meeresgott Poseidon-Neptun zugeordnet

*»Wenn die Fenster der Wahrnehmung rein wären,
erschiene den Menschen alles wie es ist: unendlich.«*
William Blake

Prinzip: Lösung und Vereinigung, Auflösung von Vordergründigem, um Hintergründe zu erhellen, Täuschung und Enttäuschung, Illusion, Traum
Farbe: Wasserfarben, schillernd
Qualität: kühl, feucht
Form: transparent, unbegrenzt, verschwommen

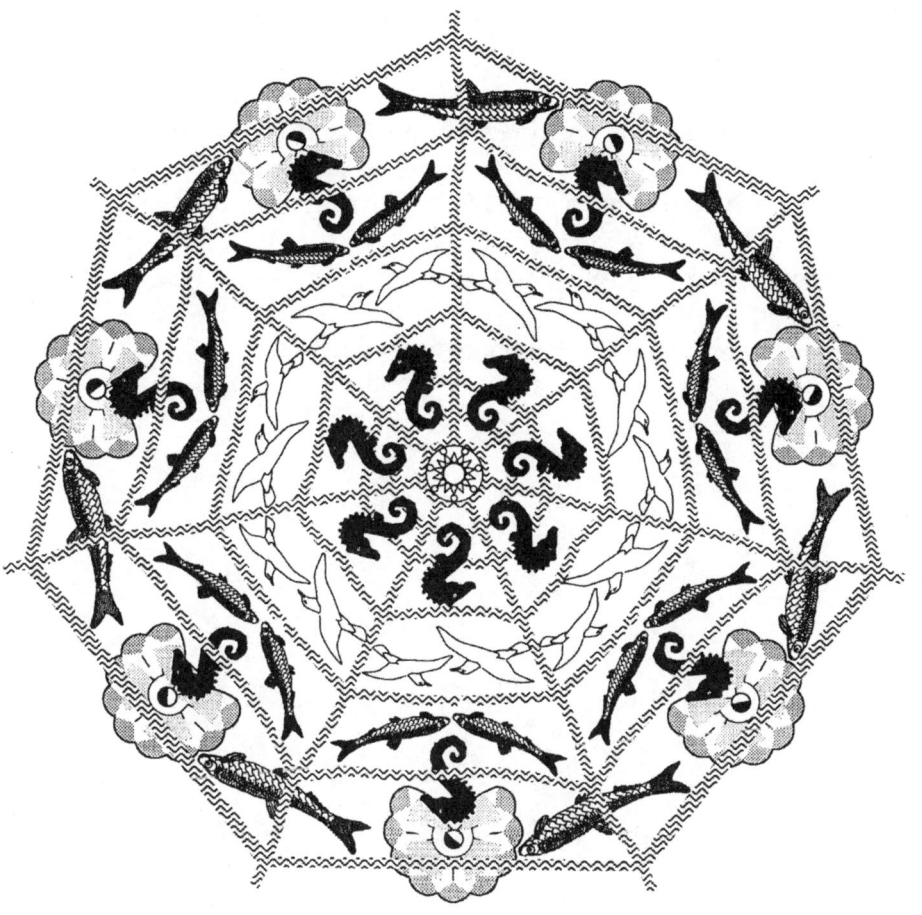

Das Prinzip der Entpolarisierung, in der Antike dem Himmelsgott Uranos zugeordnet

*»Du bist frei zu tun, was immer du willst,
du musst nur bereit sein, die Konsequenzen zu tragen.«*
Sheldon Kopp

Prinzip: Befreiung, Aufbrechen erstarrter Strukturen, Überschreiten der Norm, Aus- und Aufbruch, Durchbruch, Veränderung, Wechsel, Androgynität, das aus der Norm Verrückte
Farbe: orange, grelle Farben
Qualität: kühl
Form: bizarr, außergewöhnlich, exzentrisch

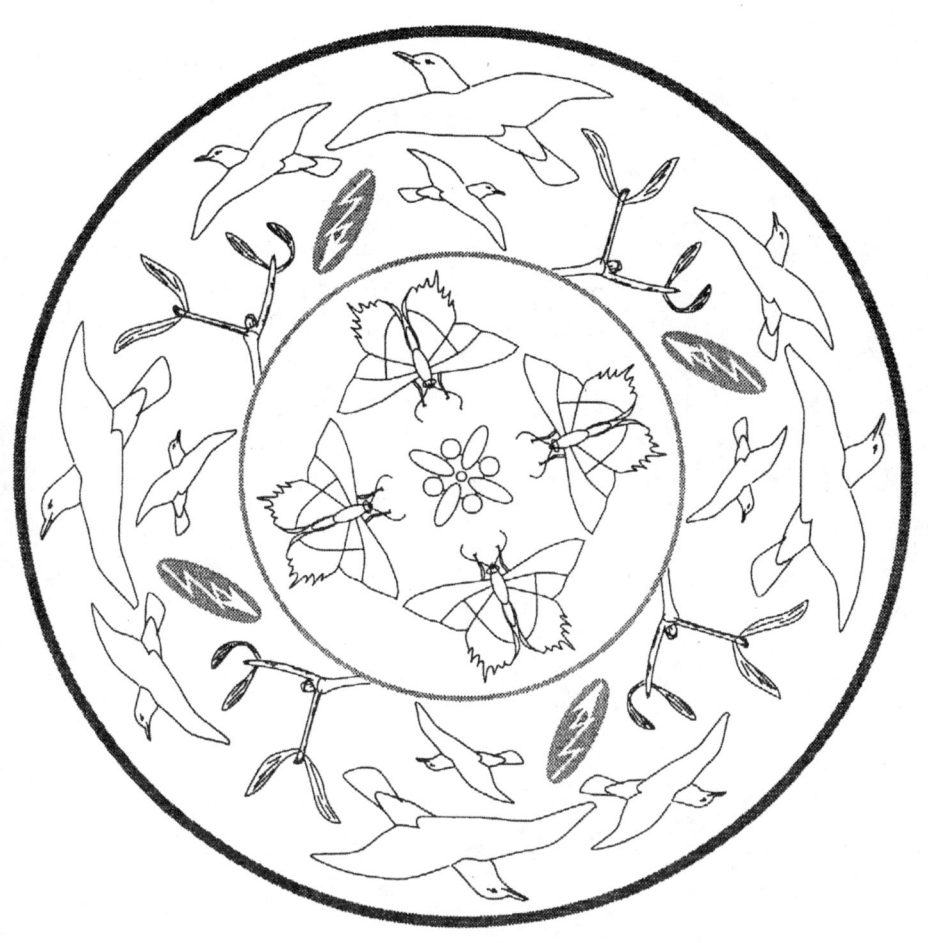

Das Prinzip des Stirb und Werde, in der Antike dem Gott der Unterwelt Hades-Pluto zugeordnet

*»Und solang du das nicht hast, dieses: Stirb und Werde!,
bist du nur ein trüber Gast auf der dunklen Erde«.*
Goethe

Prinzip: Metamorphose (Gestaltwandel), Metanoia (Gesinnungswandel, Umkehr, Reue), Entwicklung, Polarisierung, Selbstbeherrschung und Triebhaftigkeit, Sexualität, Zeugung, der innere Drachenkampf
Farbe: kontrastreiche Kombinationen wie Schwarz-Weiß, Rot-Schwarz
Qualität: heiß und kalt, feucht
Form: asymmetrisch, extrem, unschön

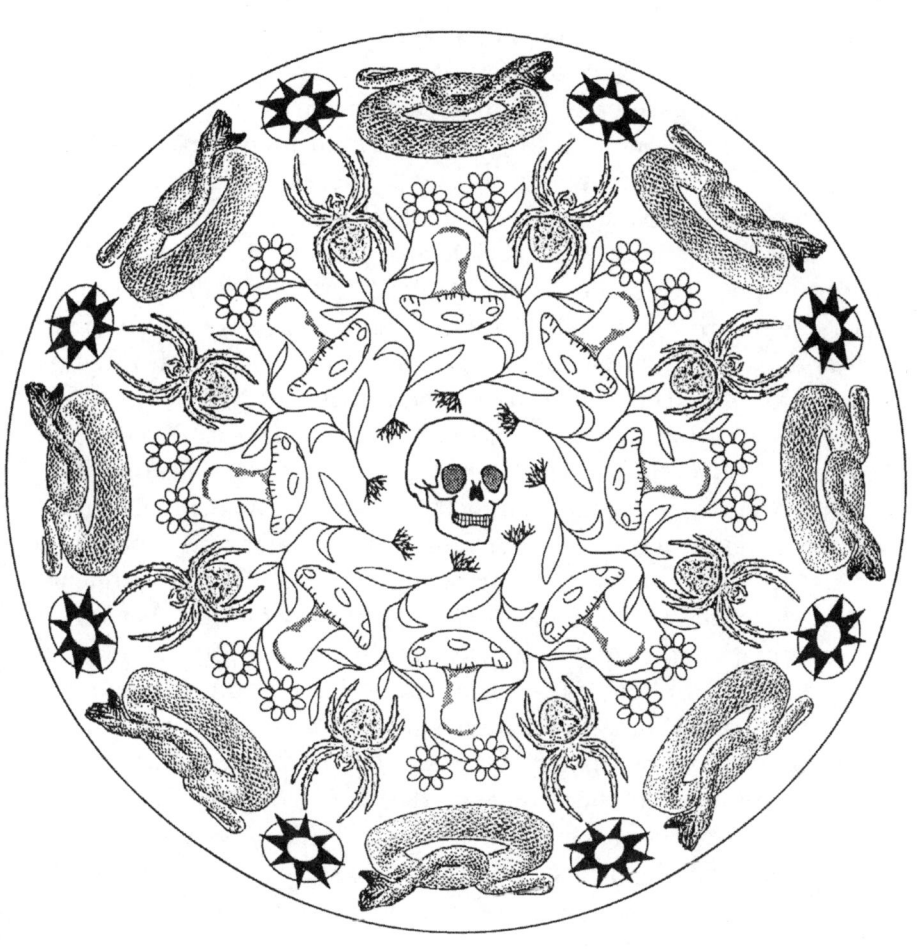

Die kulturelle Universalität des Mandala oder spirituelle Ökumene

Die Tatsache, dass jede große Religion das Mandala nicht nur kennt, sondern in der einen oder anderen Form achtet, ist Ausdruck der Wichtigkeit, die dem Weg zur eigenen Mitte in allen Kulturen und Glaubenssystemen beigemessen wird. Man könnte das Mandala auch als Muster nehmen für den Weg der Religionen. In der Mitte, wo Erfahrung und Erkenntnis der Einheit frisch sind, an der Geburtsstelle der Religionen, gibt es praktisch keine Widersprüche. Das ist natürlich auch nicht anders zu erwarten, denn wie sollte in der Einheit Widerspruch möglich sein? Je weiter sich die jeweilige Religion aber in die Peripherie des Mandala begab, in Geboten und Dogmen Sicherheit zu finden sucht, desto leichter können Probleme zwischen den Religionen bzw. ihren offiziellen Vertretern auftauchen. Ganz außen in der Peripherie, wo die Spannung am größten ist, stehen sich zum Teil Religionsgruppen geradezu unversöhnlich und manchmal sogar kriegsbereit gegenüber. In der Mitte, wo die Erfahrung lebendig ist, wäre das undenkbar. Religionen müssen – offenbar ähnlich wie Menschen – den ganzen Weg gehen, sie könnten aber ihre Wurzeln, d. h. die Verbindungen zur Mitte, dabei pflegen.

Wo immer religiöse Lehrerinnen und Lehrer zu Erfahrungen der Mitte des Mandalas anleiten, sind sie dabei, die Wurzeln ihrer Religion zu bewässern. Dass sie dafür oft gar nicht geliebt werden von denen, die sich weiter draußen in der Peripherie des Mandalas um anderes bemühen, ist eine Ironie unserer Zeit. Wie weit die Offenheit in dieser Zeit reicht, wo Menschen überall, also innerhalb und außerhalb etablierter Religionen suchen, konnte ich selbst erfahren. Ich habe meine ersten Zen-Erfahrungen bei Jesuiten gemacht, und in vielen Klöstern leiten heute christliche Mönche Kontemplationen und Meditationen aus dem Osten an. In östlichen Klöstern oder Ashrams habe ich umgekehrt erlebt, wie ein Christ gern aufgenommen und auf dem Weg zu Erfahrungen beherbergt wird, ohne auch nur im Ansatz Opfer von Missionsversuchen zu werden.

Eine Mandala-Reise von Religion zu Religion

Immer wurde das Mandala als ein sich drehendes Rad gesehen. Nicht nur das Christentum kannte dieses Motiv in den Radfenstern der Romanik, und nicht erst die Indianer lebten im Medizinrad. Das menschliche Leben beginnt und endet in einem spiraligen Sog, mit dessen Hilfe die Seele in den Körper hineingesogen wird und dann schließlich sich daraus wieder befreit. Dieser Sog, den jeder erlebt hat und in der Reinkarnationstherapie zum Beispiel auch wieder erleben kann, dürfte das Urmuster des sich spiralig drehenden Rades sein. Im Taoismus wird das Geheimnis des Mandala-Rades besonders schön verdeutlicht in folgendem Vers des »Tao Te King«:

> Die Speichen bilden das Rad,
> Wo sie nicht sind, liegt die Bedeutung.
> Der Ton formt den Krug,
> Wo er nicht ist, liegt seine Bedeutung.
> Die Wände formen den Raum,
> Wo sie nicht sind, liegt ihre Bedeutung.
> Das Leben ist die Form,
> Wo sie nicht liegt, ist seine Bedeutung.

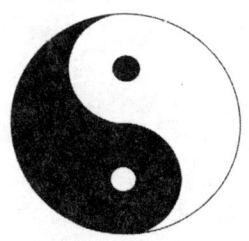

Das Rad der Wiedergeburt,
oder was ist wichtig?

Auch der Vers aus der taoistischen »Bibel« verweist wieder auf das im immateriellen Punkt der Mitte liegende Geheimnis. Hier, wo unser Wahrnehmen und vor allem unser Verstand endet, liegt das Eigentliche, das, worum es den alten Kulturen wie in diesem Fall dem Taoismus mit dem »Tao Te King« ging.

Alle großen Religionen zielen im Mandala auf dieselbe Mitte. Deshalb kann Streit zwischen ihnen sich eigentlich nie auf das Wesentliche beziehen, sondern immer nur auf neben der Mitte Liegendes. Insofern ist er für Menschen, denen es um Religio im Sinne der Rückverbindung zum Urgrund geht, auch recht uninteressant. Ob etwa beim christlichen Abendmahl der Wein nun das Blut Christi ist, wovon Katholiken ausgehen, oder ob er sein Blut nur symbolisiert, wie evangelische Christen meinen, das Himmelreich Gottes tragen – laut Aussage des Heilands – die Anhänger beider Konfessionen in sich. Über die genaue Einschätzung des Weins beim Abendmahl hat Er sich dagegen nicht so genau ausgelassen, vielleicht war es ihm einfach gar nicht so wichtig. Daran aber, dass die Lösung immer innen im eigenen Herzen liegt, in der Mitte des Menschen also und damit in der Mitte des wohl wichtigsten Mandala, des Herzchakra, daran hat Er nie auch nur den geringsten Zweifel gelassen. Das aber verbindet ihn mit anderen Religionsstiftern, deren Anhänger sich später ebenfalls mit Mandalas halfen, um das unaussprechliche Geheimnis der Mitte, der Einheit, der Erleuchtung oder Befreiung, das sich der Sprache entzieht, wenigstens bildlich auszudrücken.

Im Buddhismus steht das Rad der Wiedergeburt im Zentrum des Interesses. Auch hier dreht sich alles um die Leere in der Mitte, sie ist das erklärte Ziel der Buddhisten. Ihnen geht es – im Gegensatz zu vielen westlichen Anhängern der Lehre der Wiedergeburt – darum, möglichst rasch aus dem sich drehenden Rad des polaren Lebens herauszukommen, um in der Transzendenz der Mitte Befreiung zu finden. Sie gehen davon aus, dass in der Leere der Mitte alles ist und nichts. Hier kann der Suchende erleben, dass das Eine und das All immer eines gewesen sind und aller Anfang in der Mitte liegt, aller Dinge Ende aber auch.

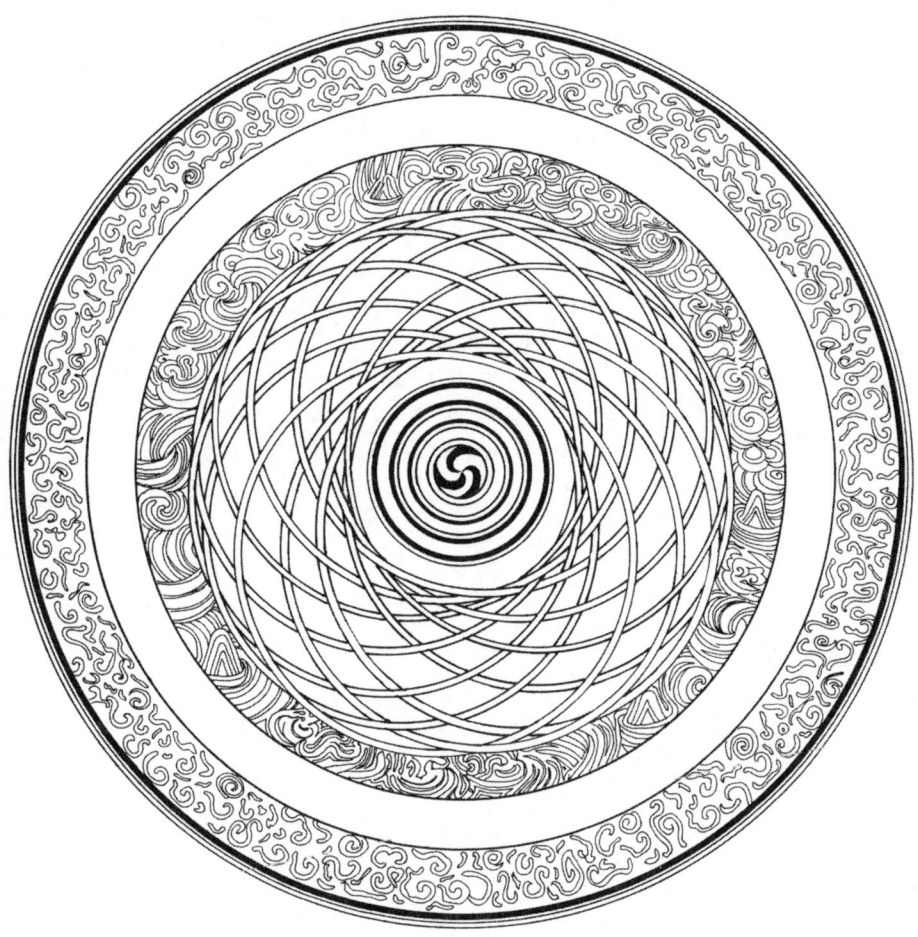

»Du sollst dir kein Bildnis machen von Gott deinem Herrn«

Den Moslems, die sich so ziemlich als Einzige an das zweite christliche Gebot vom Bilderverbot gehalten haben, blieb gar nichts anderes übrig, als sich auf Mandalas zu stützen, da sie sich ganz streng jeder figürlichen Darstellung Gottes enthalten. Im Mandala ist Gott oder die Einheit auch nicht wirklich dargestellt, aber sie ist in der Mitte zu ahnen. Wo immer man hindeuten wollte und sagen, da ist die Mitte, da ist sie sicher nicht. Aber jeder kann sie sich im Mandala zumindest als Idee vorstellen.

Das Ausweichen in die Welt der Ornamentik war allerdings auch keine Garantie, der wahren Lehre treu zu bleiben, wie die islamische Geschichte bis heute zeigt. Den Fastenmonat Ramadan etwa haben sie – genau wie beide christliche Konfessionen ihre Fastenzeit – zur Farce reformiert, und überall fechten sie (un)heilige Kriege. Dabei könnten sie von ihren eigenen Mystikern, den Sufis und Derwischen, ganz leicht erfahren, dass mit Dschihad nur der innere Krieg mit dem eigenen Ego gemeint sein könne.

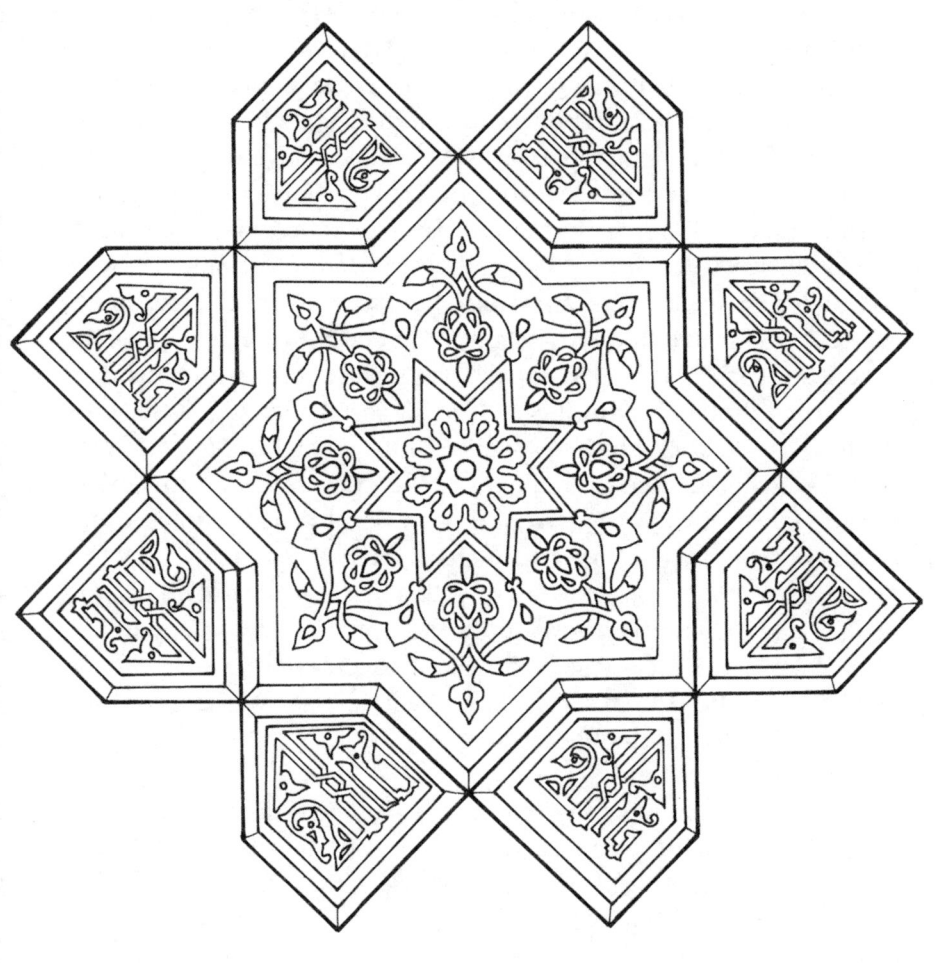

Islamisches Mandala

Hinduistische Mandala-Blüten

Im Hinduismus bauen die meisten Mandalas auf uns schon vertrauter oder mit Hilfe des Urprinzipienwissens leicht entschlüsselbarer Symbolik auf. Die vier großen Tore an den Seiten der vier Himmelsrichtungen wollen ausdrücken, dass es aus der Welt der Materie kommend (für die die Zahl Vier steht), aus allen Richtungen Zugang zum Geheimnis der Mitte gibt. Weiter innen treten dann runde Strukturen in den Vordergrund, die auf die Einheit hindeuten. Im Hinduismus spielen hier die Blütenblätter des Lotos eine große Rolle. Weil die Lotosblüte das Symbol der Entwicklung schlechthin ist, sitzt der Buddha häufig auf einem geöffneten Lotos. Die geschlossene Knospe des Lotos, die aus dem Schlamm der Tümpel heraufwächst und schließlich auftaucht, symbolisiert in ihrer Mandalagestalt das unterste Chakra, die geöffnete strahlendweiße Blüte steht für das geöffnete Kronenchakra. Dieser makellose Mandalastern kommt später nie mehr mit dem unteren Sumpf in Berührung, kann aber nur aus ihm herauswachsen. Ähnlich strahlen einige helle Sterne erleuchteter Meister über einem indischen Subkontinent, der im übertragenen Sinn an Armut und Sumpf leidet. Das Verständnis solcher Symboltiefe erspart den Hindus viele Sorgen im Umgang mit Licht und Schatten. Insofern spielen dieses Wissen symbolisierende Lotosblütenblätter auch bei der Darstellung der Chakren eine große Rolle.

Im Osten sind auch viele Tempel auf mandalaförmigen Grundrissen aufgebaut. Der äußere Tempel soll hier als Hilfe dienen, im inneren Tempel die Mitte zu finden. Im Zentrum indischer Mandalas lassen sich nicht nur recht spezifische Symbole antreffen wie das Shri-Yantra, sondern auch viele kulturübergreifende Symbole wie etwa das Hexagramm, das wir noch besser aus der jüdischen Kultur kennen.

Shri-Mandala

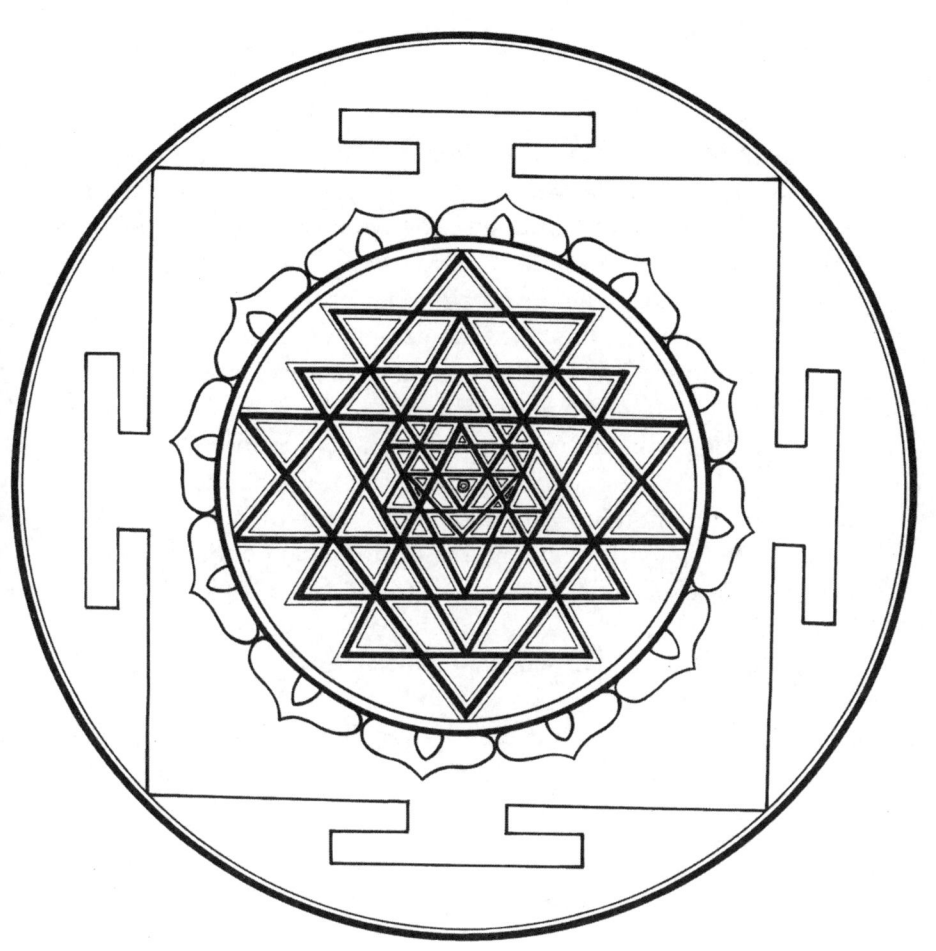

Das Hexagramm als kulturenverbindendes Symbol

Als Siegel Salomons, Stern Davids oder eben Hexagramm kennen viele Kulturen die Bedeutung dieses Symbols in der Verbindung von Oberem und Unterem. Die Dreiecke von Himmel und Erde durchdringen sich und verdeutlichen, wie beide Sphären aufeinander bezogen sind und einander brauchen.

Als Judenstern ist uns das Hexagramm auch als schreckliches Zeugnis der jüngeren Geschichte in Erinnerung. Dabei sind Symbole an sich weder gut noch schlecht, sie können aber in allen möglichen Richtungen ge- oder missbraucht werden. Erfunden haben den Judenstern Schweizer Beamte, weil sie die vielen vor den Nazis flüchtenden Juden schneller erkennen wollten. Zur schlimmsten Diskriminierung missbraucht haben ihn die Nazis, zu einem Zeichen der Ehre und menschlichen Größe hat ihn im selben geschichtlichen Zusammenhang der dänische König gemacht. Als die Nazitruppen Dänemark überfallen hatten und die dortigen Juden zum Tragen des gelben Davidsternes zwangen, trat er am nächsten Tag mit ebendiesem Stern am Revers zu einer Ansprache vor seine Landsleute.

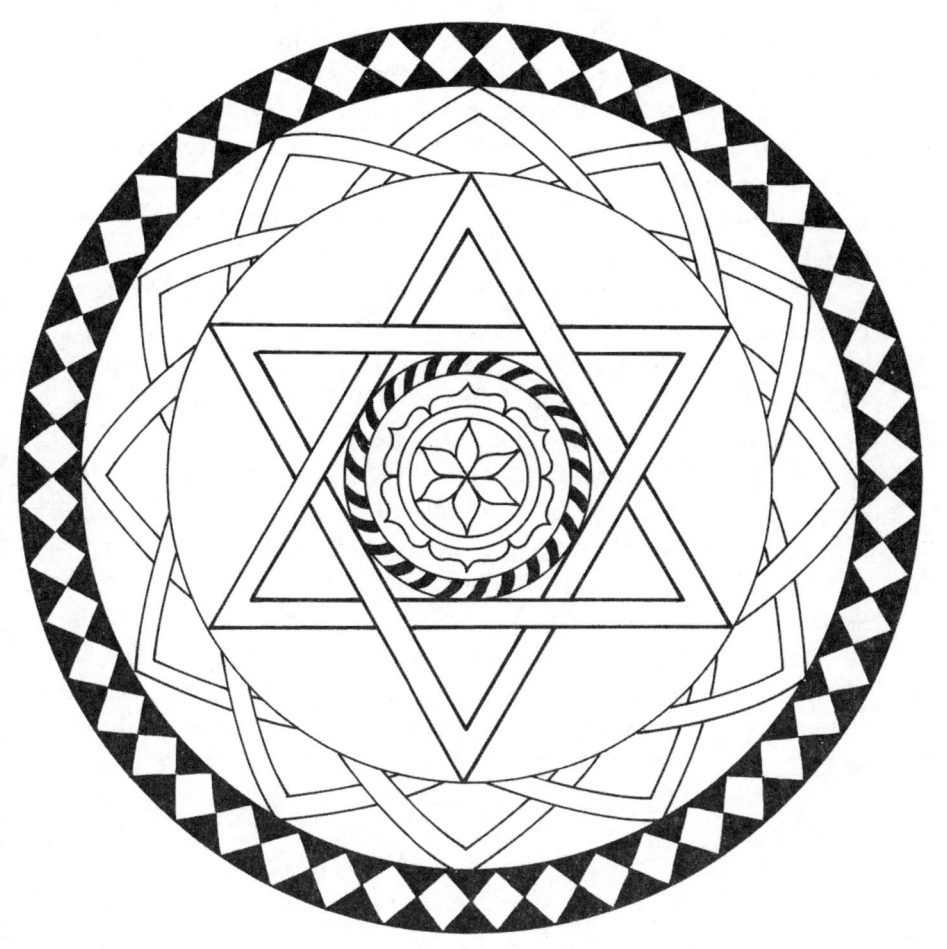

Ein antiker Tanz um die Mitte

In diesem Mandala aus der Antike lässt sich das damalige tiefe Verständnis seiner Symbolik ablesen. Form und Inhalt gehen hier in besonderer Weise Hand in Hand. Obwohl noch nicht im Ansatz bekannt war, dass der Tanz um die Mitte in jedem einzelnen Atom stattfindet (das Atom war gerade erst als Idee von Demokrit geboren), obwohl weder die Spiralmuster im Innern der Erbsubstanz bekannt waren noch dasjenige der Galaxie, wussten die Menschen der Antike bereits um den tieferen Sinn des Mandalas. Ihre Reigen- und Kreistänze sind lediglich äußerer Ausdruck davon.

Noch bis vor nicht so langer Zeit wurden in christlichen Kirchen Kreistänze aufgeführt, wovon noch die Labyrinthe zeugen, deren berühmtestes in Chartres alle Aufräumungsarbeiten späterer Zeiten überstanden hat und auf dem Umschlag dieses Mandala-Buches zu finden ist. Mehr über die christlichen Labyrinthe ist im Buch »Mandalas der Welt« beschrieben. Von der Form und Gestaltung her ein Mandala, zeigt die Keramikmalerei gegenüber einen bewegten Tanz um die Mitte. Das Element der Bewegung, das alle Mandalas ausmacht, kommt selten so schön zum Ausdruck. Das Motiv findet sich auf dem Boden eines Terrakottabechers und zeigt Herakles im Kampf mit Triton, einem Sohn des Meeresgottes Poseidon, außen herum tanzen die Nereiden, geheimnisvolle Meereswesen aus Poseidon-Neptuns Reich.

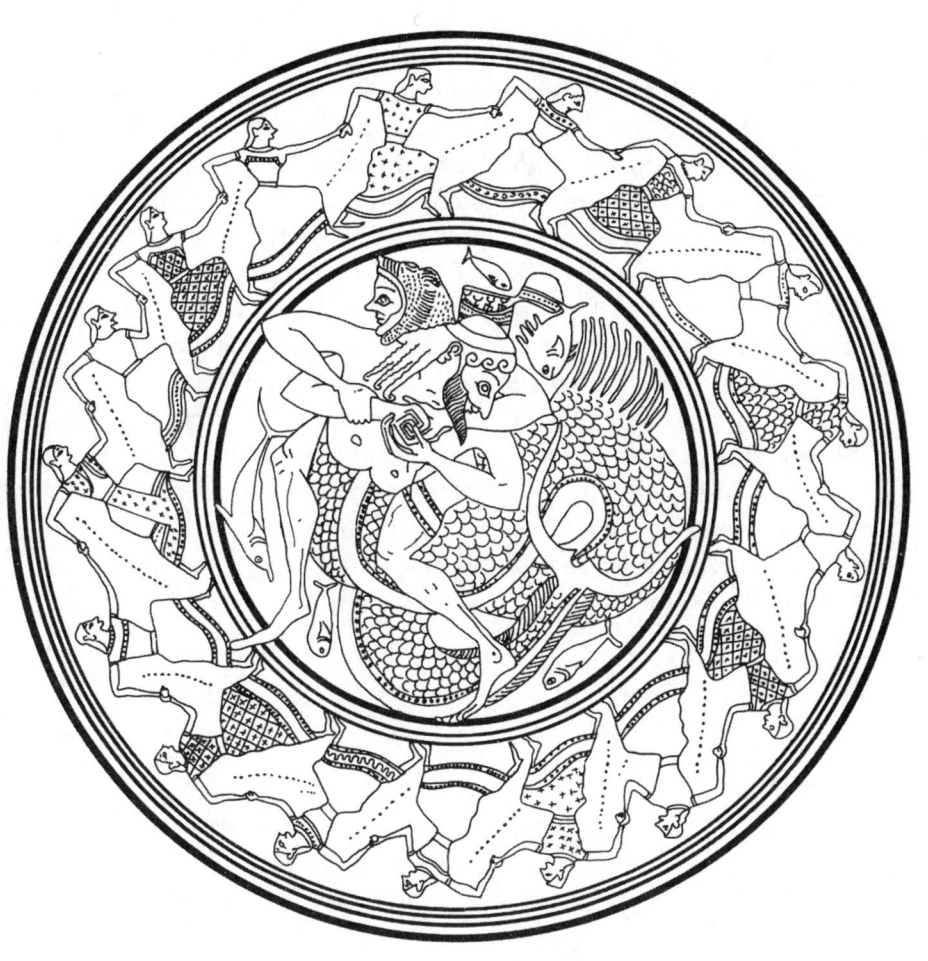

Was die Römer im Schilde führten

Auch auf diese Frage gab häufig ein Mandala Auskunft. Denn natürlich beruhen auch die Kulturen, auf denen unsere Gesellschaft ruht, auf Mandalas. Die Römer hatten zwar vieles aus der griechischen Kultur übernommen, aber das Mandala war ihnen bereits gut vertraut und als Rundschild in ihrer Kriegskultur unverzichtbar. Bei gehobenen Legionären wie den Offizieren waren diese Schilde zu kunstvollen Mandalas gestaltet, die an erster Stelle dem Kriegsgott geweiht waren. Der Ausdruck »Was führst du im Schilde« zielte auf das eigene Mandala, das Wappen der Familie oder des Geschlechts. Und dieses wurde nicht selten zum Schutz auf dem Schild vorangetragen. Im übertragenen Sinn suchte der Ritter oder Streiter dann hinter dem eigenen Familienmuster Schutz oder versteckte sich im Kampf sogar ganz konkret dahinter, ähnlich, wie er sich oft in Burgen zurückzog, um Sicherheit und Geborgenheit zu finden, die vom Grundriss her richtige Mandalas waren.

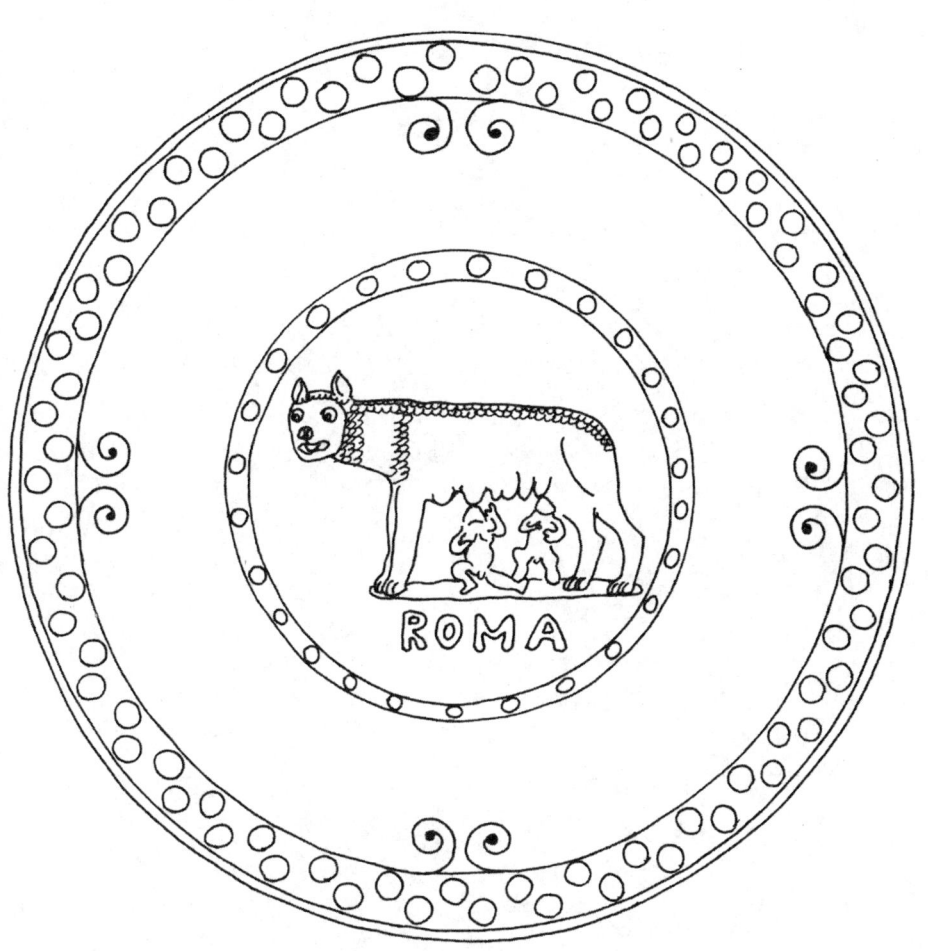

Das Kolosseum in Rom

Theater und Mandala

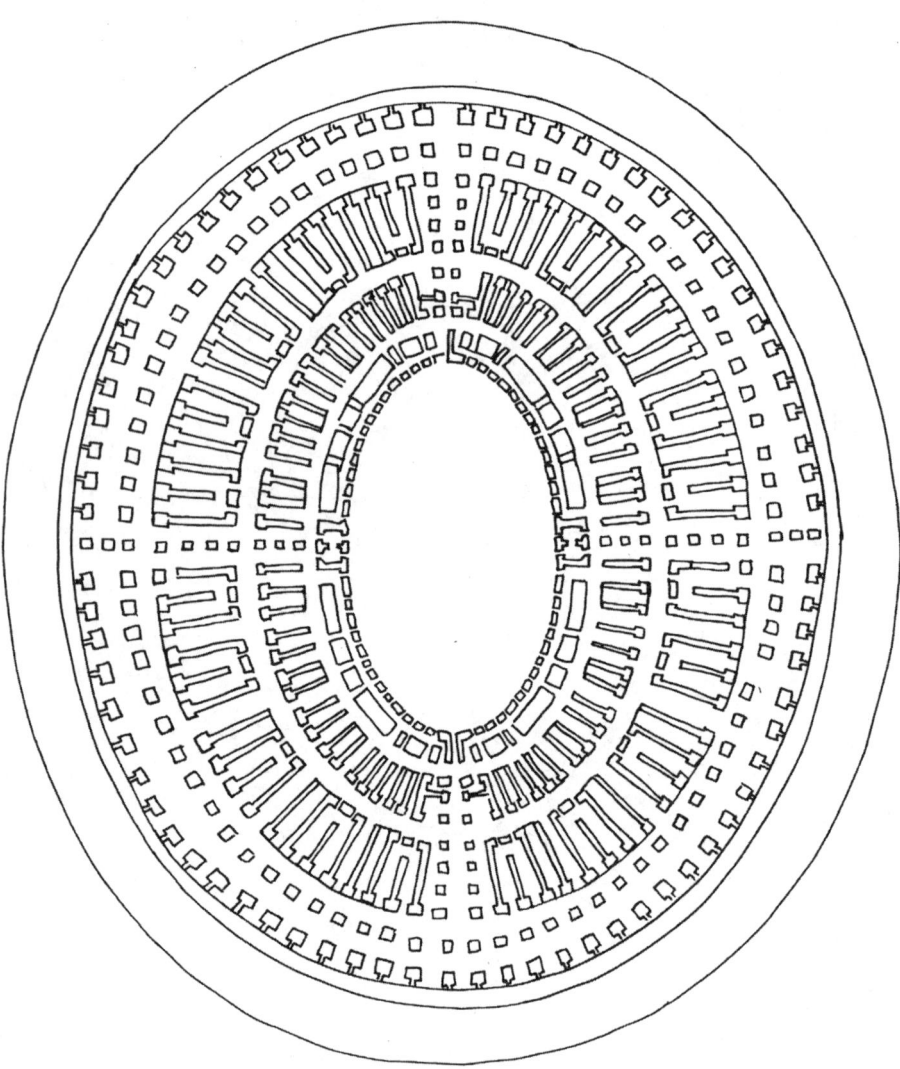

Die Mandalas unserer germanischen Vorfahren

Sicher führten die Germanen anderes im Schilde als die Römer, aber auf das Mandala bauten sie dabei ebenfalls. Wir finden es in den frühen kriegerischen Gesellschaften der Skythen, Goten, Sachsen usw., die noch nicht sehr viel mit Kunst und dem Urprinzip der Venus im Sinn hatten. Ein Beispiel aus ihrer Kultur hier mit dem Sonnenrad aus dem schwedischen Gotland.

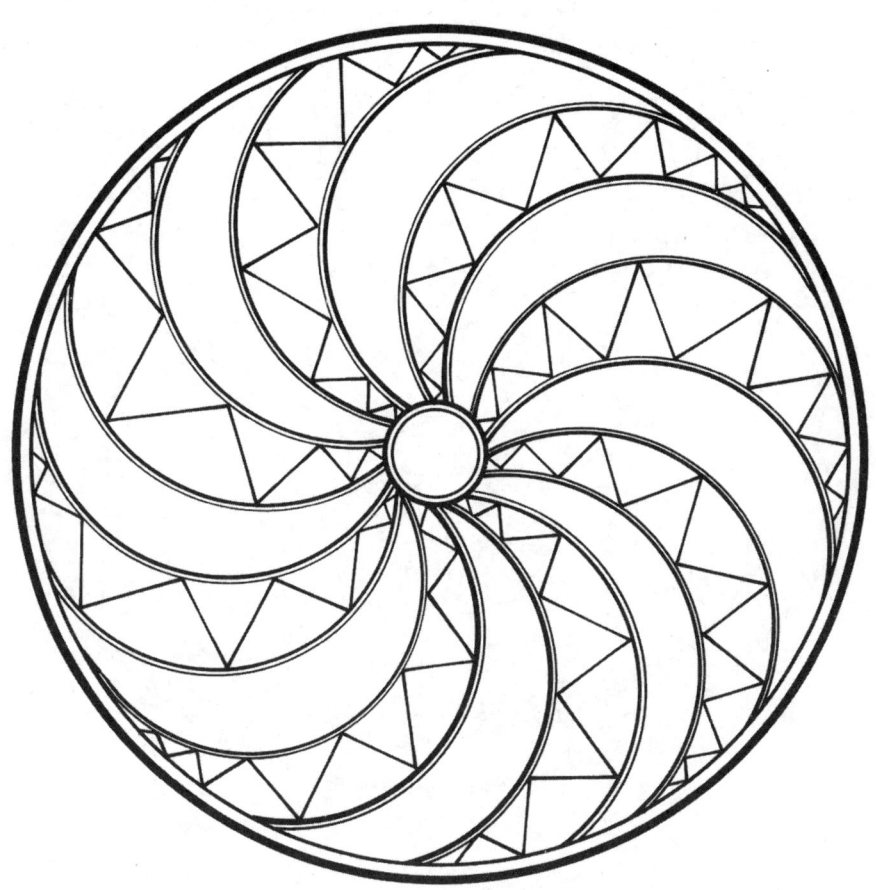

Mandala der Sachsen

Dieses Mandala zeigt, wie gut die keltische Tradition die Eroberung durch die Sachsen überstand. Diese verbanden – hier in einer Brosche – eigene Motive mit den vorgefundenen keltischen Mustern.

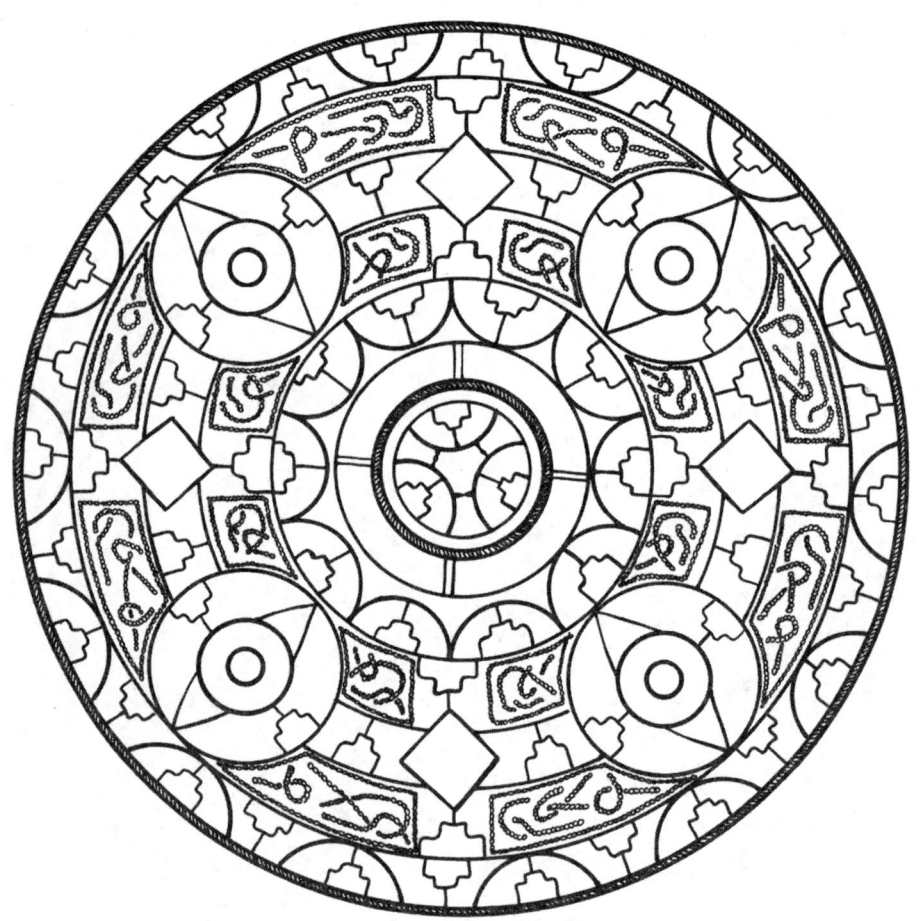

Keltisches Mandala

mit dem typischen keltischen Knoten in der Mitte

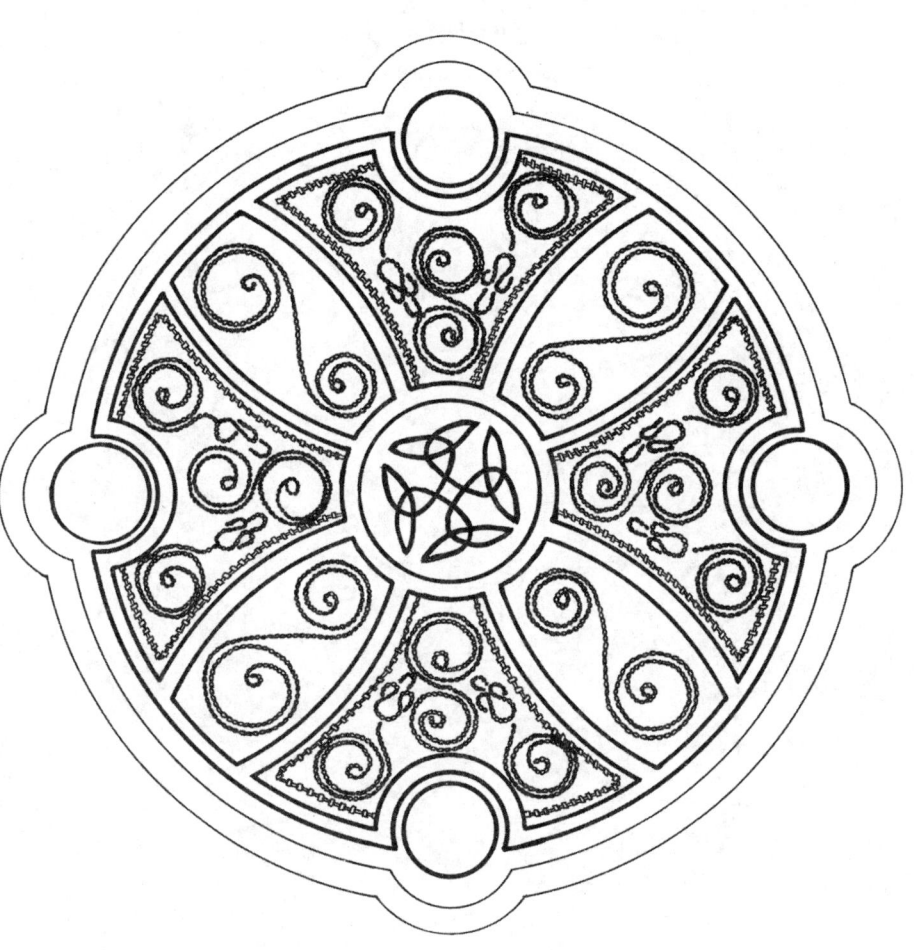

Griechisches Mandala,

das den Sonnengott Apoll in einem Fußbodenmosaik zeigt

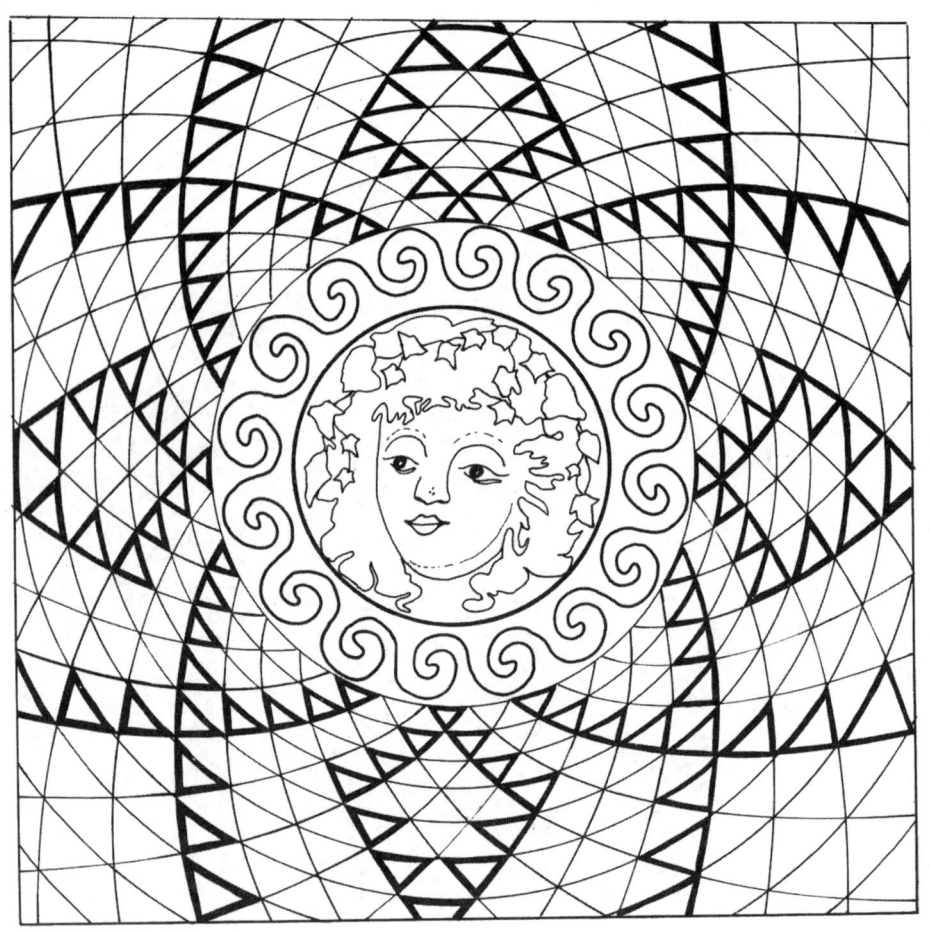

Christlich-italienisches Mandala

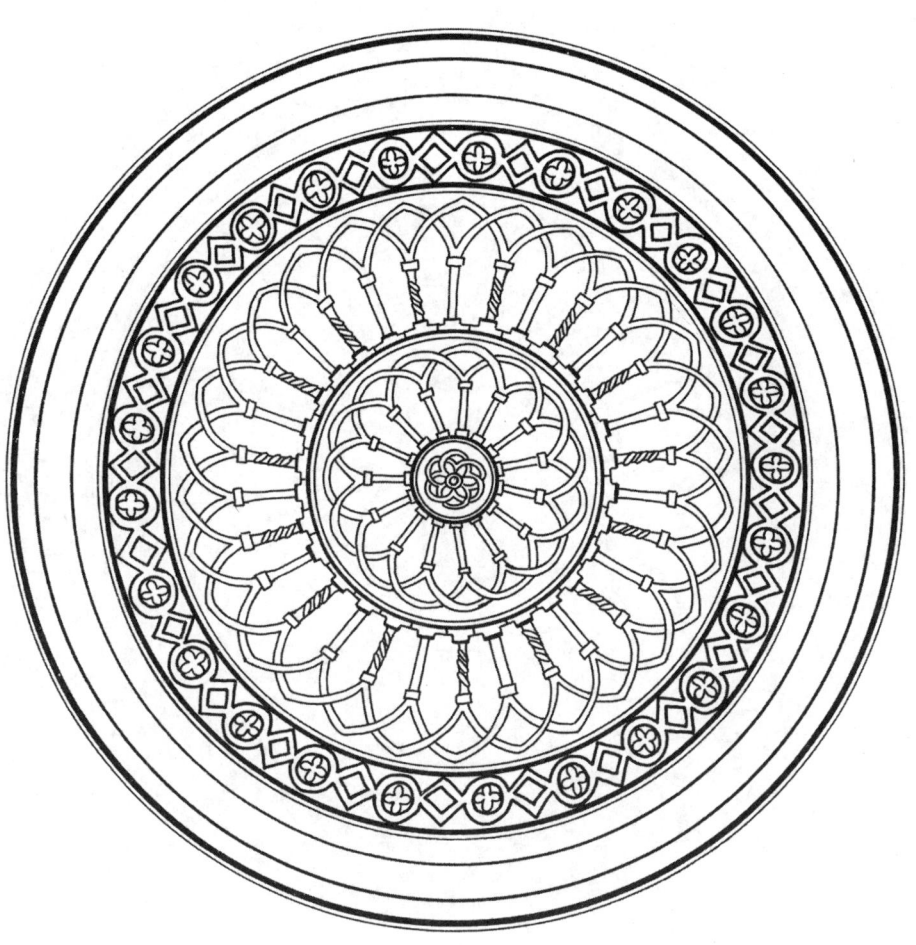

Jüdisches Mandala

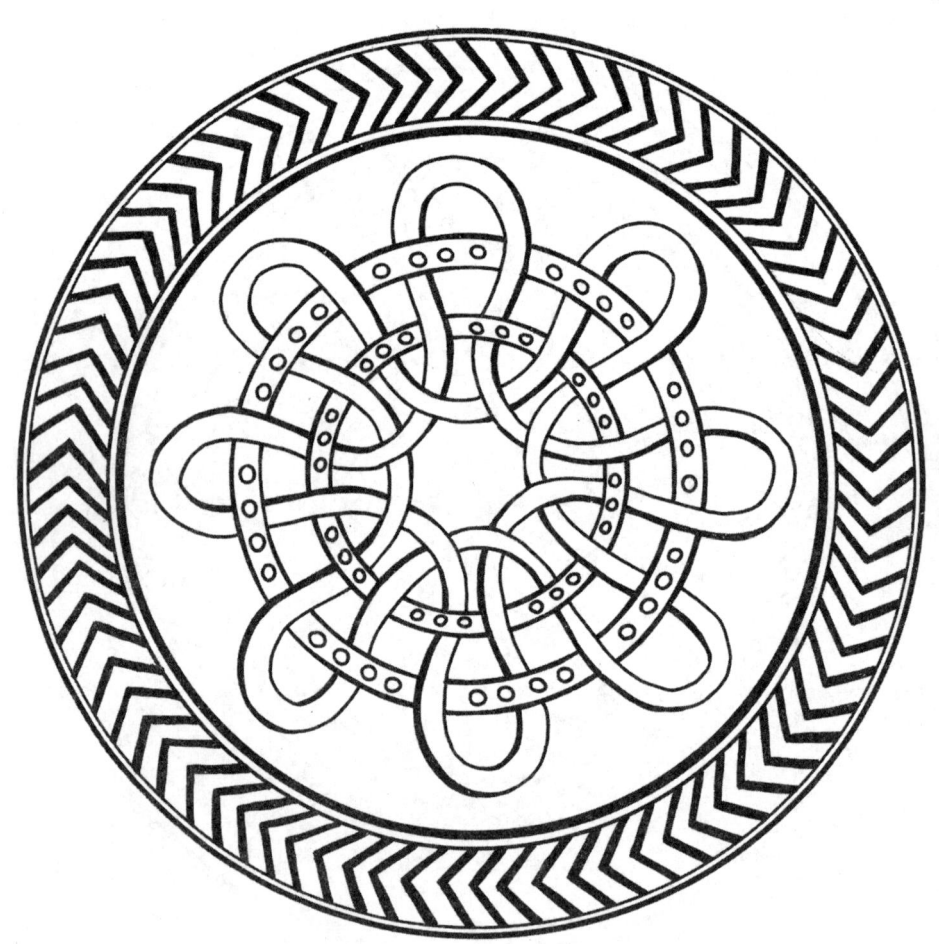

Ägyptisches Mandala

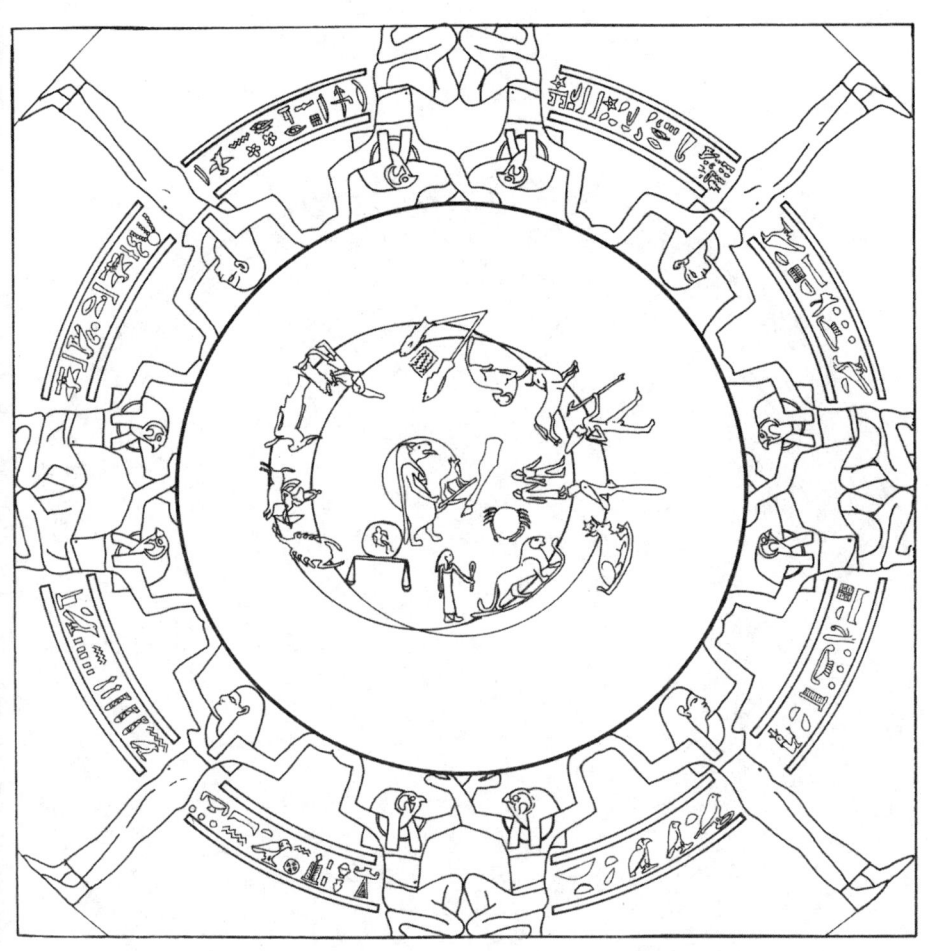

Sumerisches Siegel

aus der Zeit um 4000 vor Christus

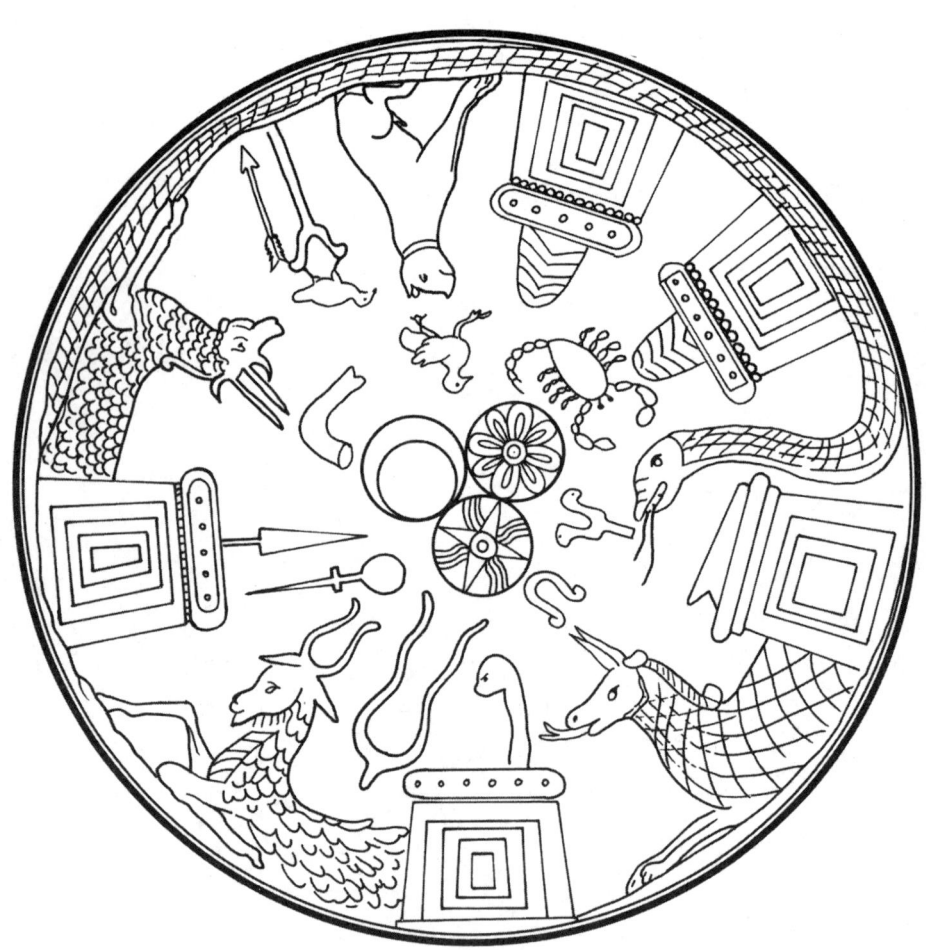

Indisches Mandala,

das den Gott Krishna beim Tanz mit den Gopis, den Hirtenmädchen, zeigt. Die Kette der Tänzerinnen und Tänzer symbolisiert die Einheit von Himmel und Erde. Das Motiv fand sich auf einem Hochzeitstuch und ist eine Darstellung der indischen Version der Unio mystica.

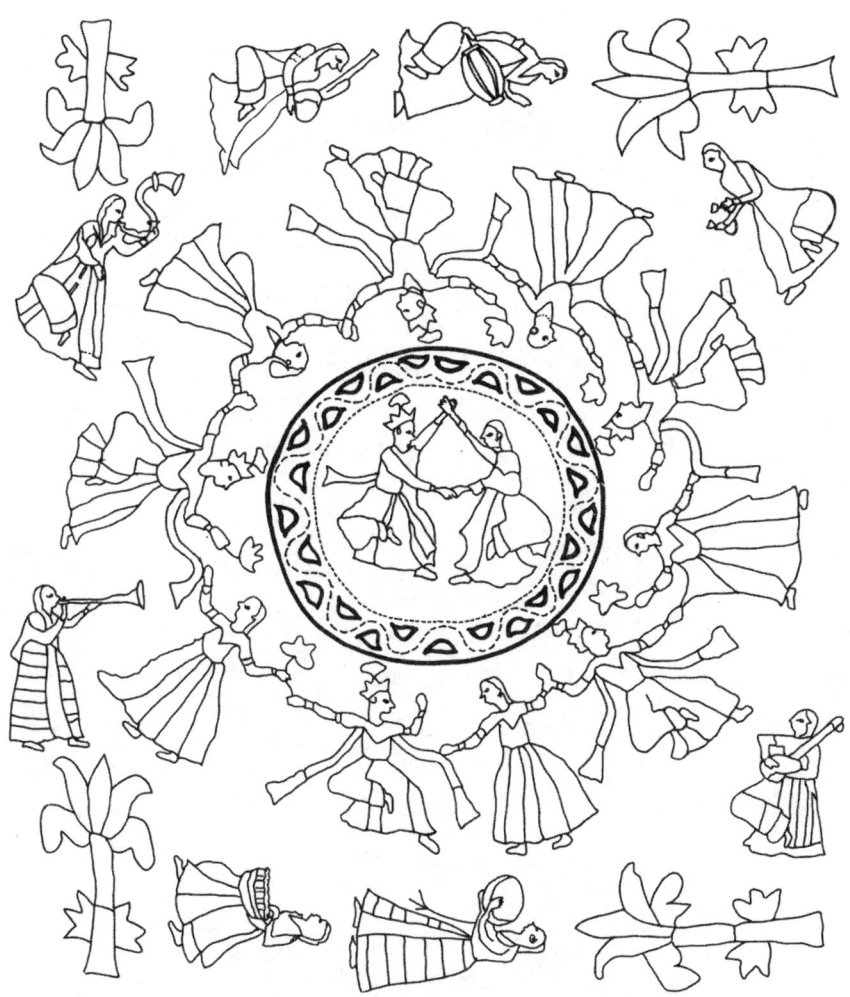

Chinesisches Mandala,

das den Drachen darstellt, der in China bis heute als Glückssymbol gesehen wird. Von den chinesischen Kaisern wurde er als Emblem geführt. Im Prinzip handelt es sich um dasselbe Drachenwesen, das als Hydra von Herakles und als Fafner von Siegfried und so vielen anderen antiken Helden besiegt werden musste. Interessant ist allerdings, dass dieses vielköpfige und übermächtige Ungetüm im Gegensatz zur Einschätzung in unserer Kultur als Glückssymbol erkannt wurde.

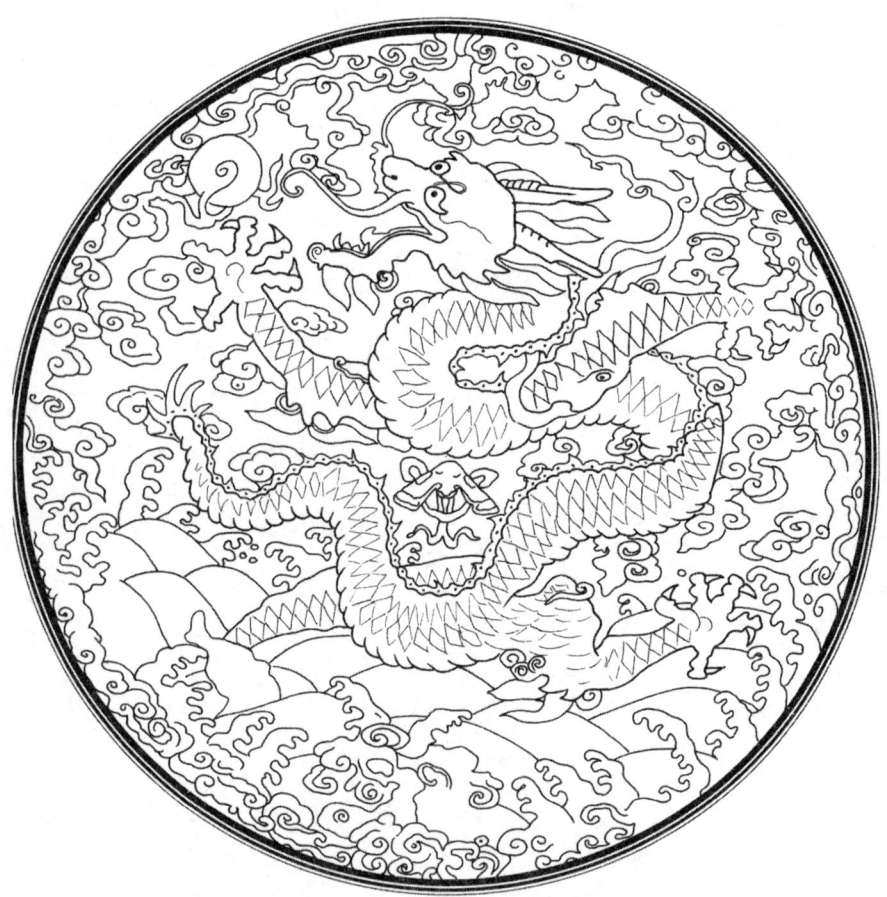

Afrikanisches Mandala

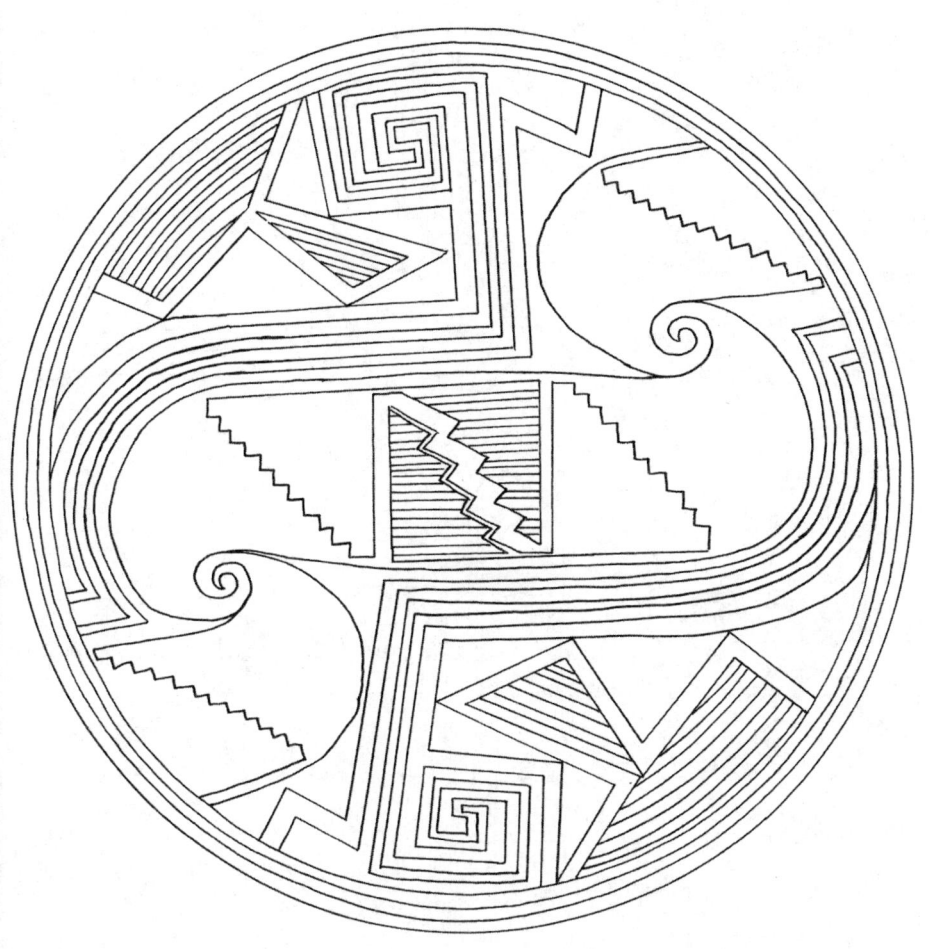

Australisches Mandala der Aborigines

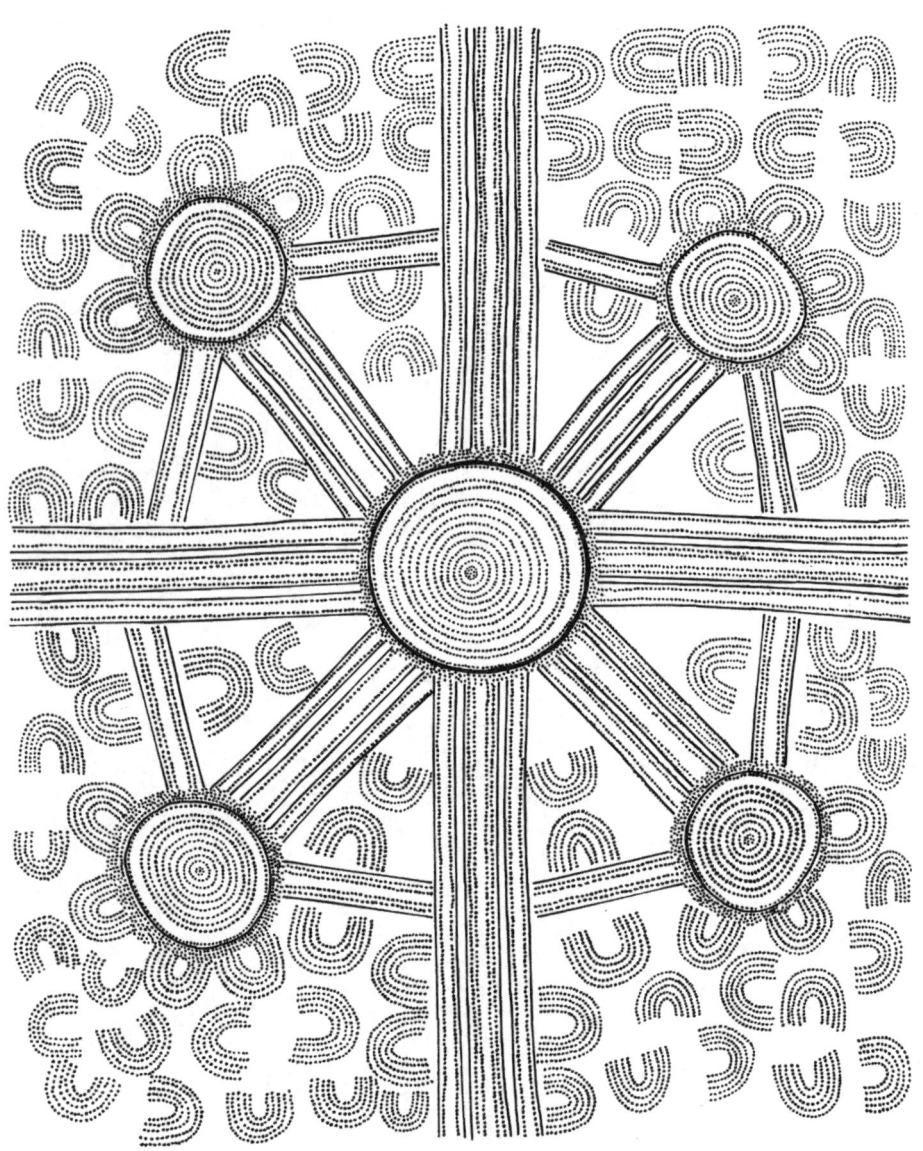

Vom Himmel hoch bis zur Erde tief: Mandalas in Gotteshäusern und Tempeln

In den sakralen Baustilen wird die Präsenz des Mandalas am schönsten deutlich: So wie der Mensch von Kopf bis Fuß auf das Mandala eingestellt ist, sind es die religiösen Bauten von der Decke bis zum Fußboden und der Kosmos vom Himmel bis zur Erde.

Der Blick in die Kuppel einer islamischen Moschee, zeigt uns (ur-)prinzipiell dasselbe wie derjenige an die Decke eines buddhistischen Tempels oder wie hier in die Kuppel eines gotisch-christlichen Domes.

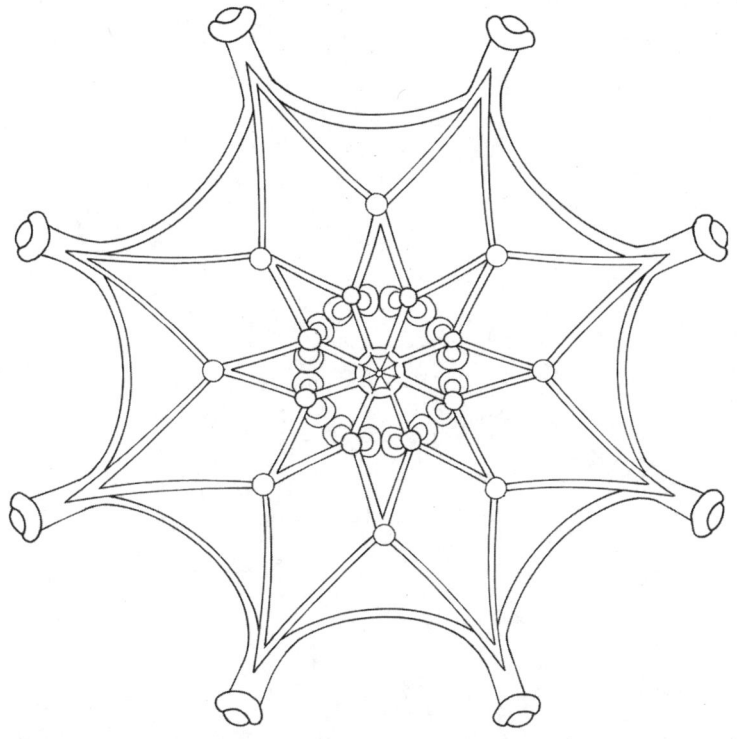

Einblick in christlich-himmlische Engelwelten

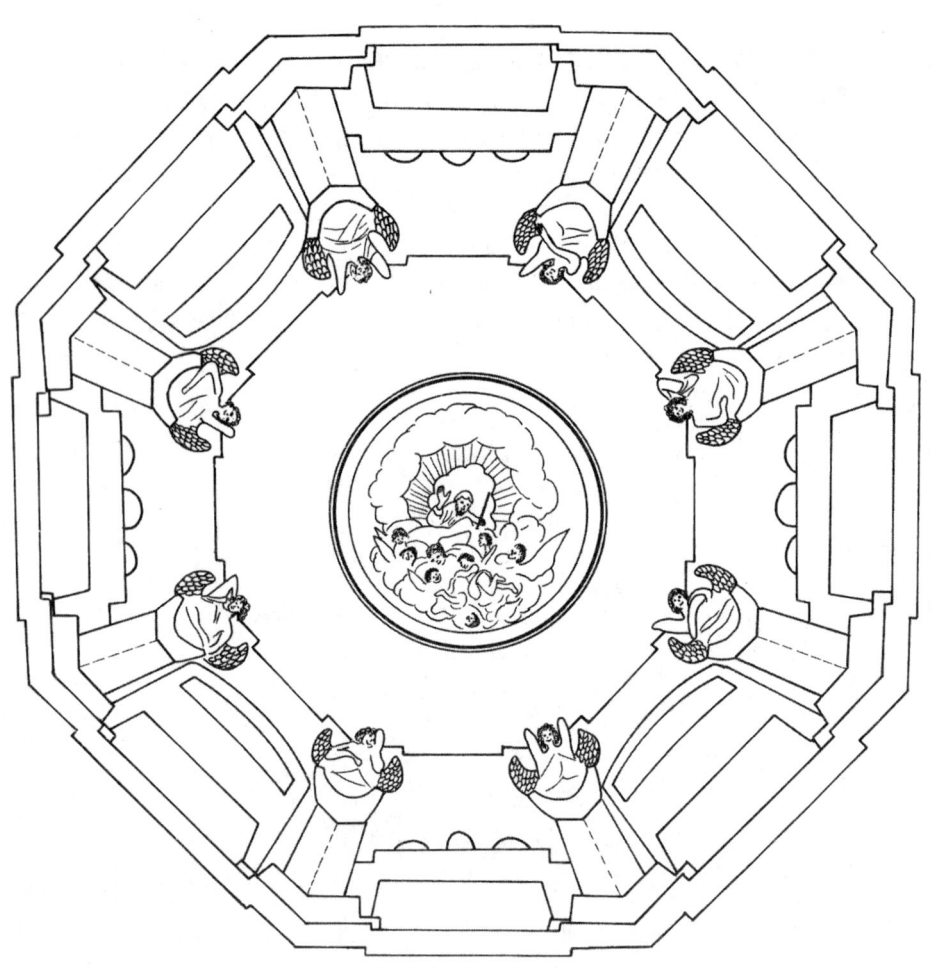

Sieben christliche Himmel über Rom

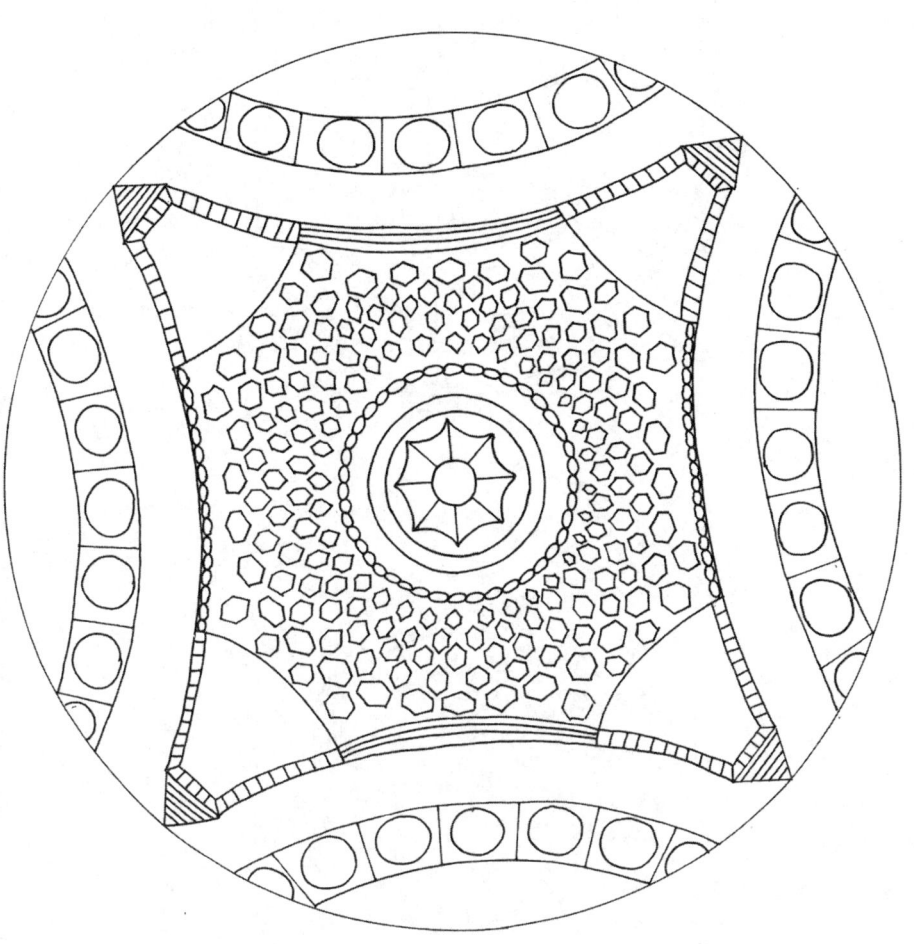

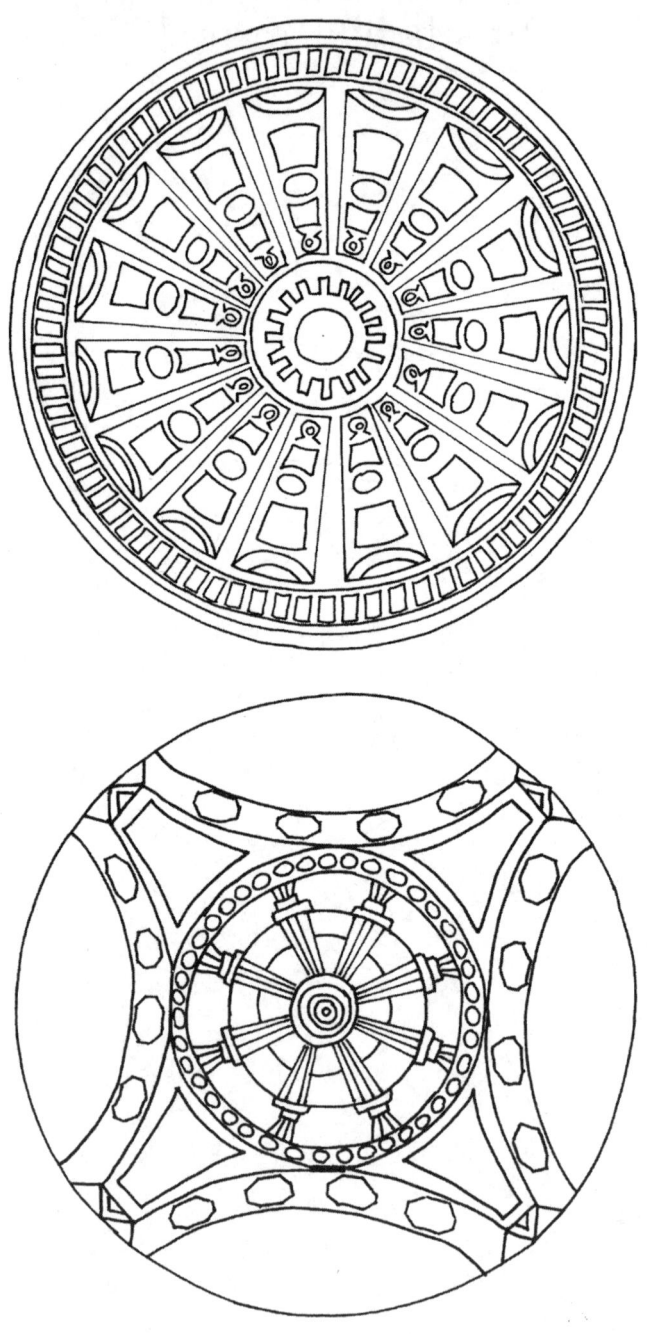

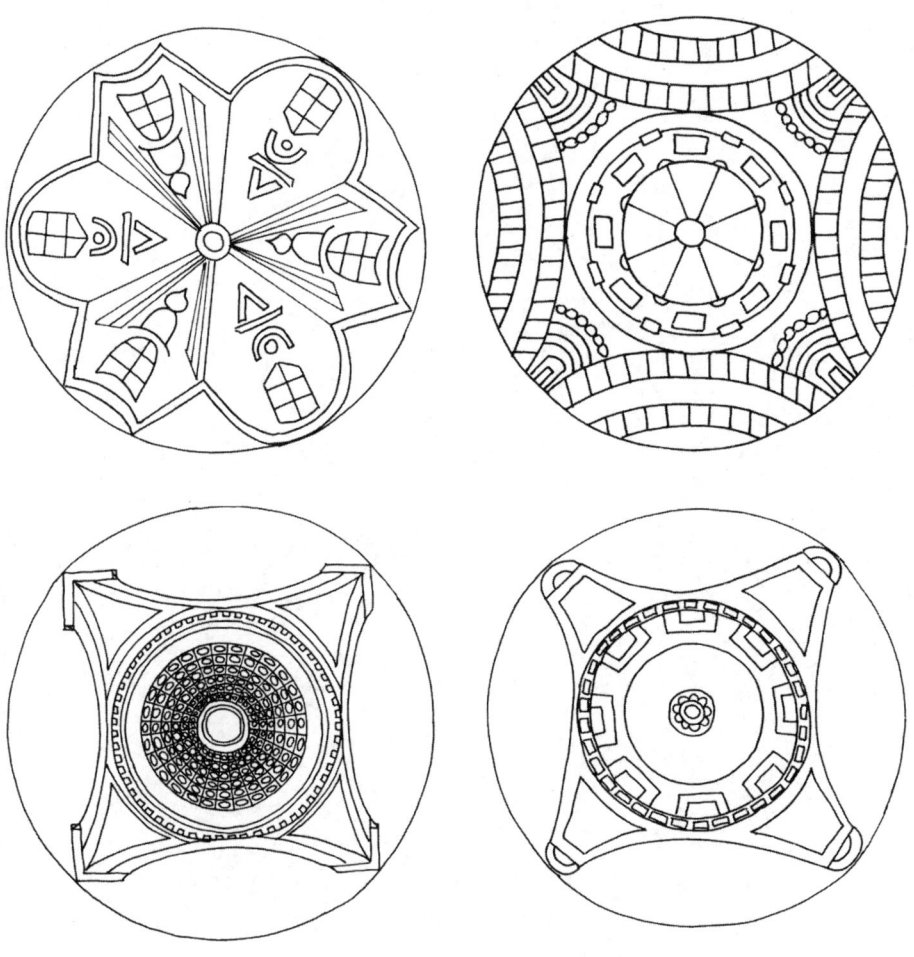

Vier islamische Himmel aus dem Morgenland

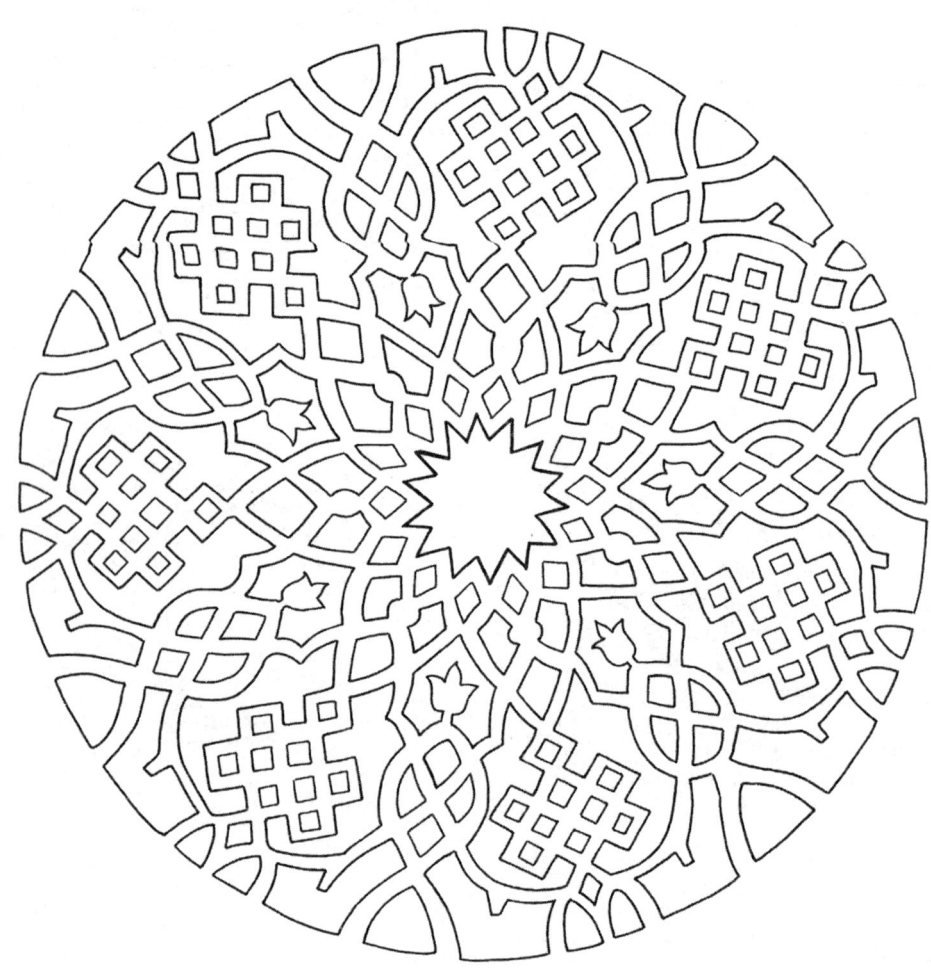

Kuppel-Mandala der Moschee Sultan Solimans I. in Konstantinopel

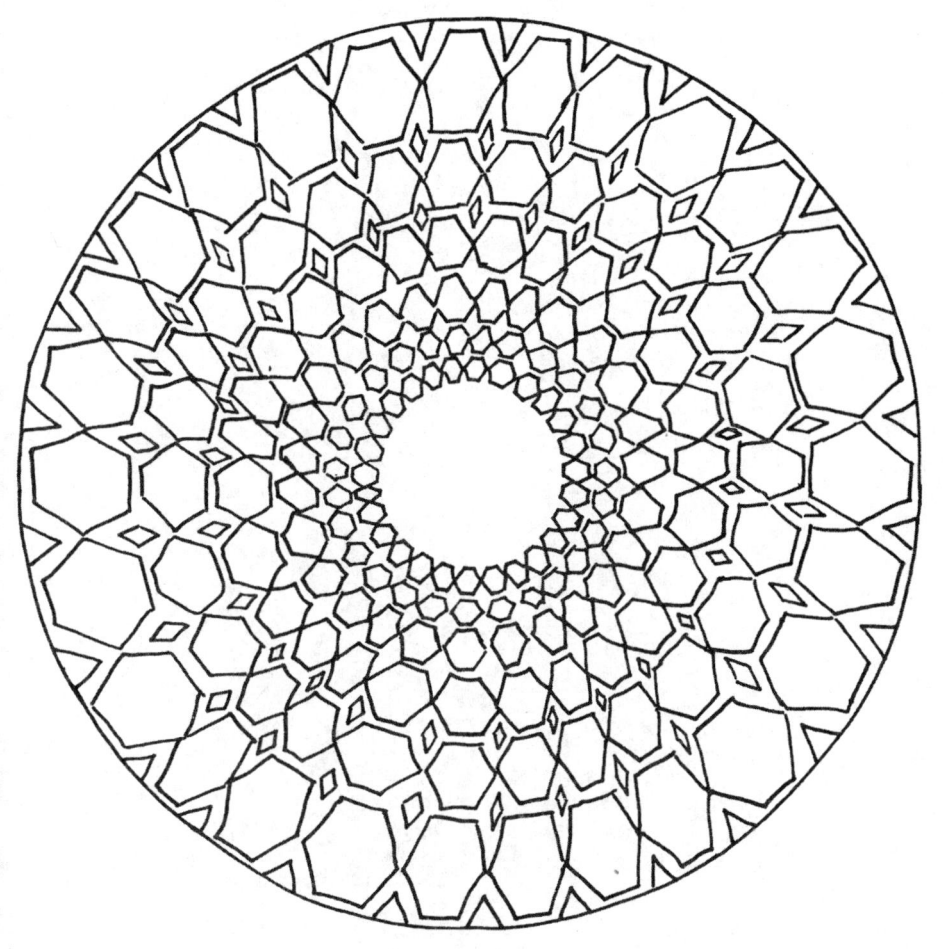

Islamischer Himmel

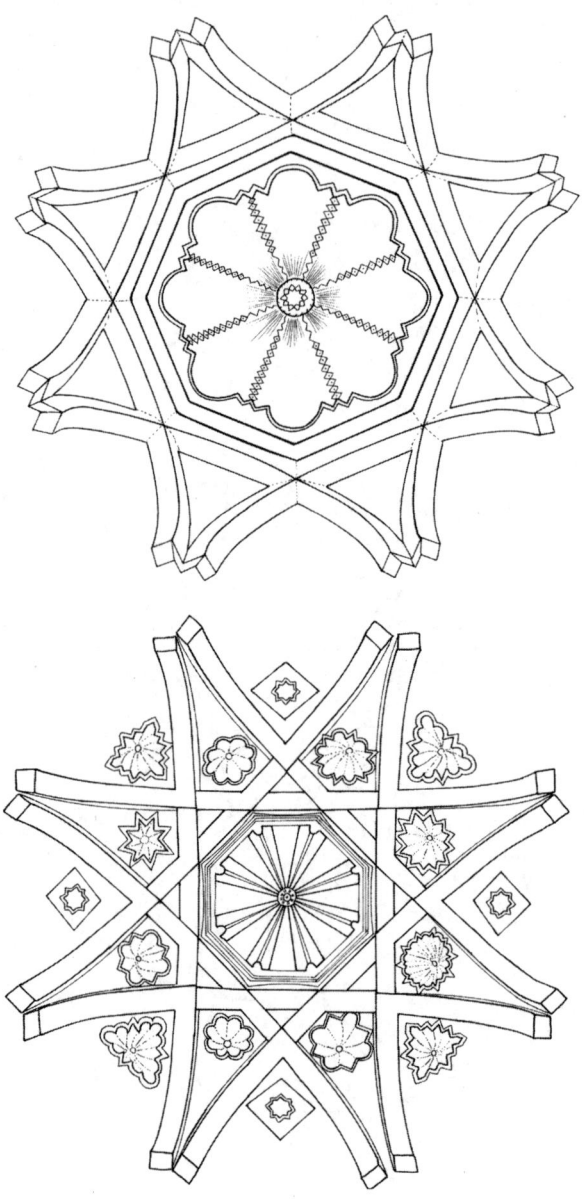

Zwei Himmel aus einer Moschee

Ein Himmels-Mandala über Tibet

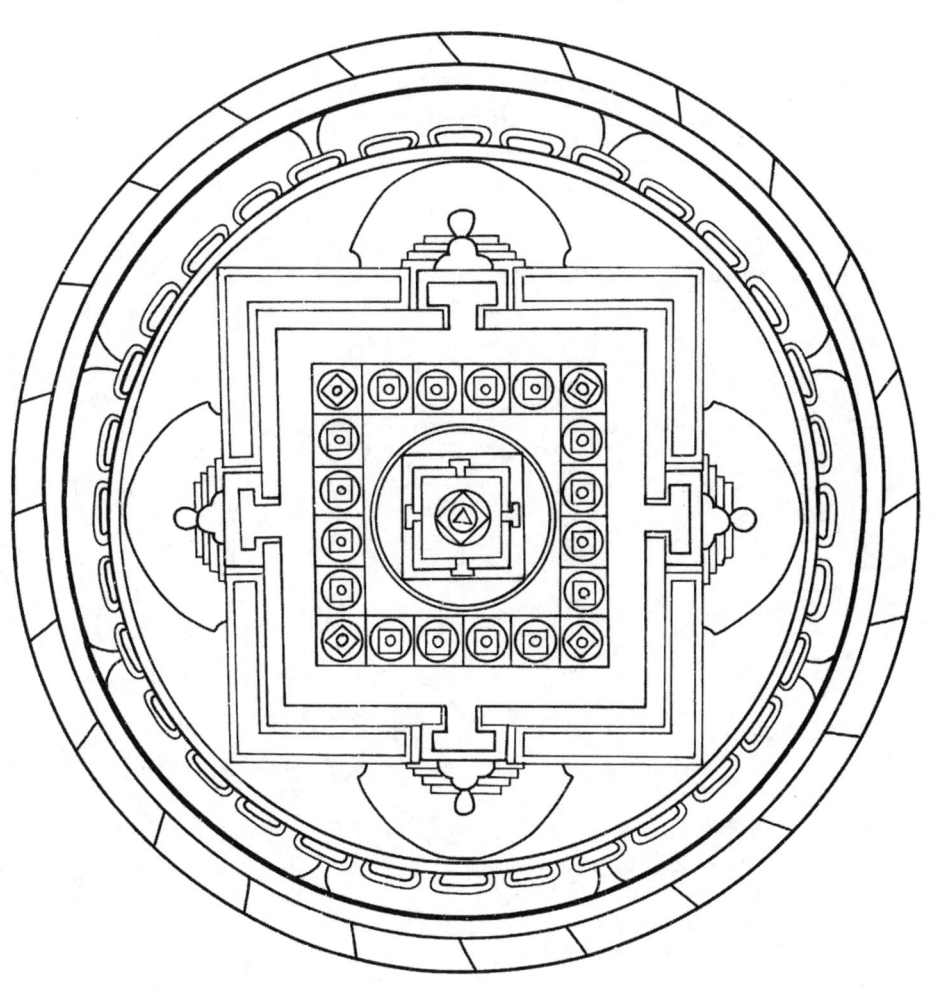

Ein Himmels-Mandala über dem alten China

Nach der konfuzianischen Vorstellung bildet die Decke in der Halle des Erntegebets im Himmelstempel von Peking die geometrische Struktur des Himmels ab.

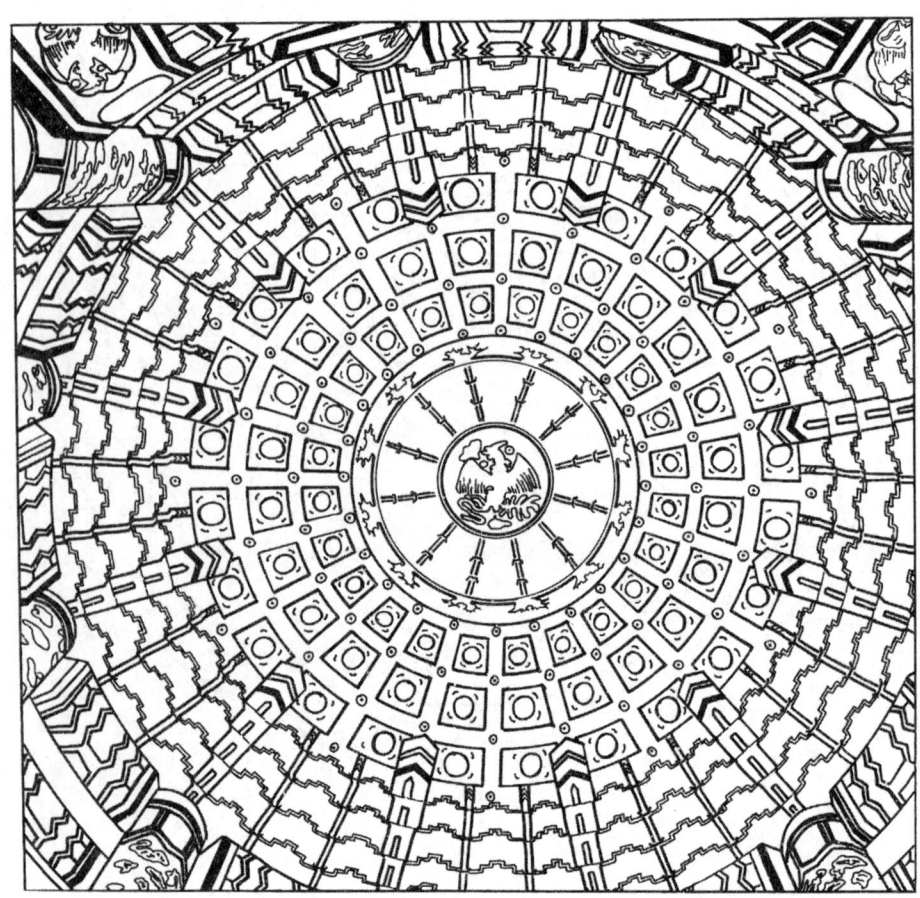

Vom Himmel auf den Boden der Tatsachen

Dieser Schritt bringt uns nur zu anderen Mandalas, wie diesen Fußboden-Mosaiken in der Kathedrale von Siena in der Toskana.

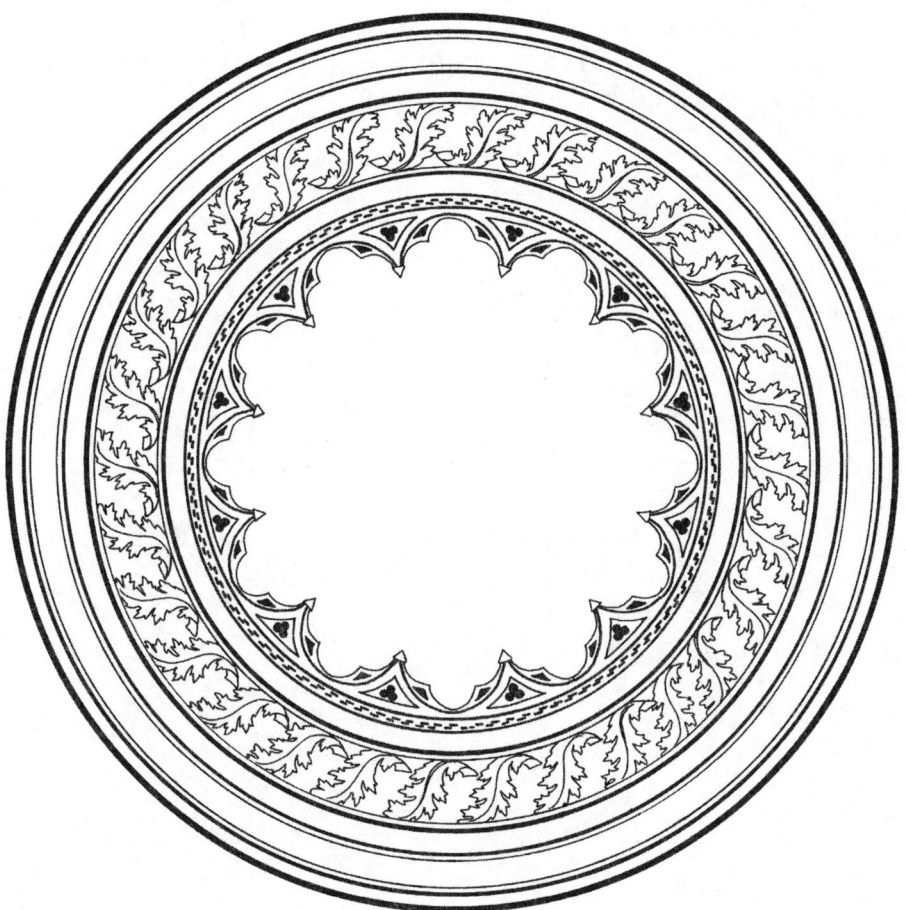

Fußbodenmosaik von Siena

Das Schicksalsrad

Das Thema der zehnten Tarotsäule im katholischen Dom von Siena könnte uns zeigen, wie eng einst die Verbindung des Christentums zur spirituellen Tradition war. Die Bauhütten, die die Kathedralen schufen, und die Quelle der (Frei-)Maurerei sind, sahen da noch keine Widersprüche. Bedenkt man, dass früher an katholischen Universitäten ganz selbstverständlich Astrologie beziehungsweise das, was wir heute als Urprinzipienlehre bezeichnen würden, gelehrt wurde, mag dieser Eindruck von Verbundenheit noch deutlicher werden.

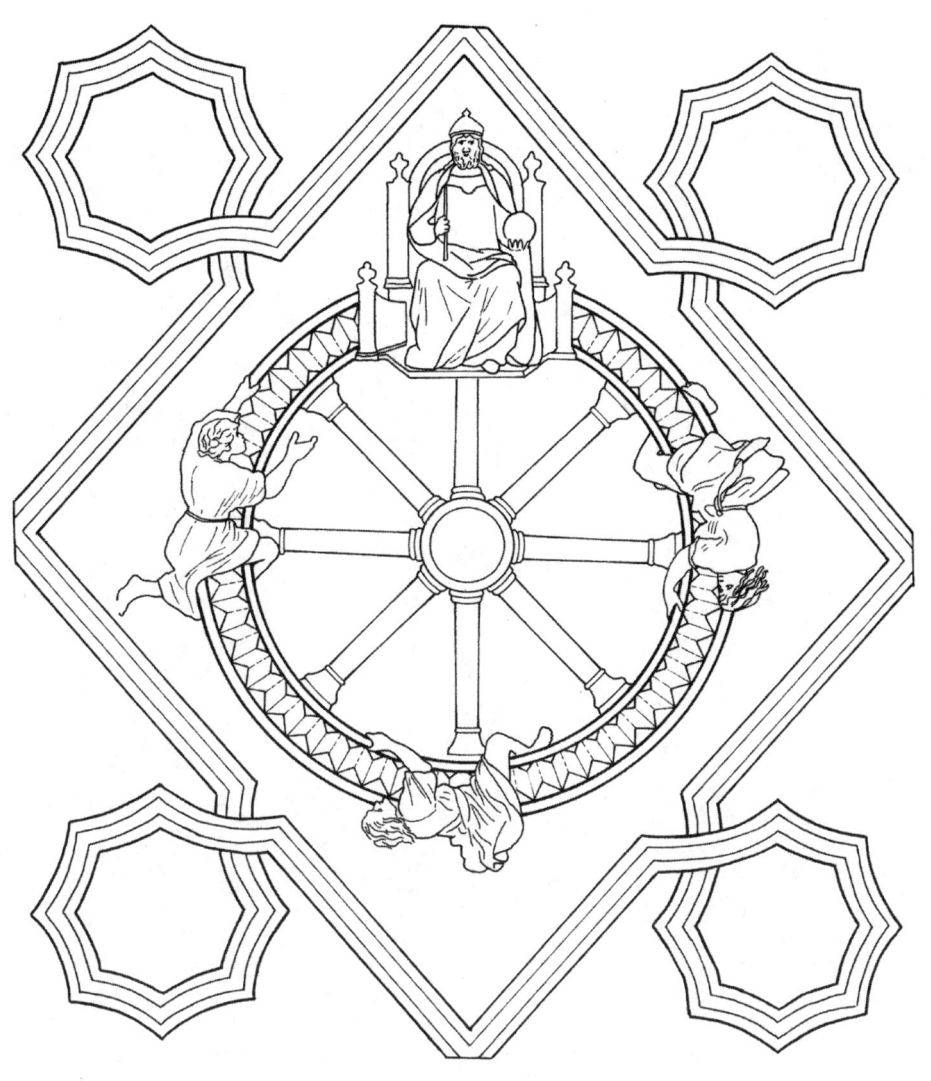

Fußbodenmosaik von Siena

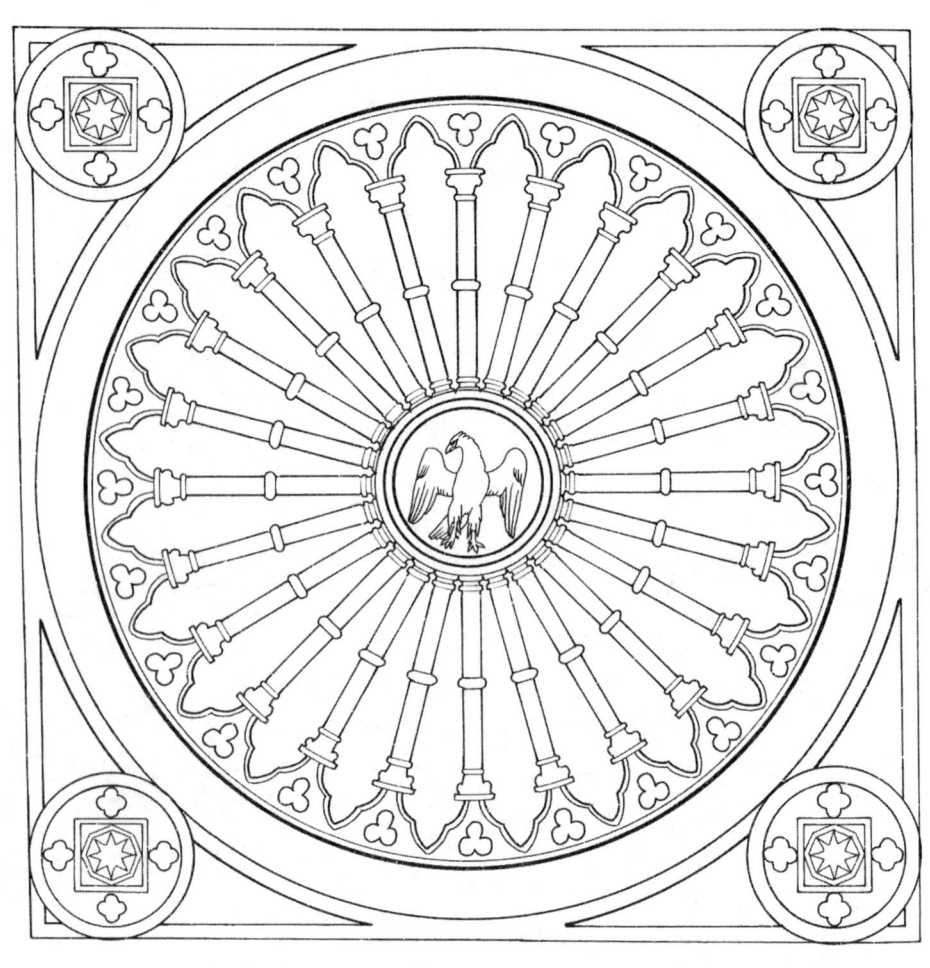

Fußbodenmosaik von Siena

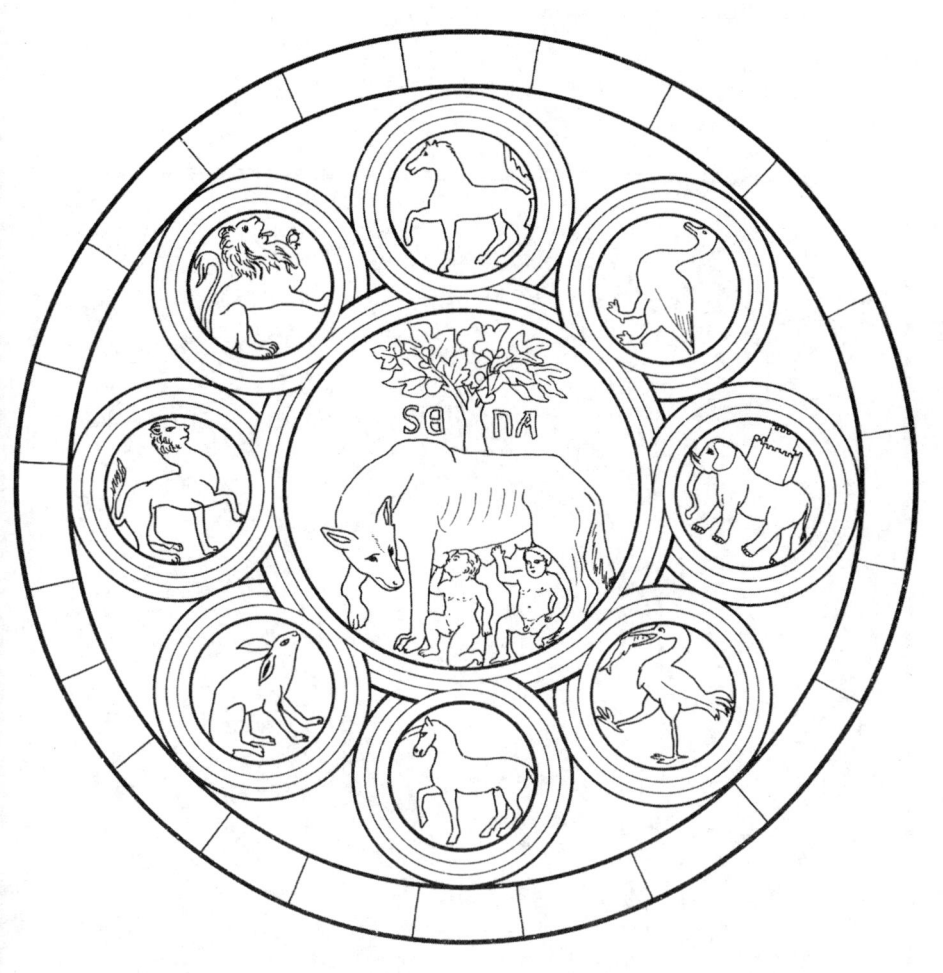

Fußbodenmosaik von Siena

Das Christentum ruht auf dem Judentum wie das Neue Testament auf dem Alten. Kirchen wie Synagogen gemeinsam ruhen nicht selten auf mandalaförmigen Mustern und Grundrissen. Hier das Fußbodenmosaik einer Synagoge in Galiläa.

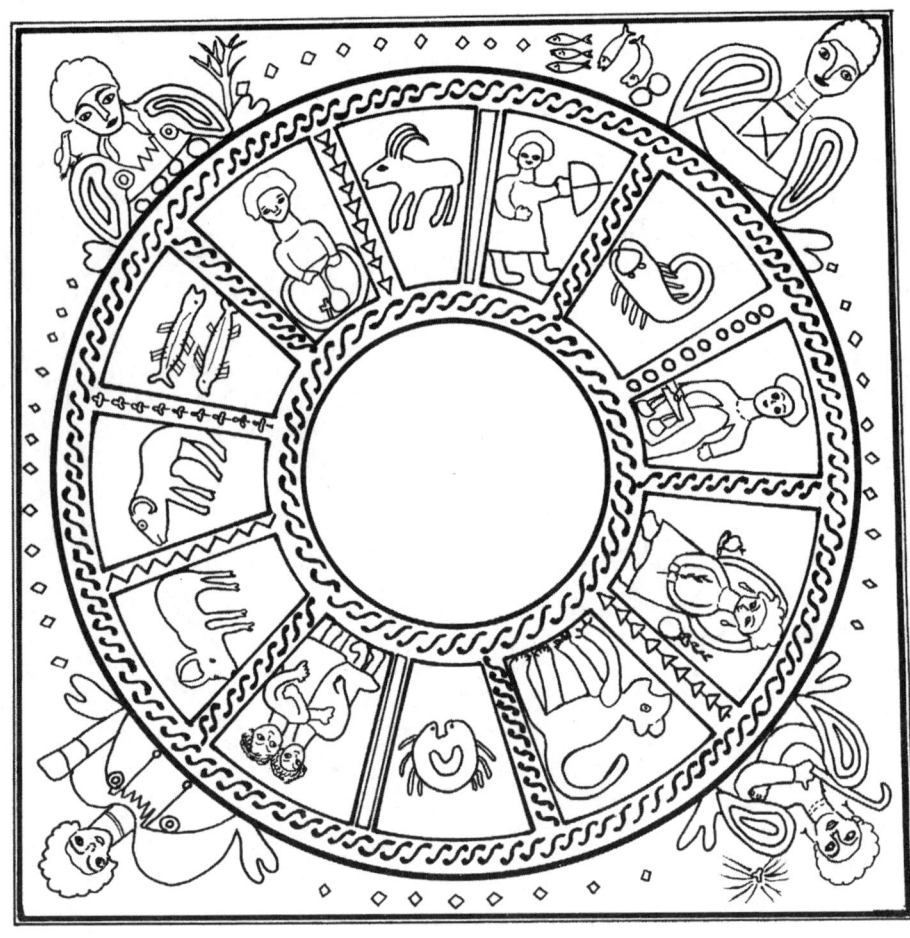

Der Grundriss eines christlichen Kirchturmes im spanischen Sevilla

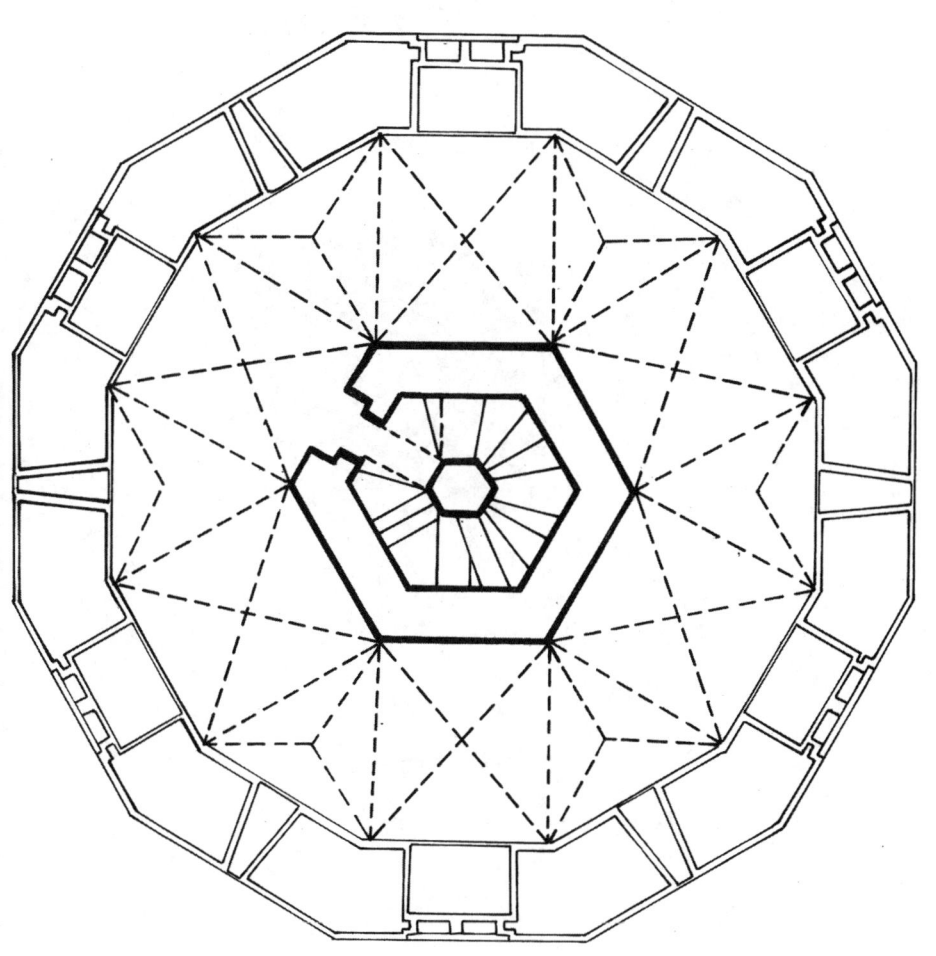

Grundrisse

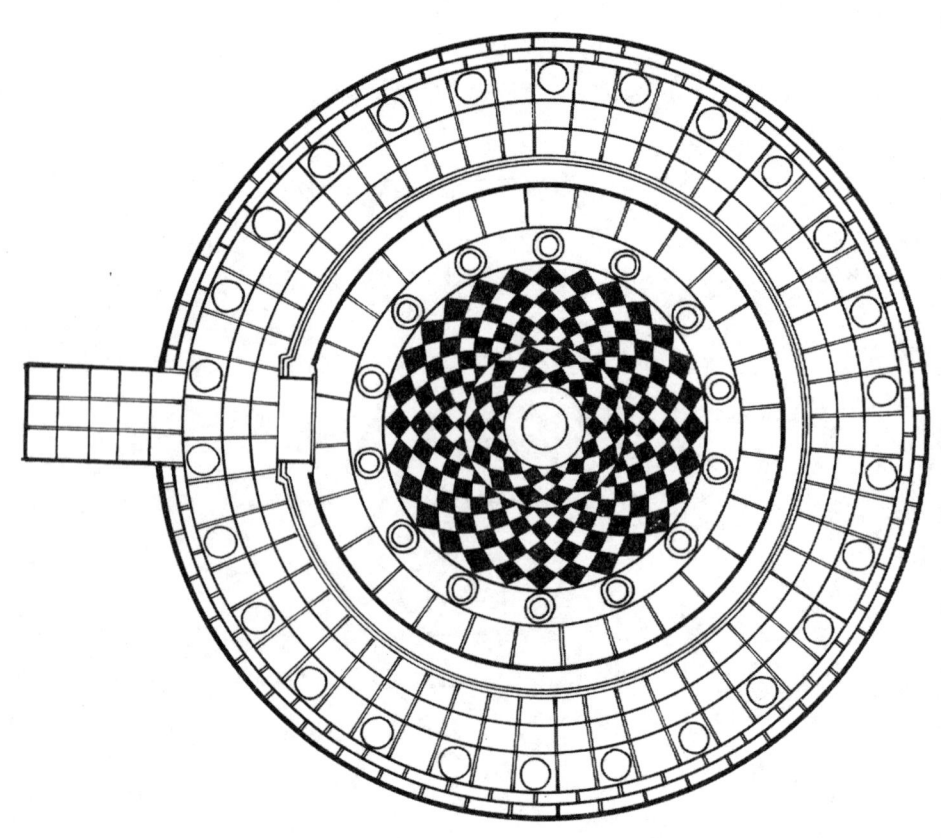

Thelostempel des Äskulap im griechischen Epidauros

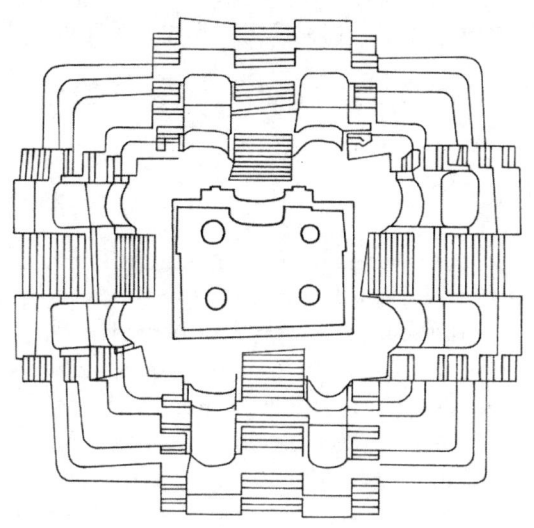

Pyramide von Uaxactún aus der Kultur der Mayas

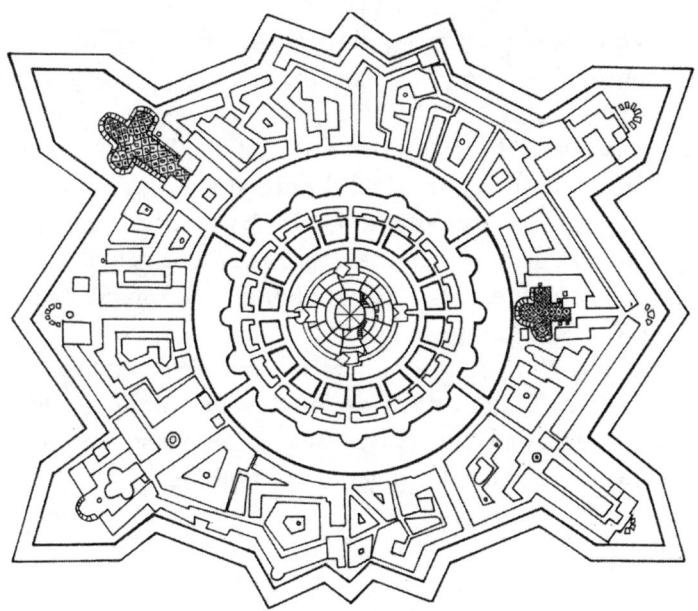

Grundriss der goldenen Stadt von C. G. Jung

Der Urwirbel der Schöpfung durch Kulturen und Zeiten

Die Menschen der Frühzeit können eigentlich noch nichts gewusst haben vom Urknall, von der Spiralform unserer Galaxie und von der Milchstraße, ihnen fehlte noch mehr als eine Dimension, hielten sie doch die Erde für ein Scheiben- statt für ein Kugel-Mandala. Auch in anderer Hinsicht mussten sie sich die dritte Dimension erst erobern, wie etwa in der Kunst. Aber vom Urwirbel, aus dem alles entstanden ist, wussten sie doch. Wohl eher durch Innenschau denn durch Beobachtung des äußeren Weltalls und der mikroskopischen Welten. Oder auch durch Erinnern bzw. Wiedererleben der Empfängnis- und früherer Todessituationen, bei denen der Wirbel jeweils eine Rolle spielt.

In einem Dzong, einer Klosterburg in Bhutan findet sich ein Jahrtausende altes Mandala, das eine wunderbare und in seiner Entstehung gänzlich unerklärliche Darstellung des Weltalls mit seinen kreisenden Himmelskörpern abbildet. Geschaffen zu einer Zeit, wo Kultur für uns noch Zukunftsmusik und Wissenschaft auf dieser Welt noch nicht einmal als Wort existierte. Aber auch die vielen Spiralen der Neolithkulturen bis zu den keltischen und germanischen zeugen von einem tiefen Einblick in die Gesetzmäßigkeiten der Schöpfung.

Wo wir hinschauen, finden wir bis heute Wirbeldarstellungen an den Knotenpunkten des Geschehens, in den Doppelspiralen der DNS unseres Erbgutes ebenso wie in den Blasenkammern der Physiker, wenn sie der Bildung von neuer Materie zuschauen.

Griechisches Mandala

von einer Tonscherbe aus der Zeit von 3000 bis 2000 vor Christi Geburt. Die Spiralgestalt in ihren vielen Varianten kommt hier besonders deutlich zum Ausdruck. In diesem Fall soll sie den vollkommenen Menschen symbolisieren.

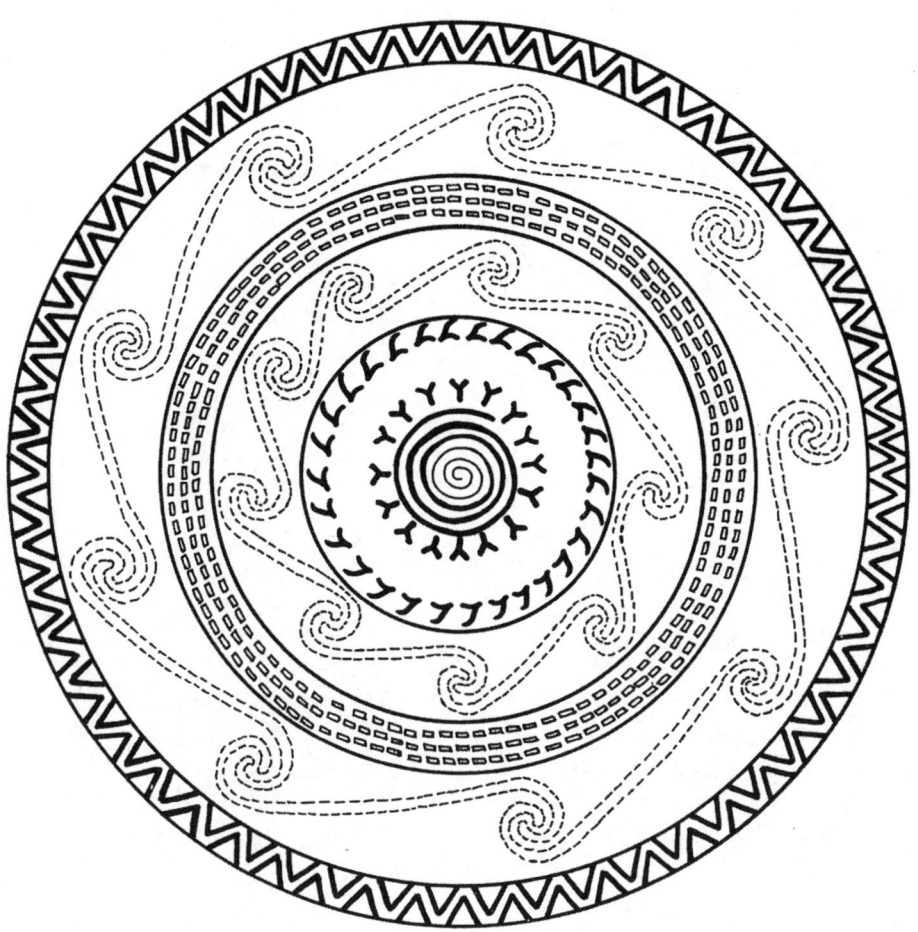

Versionen des Urwirbels

Die Inder stellten den Urwirbel, aus dem nach ihrer Auffassung alles andere hervorgegangen ist, in Gestalt der drei Gunas, der drei Urkräfte, dar. Die Einheit, die sich über die Polarität in die Trinität auffächert, ist dabei ein Thema vieler Kulturen. Die Kelten gaben dem Urwirbel ganz ähnlich Ausdruck in diesem uralten Mandala.

Indianer geben dem Spiralmandala bis heute ganz ähnlich Ausdruck, wie das die Assyrer schon vor Jahrtausenden taten.

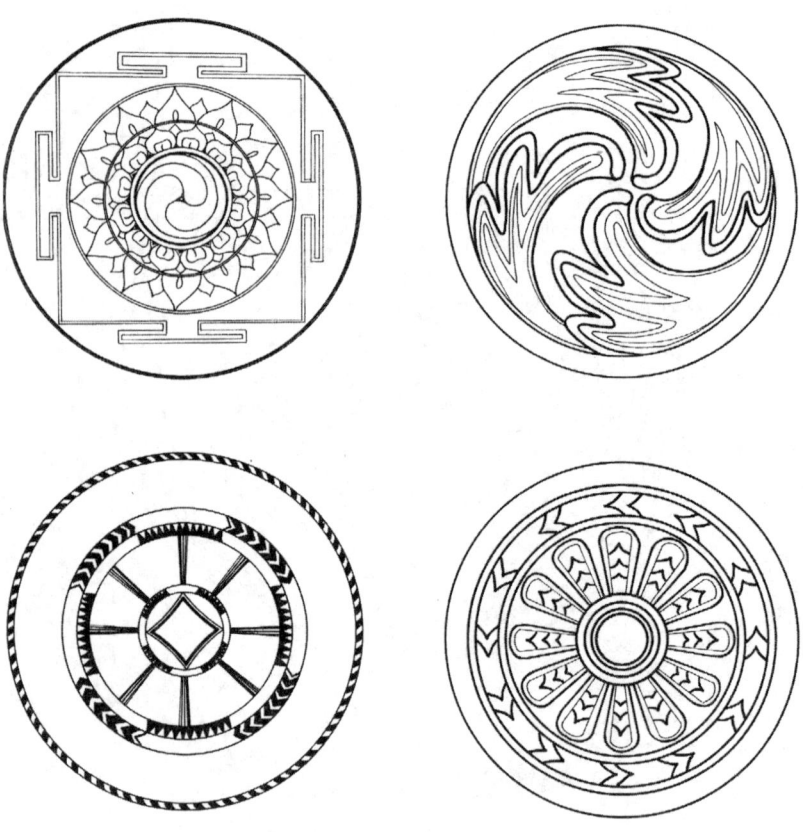

Germanischer Urwirbel

Auch unsere engeren Vorfahren haben offenbar schon um die bewegende Grund- und Urkraft allen Anfangs gewusst, wie dieses germanische Wirbelmandala vermuten lässt.

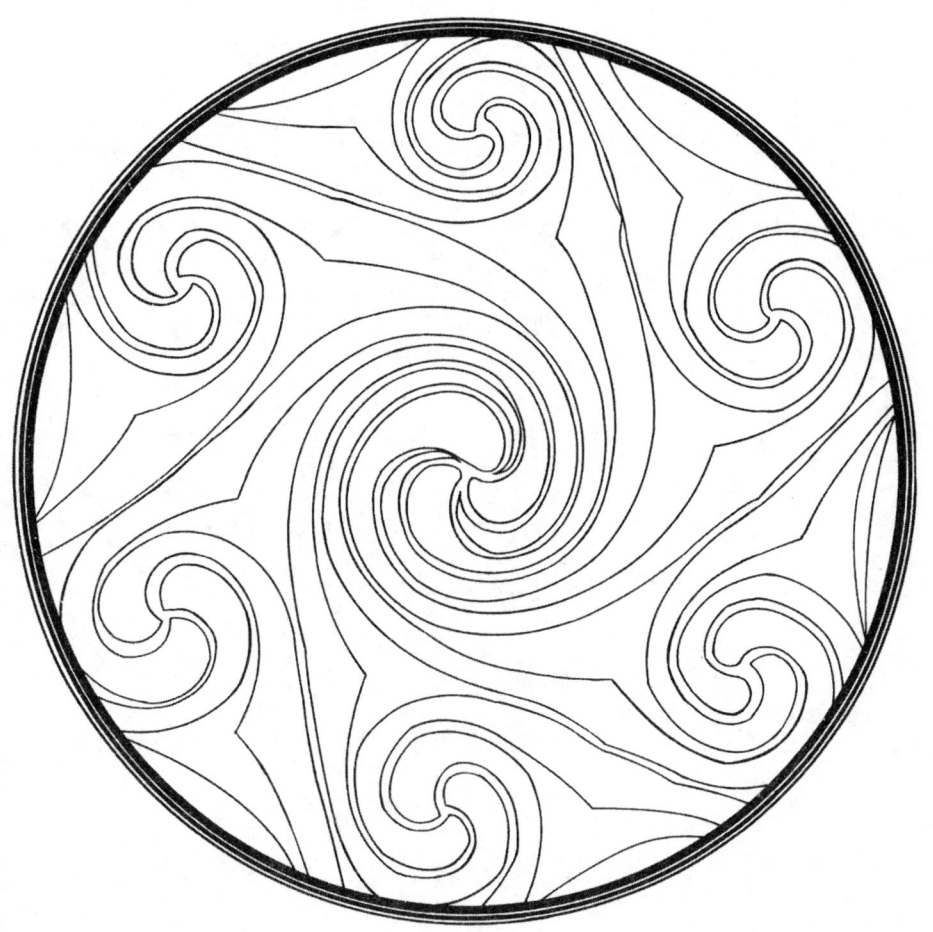

Mandalas der Moderne

Selbst die ultramoderne Chaosforschung findet heute schon wieder dieselbe Spiraldynamik in vielen ihrer eindrucksvollen Bilddarstellungen.

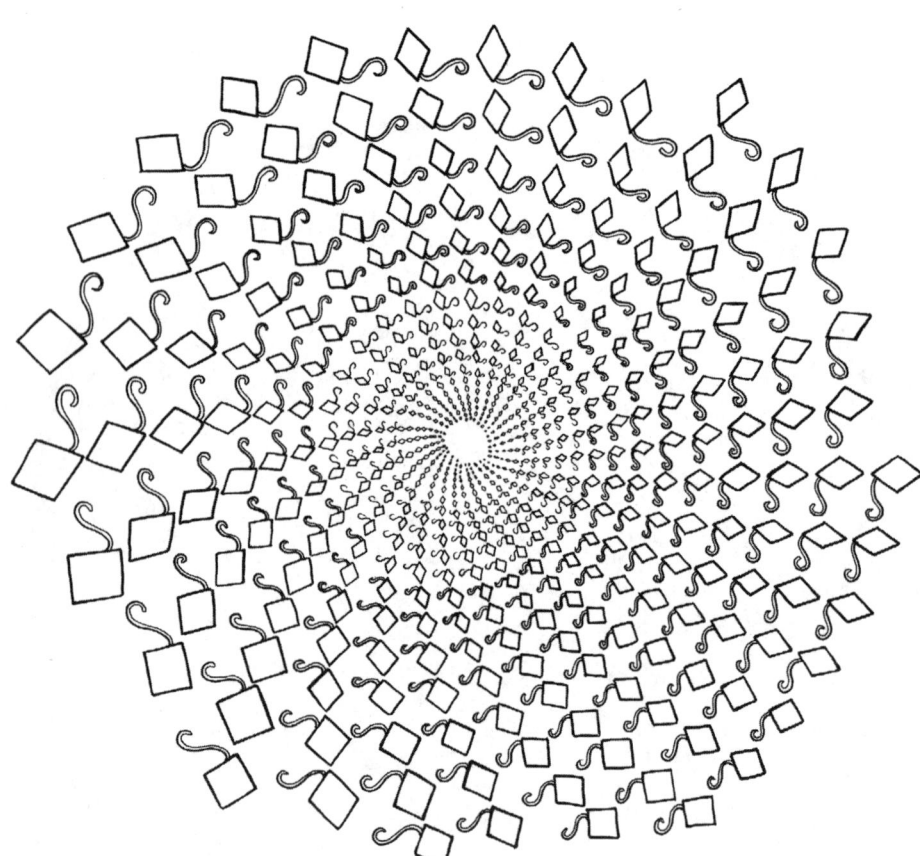

Mandala-Manie

Ist der innere Blick einmal auf die Mandalas eingestellt, werden sie plötzlich überall auftauchen. Was aber wie eine Manie anmuten mag, ist eher der wundervolle Anfang der Erkenntnis, dass in dieser Schöpfung alles mit allem zusammenhängt – schon allein über das Mandala-Muster. In allen Religionen und Kulturen, bei Menschen aller Rassen und Hautfarben finden wir das Mandala und können nach diesem Kulturausflug seinen urprinzipiellen Charakter wohl noch besser schätzen. Wobei das Urprinzipielle eben gerade darin liegt, dass wir in alle Richtungen gehen können und immer wieder darauf stoßen. Es taucht also nicht nur in der Vergangenheit überall auf, sondern auch in der Zukunft, wenn wir an die Chaosforschung denken. Urprinzipien existieren unabhängig von Raum und Zeit, sie gehören sozusagen zum Urmaterial, aus dem die Schöpfung gestrickt ist.

Übung

Das gegenüberliegende Mandala, entsprechend ausgemalt, kann einen in Verbindung bringen mit diesem Urgrund, denn es entwickelt einen richtiggehenden Sog in seine Tiefe in der Mitte. Es stammt aus der Chaosforschung und ist damit sozusagen ein Kind der Mathematik. Stellen Sie das ausgemalte Mandala in circa zwei Meter Abstand auf, beleuchten Sie es intensiv und legen Sie dann Ihren Blick ganz weich in seiner Mitte ab. Vielleicht noch unterstützt von passender Meditationsmusik werden Sie bald erleben, dass das Mandala lebt und Sie in seinen Bann ziehen kann. Nehmen Sie sich eine Viertelstunde Zeit für diesen Ausflug in die Mitte des Seins.

Computerschöpfungen – modernste Mandala-Versionen

Unsere ganze technische Welt mit ihren Errungenschaften geht letztlich auf das Mandala zurück. Seit vielen Jahrhunderten beruht unser Fortschritt ganz wesentlich auf dem Rad in seinen unzähligen Ausprägungen. Bis in seelische Welten hat sich das niedergeschlagen, und nicht wenige Menschen fühlen sich denn auch als kleines Rädchen in einem großen, nicht mehr überschaubaren Räderwerk gefangen.

Mit dem Computer verlassen wir erstmals das Räderwerk wieder. Im Gegenzug zu anderen Produkten unseres technologischen Verstandes enthält er in seinen Innereien kein Räderwerk, sondern ist ein direktes Kind der polaren Welt der Gegensätze. Er unterscheidet immer nur zwischen Null und Eins, allerdings in fabelhafter Geschwindigkeit. Trotzdem lassen sich mit dem Computer sehr schöne Mandalas erstellen, wie die nächsten Seiten zeigen mögen.

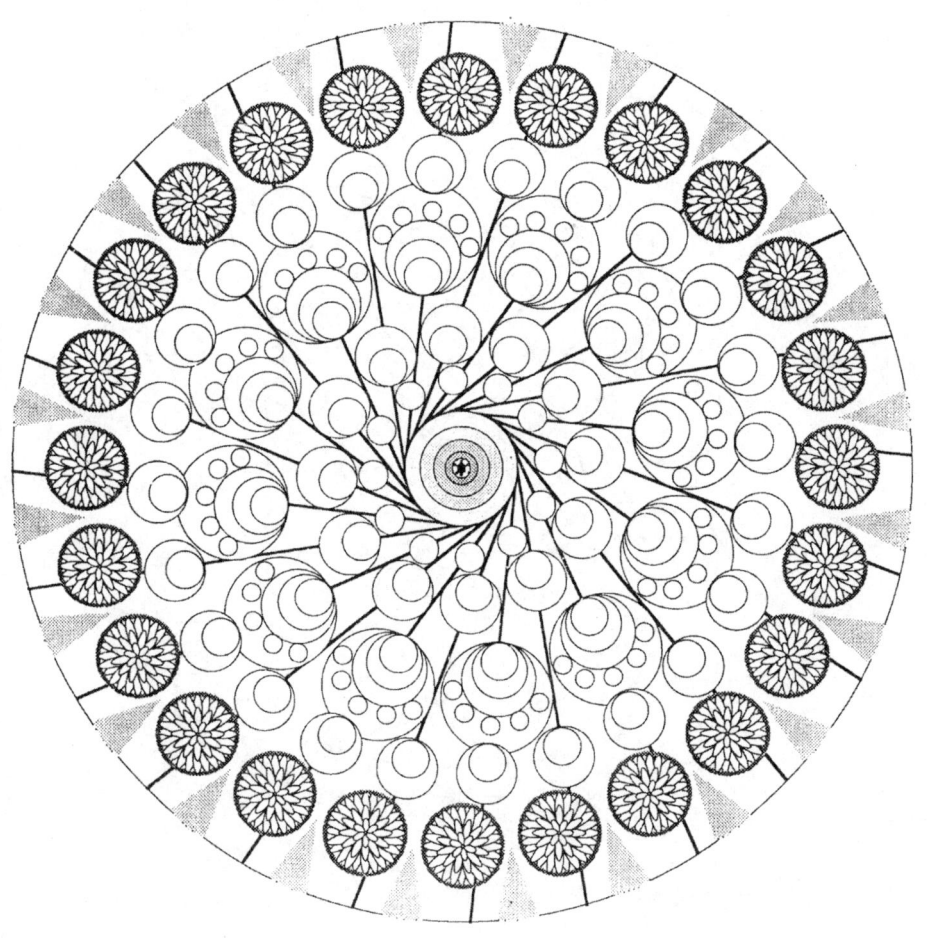

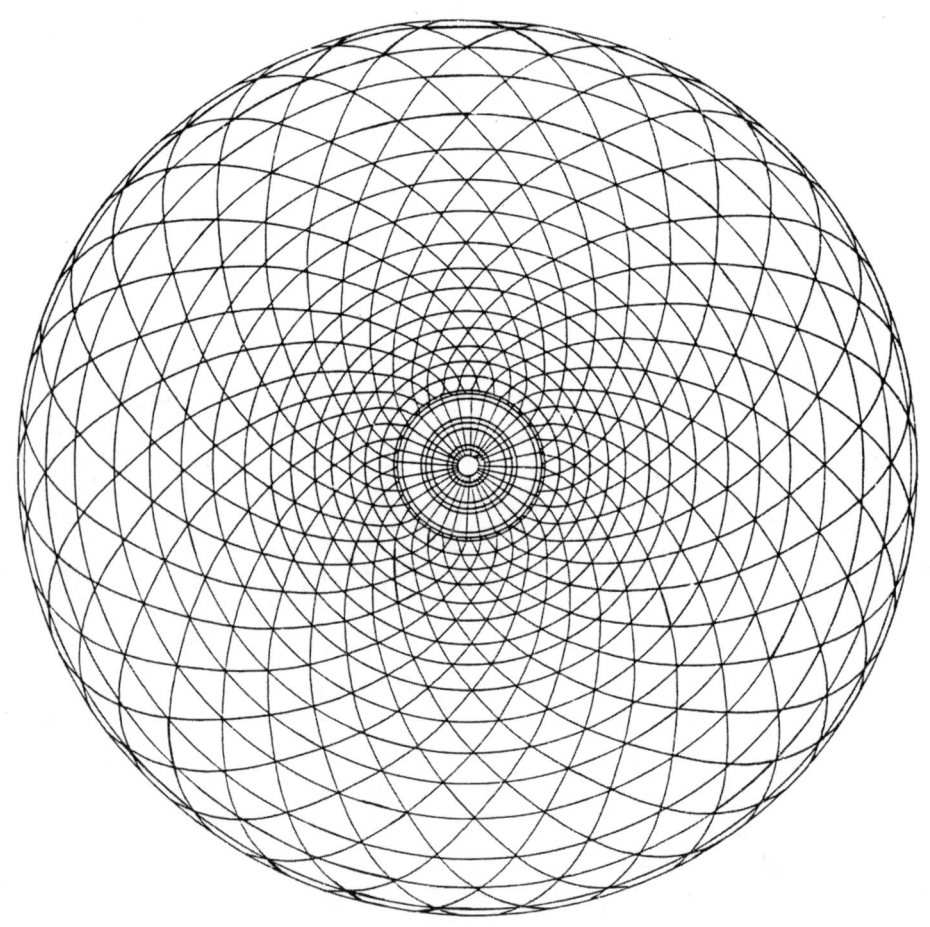

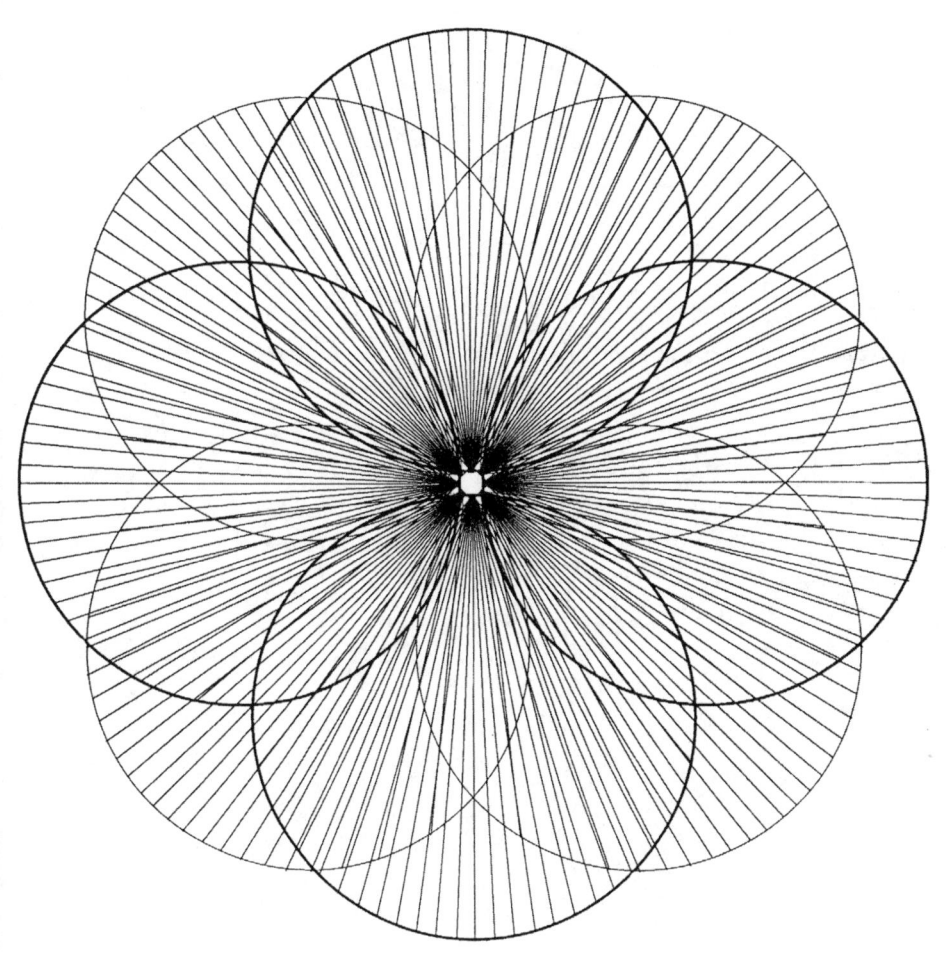

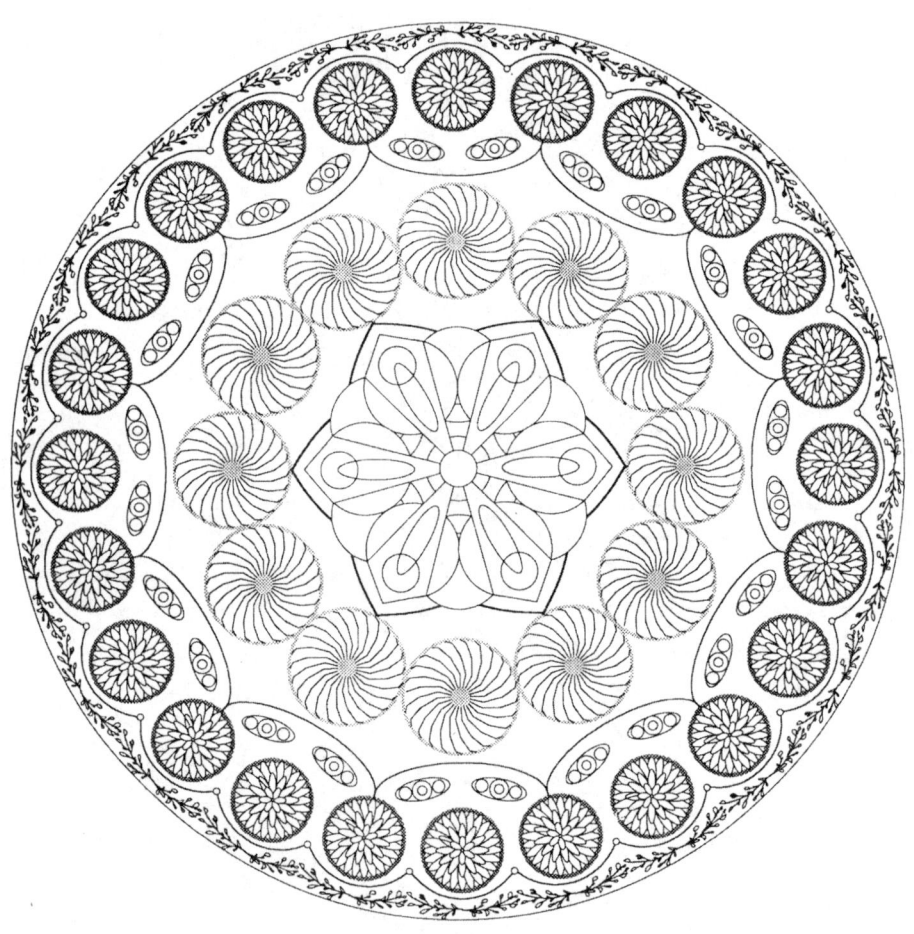

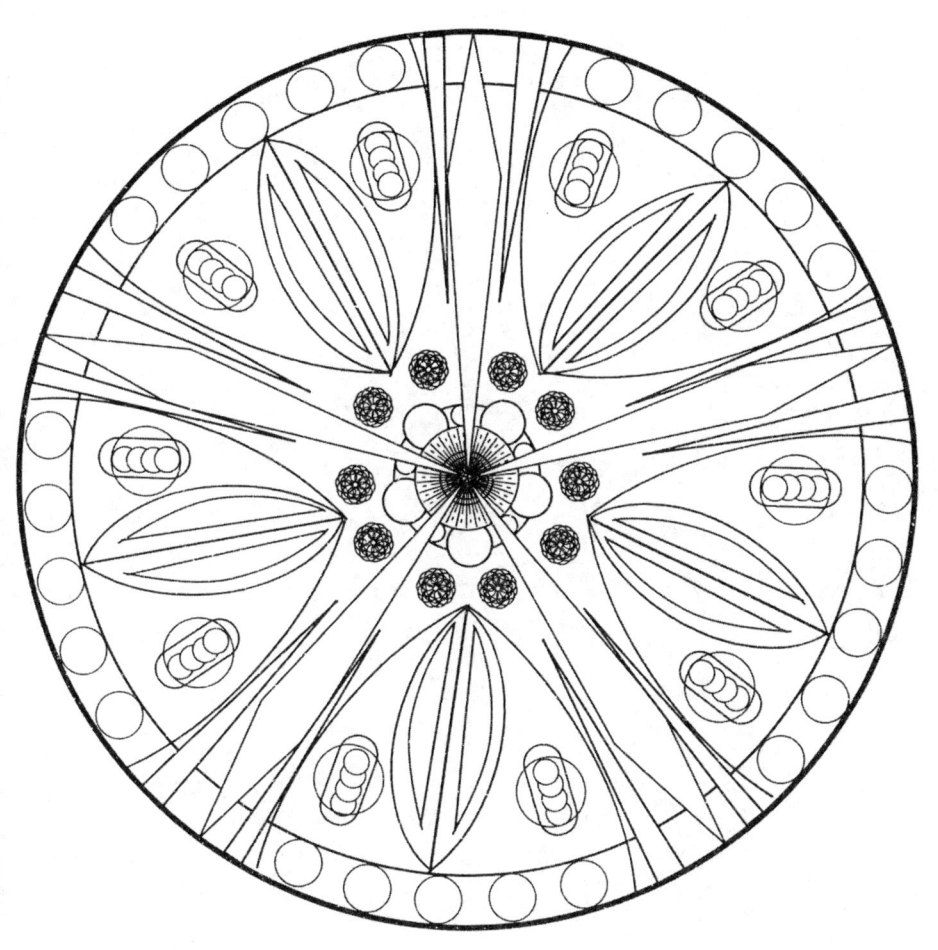

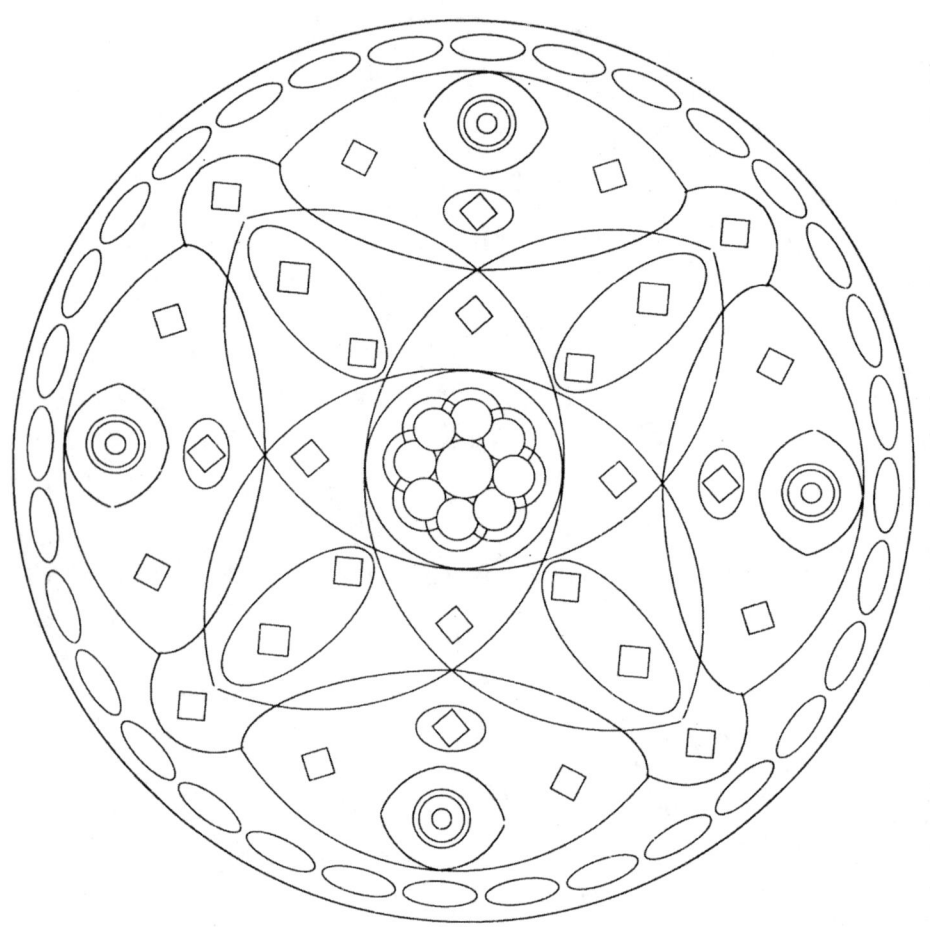

Die Imitation der alten Muster – oder das Ewige in immer neuer Ausprägung

Mit Hilfe des Computers lassen sich die alten Mandala-Muster in verblüffender Weise imitieren, ganz ähnlich wie sich die schönsten gregorianischen Choräle heute mit elektronischer Hilfe »zusammensampeln« lassen. Man fühlt sich an Rosenfenster und Kathedralen erinnert, und sie sind dem Keyboard eines geschickten Computeranwenders entsprungen.

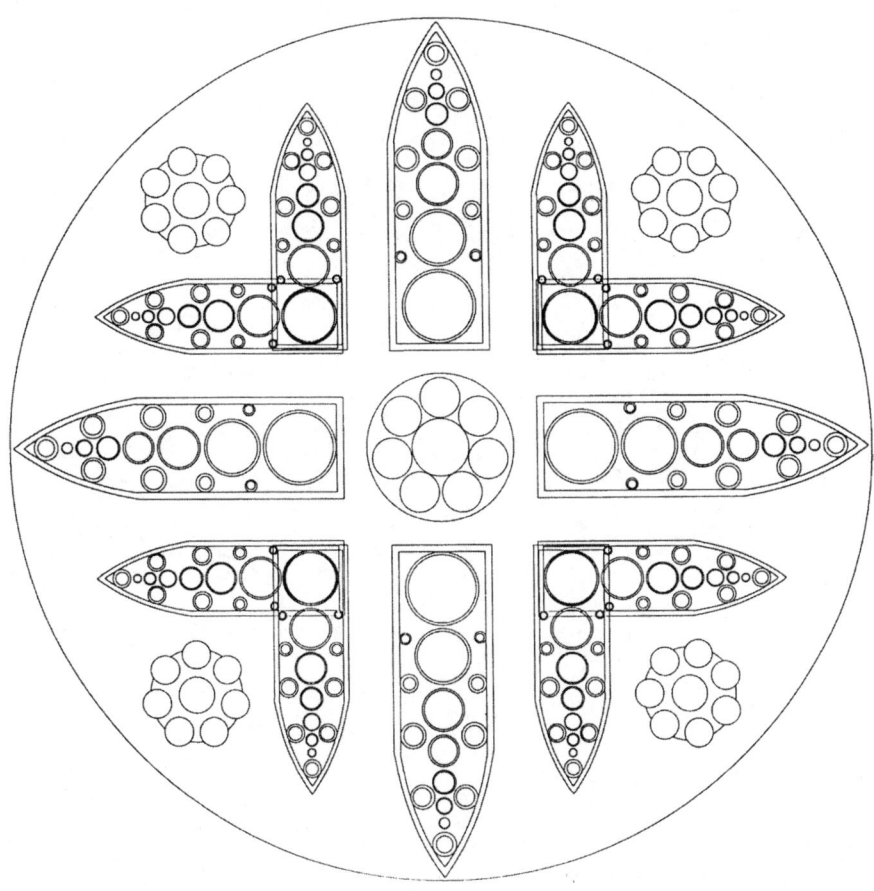

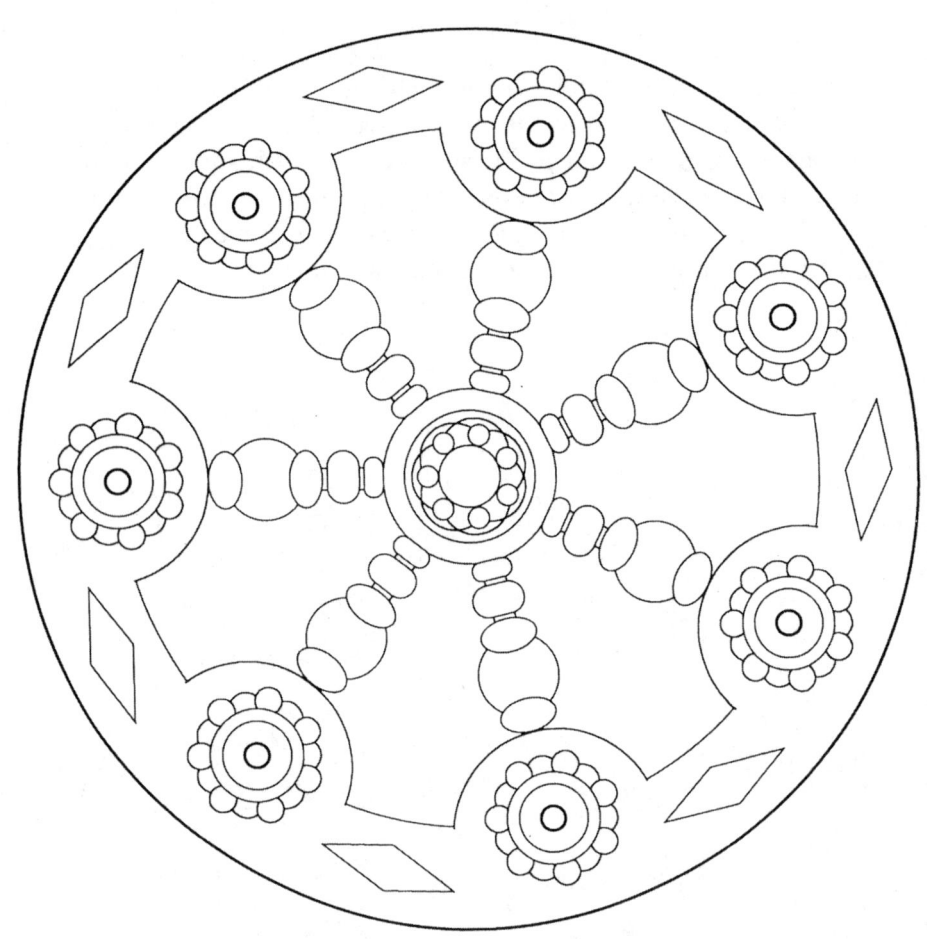

Der Schatten im Mandala

Wie alles andere in dieser Schöpfung müssen natürlich auch Mandalas ihren Schatten haben. Da sie aber in sich ein vollkommenes Abbild der Schöpfung sind, ist der Schatten schon integriert. Gemessen am unsichtbaren Mittelpunkt, der für die Einheit steht, ist der ganze Umkreis, also alles, was wir als Mandala wahrnehmen, Schatten.

Tatsächlich gibt es aber doch so etwas wie Schattenrepräsentanten aus menschlicher Sicht, die mandalaförmige Gestalt haben. Jeder Pickel einer Pubertätsakne hat die Gestalt eines kleinen Vulkans und ist damit ein Mandala. Beim Abszess nimmt bloß das Ausmaß zu, die Signatur bleibt erhalten und ist, ebenso wie auch jede Reaktion auf einen Mücken- oder Bienenstich ein Mandala. Auch das Magengeschwür ist als typischer Krater ein Mandala, wie auch die sogenannten Gichttophie, jene Orte, wo die Harnsäurekristalle, selbst Mandalas, wie wir schon gesehen haben, ihr schmerzhaftes Unwesen treiben.

Es gibt sogar richtiggehende Mandala-Symptome wie etwa den Drehschwindel, der eine scheußliche Karikatur vieler Tanzbewegungen um die eigene Achse ist. Darüber hinaus kann die Beschäftigung mit Mandalas, die ja immer auf Ganzheit zielt, auch viele Seiten unseres seelischen Schattens hervorbringen. Das ist eigentlich ein gutes Zeichen für jede Therapie, die auf Vollkommenheit zielt, allerdings wird es im Erleben doch als unangenehm empfunden. Ganzheit und Vollkommenheit schließen ja immer alles ein, auch wenn das heute in der spirituellen Szene manchmal aus den Augen verloren wird. Das Wundervolle am Mandala ist jedenfalls, dass es in seiner vollkommenen Form auch wieder alle Gegensätze versöhnen kann.

Licht- und Schatten-Mandala

Dass alles einen Schatten hat, macht dieses Mandala nach einer Idee von Escher besonders deutlich. Wo man sich auch noch so bemüht, nur lichte weiße Engel zu malen, entstehen dabei doch im Schatten auch dunkle Teufel. Das ist eines der schwierigsten und größten Themen der esoterischen Philosophie und das Hauptproblem aller Gesellschaften, ob sie es sich eingestehen oder nicht. Ein ausführliche Darstellung der Schatten- und daraus resultierenden Projektionsproblematik findet sich in »Die Schicksalsgesetze – Spielregeln fürs Leben«[*].

---

[*] Ruediger Dahlke »Die Schicksalsgesetze – Spielregeln fürs Leben: Polarität – Resonanz – Bewusstsein«, (Goldmann)

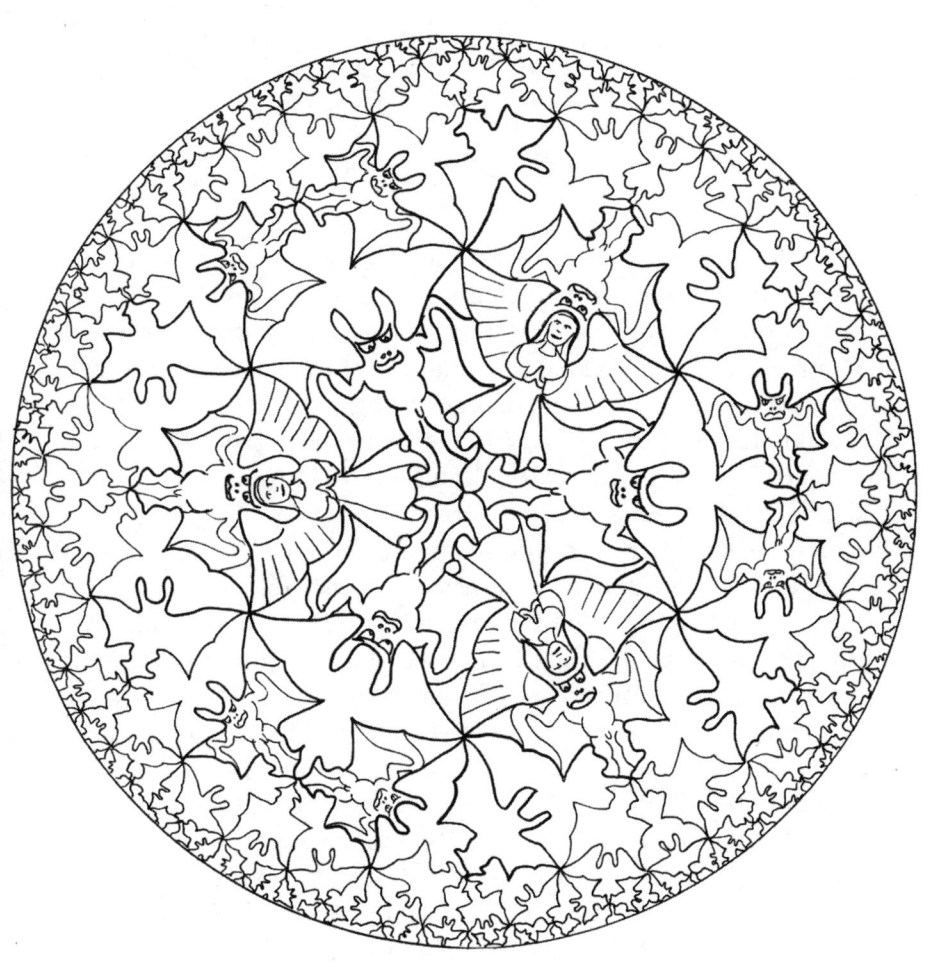

So ihr nicht umkehret und wieder werdet wie die Kinder – Mandala-Spiele für große und kleine Kinder

Die Sagen Mexikos wissen, dass die Götter, wenn sie sonst nichts zu tun haben, am liebsten Ball spielen. Nach dem Motto »wie oben so unten« verbindet sie das mit den Menschen. Auf diesem Planeten, der selbst als großer Ball durch den Weltraum fliegt, jagen so ziemlich alle mit Begeisterung irgendwelchen Bällen hinterher, beileibe nicht nur die Kleinen, sondern auch all die großen Fuß- und Handball-, Tennis- und Golffans. Die Großen unterscheiden sich meist nur durch den dem Spiel durchaus unangemessenen Ernst, mit dem sie bei der Sache sind, von den Kleinen und dadurch auch, dass sie im Laufe des Lebens immer mehr die gesundheitlich fatale Tendenz entwickeln, andere zu ihrem Spaß für Geld spielen zu lassen, wohingegen sie selbst nur noch zuschauen und dabei oft reichlich Fett ansetzen, was sie immerhin auf der äußeren Ebene dem Mandala immer ähnlicher macht. In jedem Fall aber beschäftigen sich alle mit Bällen und also mit Mandalas.

Der ursprüngliche Sinn vieler Spiele wird oft erst klar, wenn man sich des Mandala-Charakters des Balls bewusst wird. Bei ihm handelt es sich um ein Totem, ein Symbol der Einheit, das zumeist auf rituellen Wegen an einen ganz besonderen Ort gebracht werden muss. Ob Fußball oder Tennis, Rugby oder Volleyball, immer muss das Ball-Mandala nach bestimmten Regeln an bestimmte Orte befördert werden in einem Ritual, das die entsprechenden in Ritualgewänder gewandeten Hohenpriester, hier oft Schiedsrichter genannt, mit den berühmten Argusaugen überwachen. Beim Golf geht es zum Beispiel darum, mit einem möglichst runden, also mandalaförmigen Schlag ein Mandala, den Ball, auf ein anderes, das Green, zu befördern und dort in ein weiteres einzulochen.

Das alles im Hinterkopf, kann man sich ein Bild machen, warum ansonsten durchaus vernünftige Menschen, die nicht die geringste Chance haben, jemals Golfprofi zu werden, bei diesem Spiel trotzdem durch alle Höhen und Tiefen dieser Welt gehen. Manche fangen sogar an, die wirklich wichtigen Dinge ihres Lebens wie Familie und Beruf zu vernachlässigen, nur weil der kleine runde Ball, ihr Mandala-Totem, nicht gleich dorthin will, wo er soll, nämlich ins Mandala.

Neben den Mandala-Ball-Spielen gibt es aber auch noch jede Menge Spielmöglichkeiten um das Mandala herum, die den Vorteil haben, dass sie, da sie dem Mandala-Wesen entsprechend alle Generationen gleichermaßen ansprechen, auch der ganzen Familie gemeinsam Freude machen können.

Ein Fantasie-Mandala, das Sie in besonders spielerischer Weise malen könnten, zum Beispiel indem Sie die Farben blind und mit links wählen und es dann auch ganz locker mit links malen, vorausgesetzt Sie sind ansonsten Rechtshänder. Dieses Mandala ist einer Seidenmalerei nachempfunden.

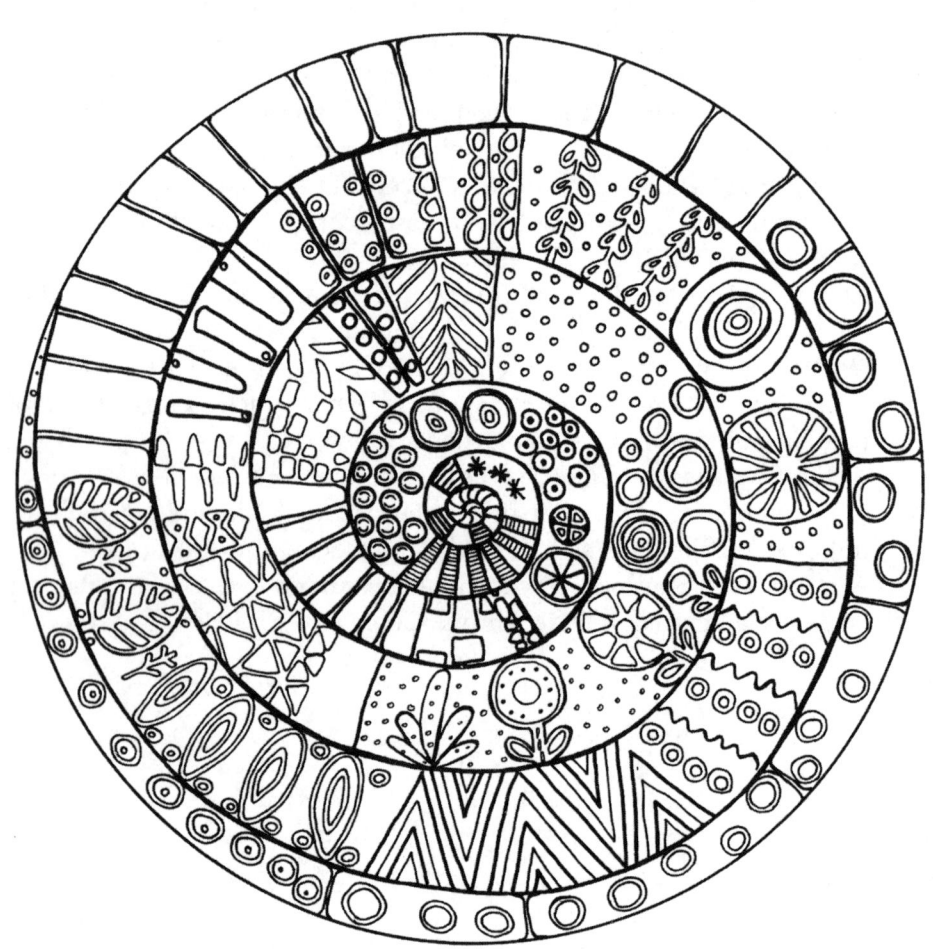

Mandala-Puzzle

Ein Mandala-Spiel, das wie kein anderes die Geduld schult, ist das Wiederzusammensetzen eines zerbrochenen Kruges oder eines anderen Tongeschirrs. Die Idee des Puzzles ist ja nichts anderes als das Wiederherstellen eines ehedem vollkommenen Musters. Ähnlich wie der Nachvollzug eines vorgegebenen Mandalas einem Nachempfinden des Lebensweges entspricht, wie es auch in der christlichen Idee des Kreuzweges seinen Niederschlag findet, kann das Wiederherstellen eines Tongefäßes tiefe seelische Empfindungen hervorbringen im Sinne eines Rituals des Wieherherstellens des zerbrochenen Kruges. Wenn etwa zwei Eheleute rituell und gemeinsam einen Krug zerschlagen und die Scherben dann zusammen wieder verbinden und den Krug neuerlich aufbauen, kann sich dabei seelisch viel tun.

Analog zum Weg der Heilung, den das Leben als Ganzes darstellt, gilt es auch hier, alle Teile von sich, beziehungsweise des Gefäßes, zu einem Ganzen zu integrieren. Die Schritte zwischen Vielheit und Einheit sind am besten spielerisch zu bewältigen. In dem Maße, wie das Gefäß sich der Vollkommenheit wieder annähert, werden auch innerlich entsprechende Schritte möglich. Natürlich müssen die Sprünge auch gut gekittet werden.

Das Zusammensetzen eines dreidimensionalen Mandala-Musters über das Reparieren eines Keramikgefäßes ist ein den Archäologen wohlvertrautes Spiel, und an vielen historischen Orten können wir die beeindruckenden Ergebnisse entsprechender Puzzlespiele bewundern.

Solche Scherben bringen dann auch Glück, jedenfalls wenn sie zur Wiederentdeckung der eigenen Vollkommenheit beitragen.

Der zerbrochene Krug

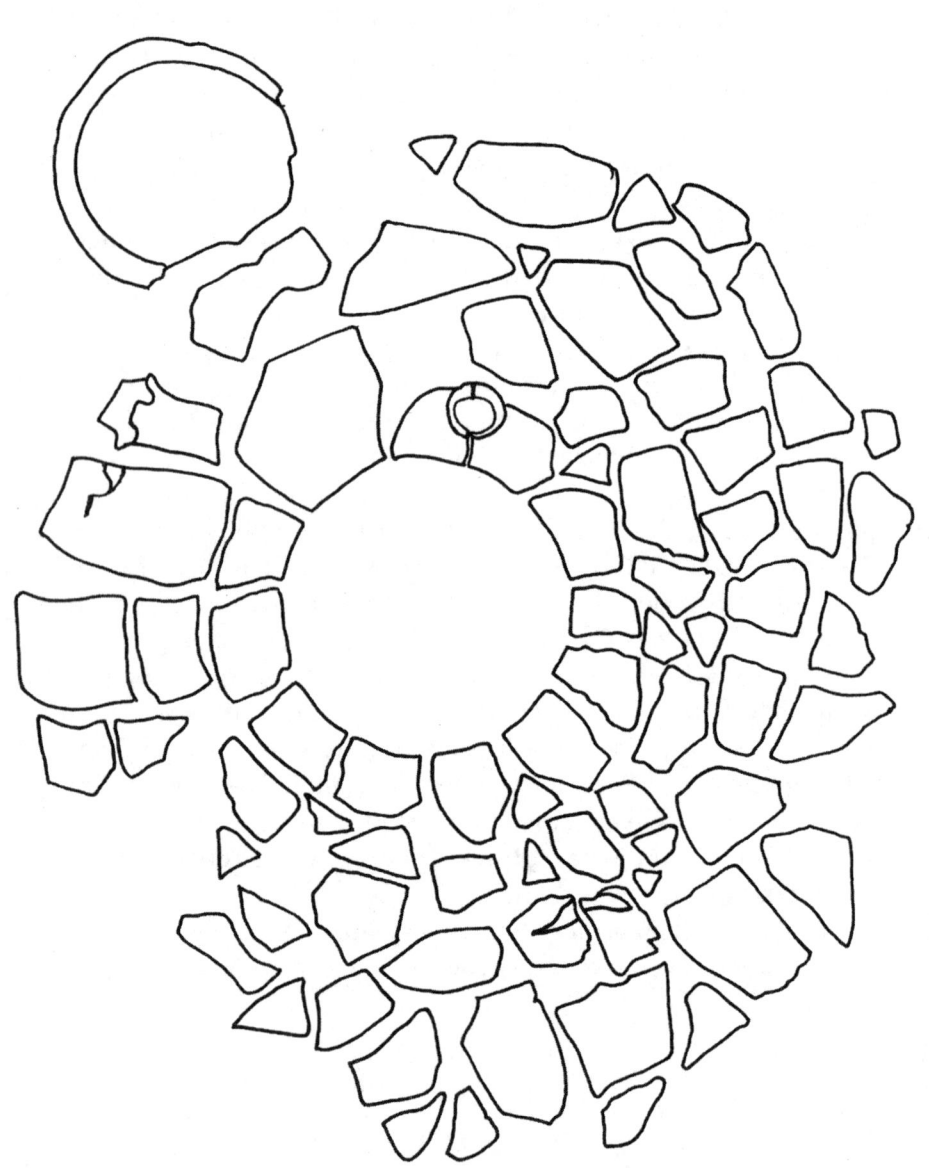

Der geheilte Krug – von der Vielfalt zur Einheit

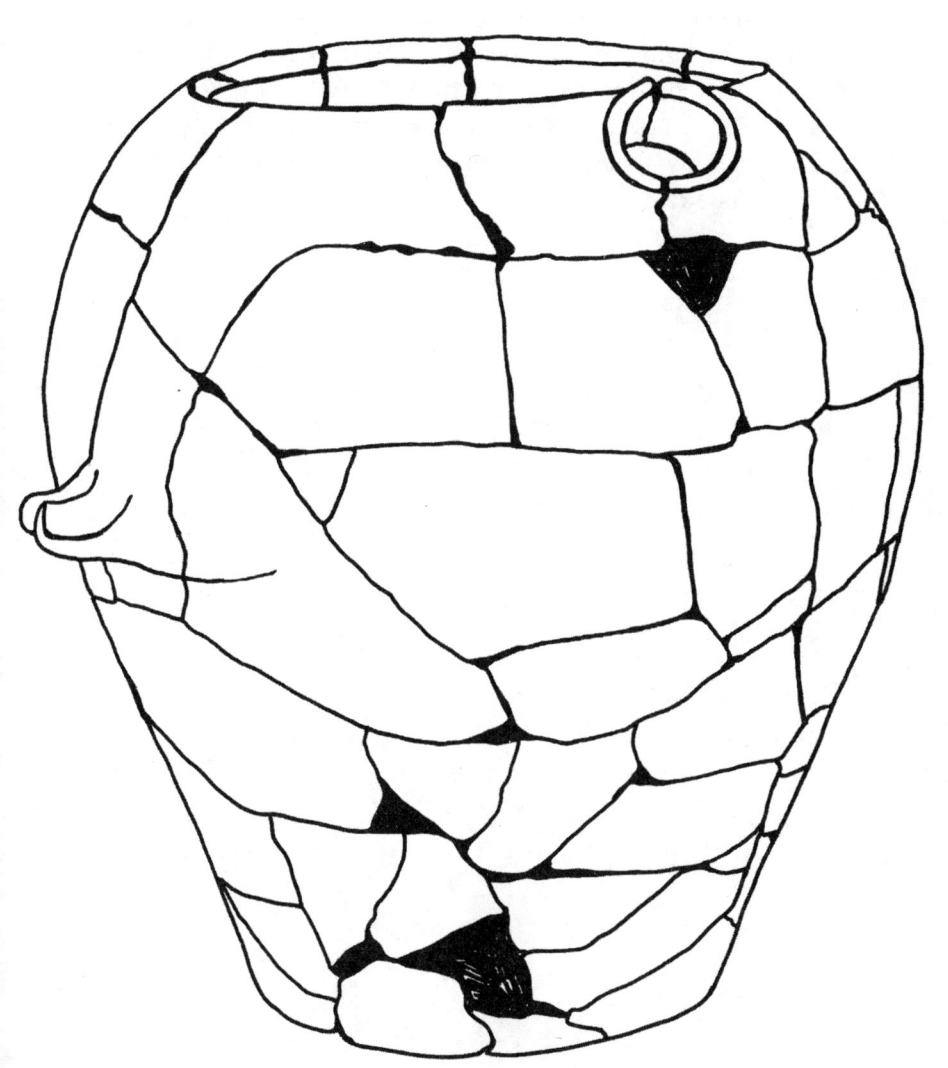

Yin-Yang-Mandala-Übung

Dieses halbe Mandala ist von männlichen Yangformen geprägt und verlangt so dringend wie der Märchenheld nach seiner Prinzessin, nach seiner zweiten Hälfte, die der Volksmund unumwunden die bessere nennt. Führen Sie also zuerst die vorhandene männliche Hälfte mit den entsprechend feurigen Farben aus, um dann die fehlende zweite weibliche sowohl von den Strukturen als auch von den passenden wässrigen Farben zu ergänzen. Der Kontrast zwischen den Formen und Farben sollte möglichst deutlich ausfallen.

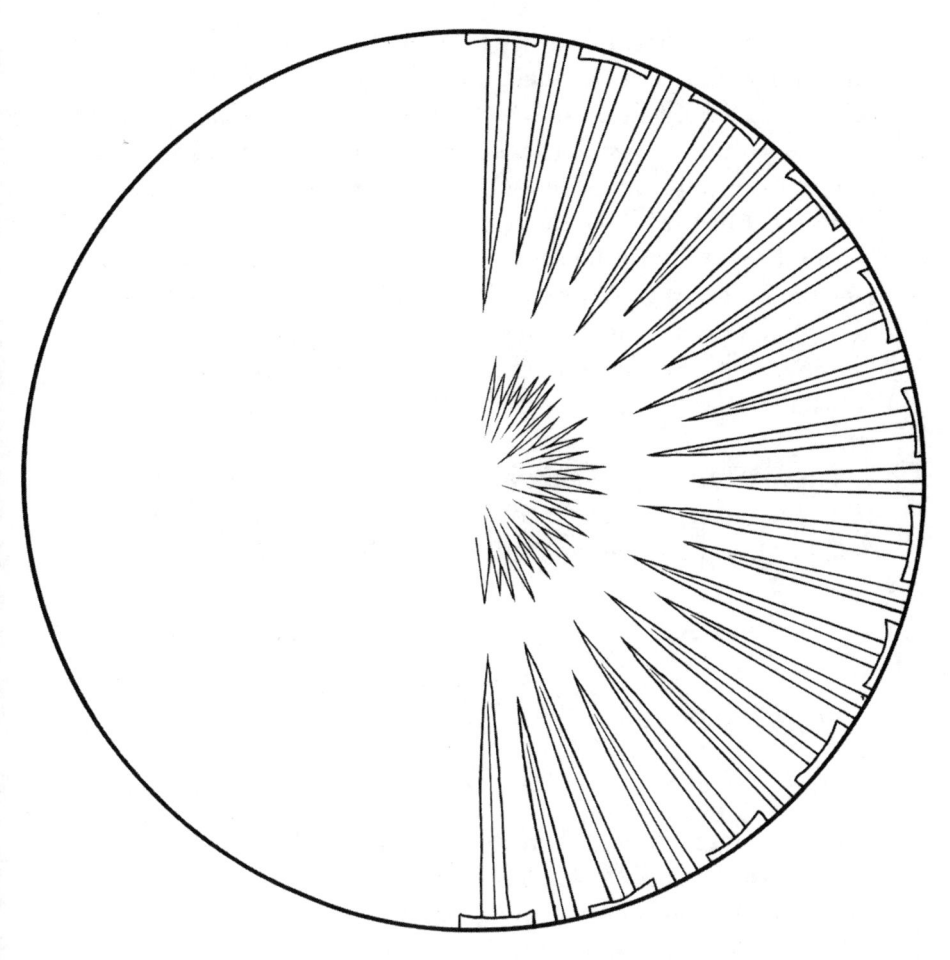

Der Familien-Mandala-Kalender

Hierbei geht es darum, für jeden Monat die ihm entsprechende Stimmung in einem Mandala einzufangen. Naheliegend ist es, dass die allerjüngsten und die folgenden Kinder die Mandalas für die Frühlingsmonate malen, also April, Mai und Juni. Ältere Jugendliche und junge Erwachsene kommen mit den Sommermonaten Juli und August dran, wobei August und vor allem September schon für die Eltern, die sich der Lebensmitte nähern, zu reservieren sind. Oktober, November und Dezember sind von den rüstigen Vorruheständlern oder auch den Pensionisten der Familie, den Groß(en-)Eltern zu bewältigen, während, Januar, Februar und März die Aufgabe der Alten, der Ur-Groß-Eltern ist.

Ein einjähriges Kind kann sich dabei durchaus schon am April versuchen und wird vielleicht gar nicht so weit vom März-Mandala der Urgroßmutter entfernt sein in der Art der Darstellung.

Vier-Jahreszeiten-Mandala-Kalender

Etwas weniger Aufwand macht es, einen Vier-Jahreszeiten-Mandala-Kalender den Zeitqualitäten der vier Quadranten des Jahreskreises entsprechend auszustatten. Dabei ist darauf zu achten, jede Jahreszeit mit ihren Farben und Formen auszudrücken, den Frühling etwa mit aggressiv nach außen stürmenden Formen und den entsprechend roten Farbtönen des Aufbruchs.

Noch einen Schritt weiter gehend, lässt sich dieses Konzept zu einem Vier-Lebens-Jahreszeiten-Mandala vertiefen, in dem Kindheit und Jugend das erste Viertel zufällt, der Erwachsenenzeit das zweite, dem Herbst des Lebens das dritte und dem Lebensabend das vierte Viertel.

Vier-Lebens-Jahreszeiten-Mandala der Indianer

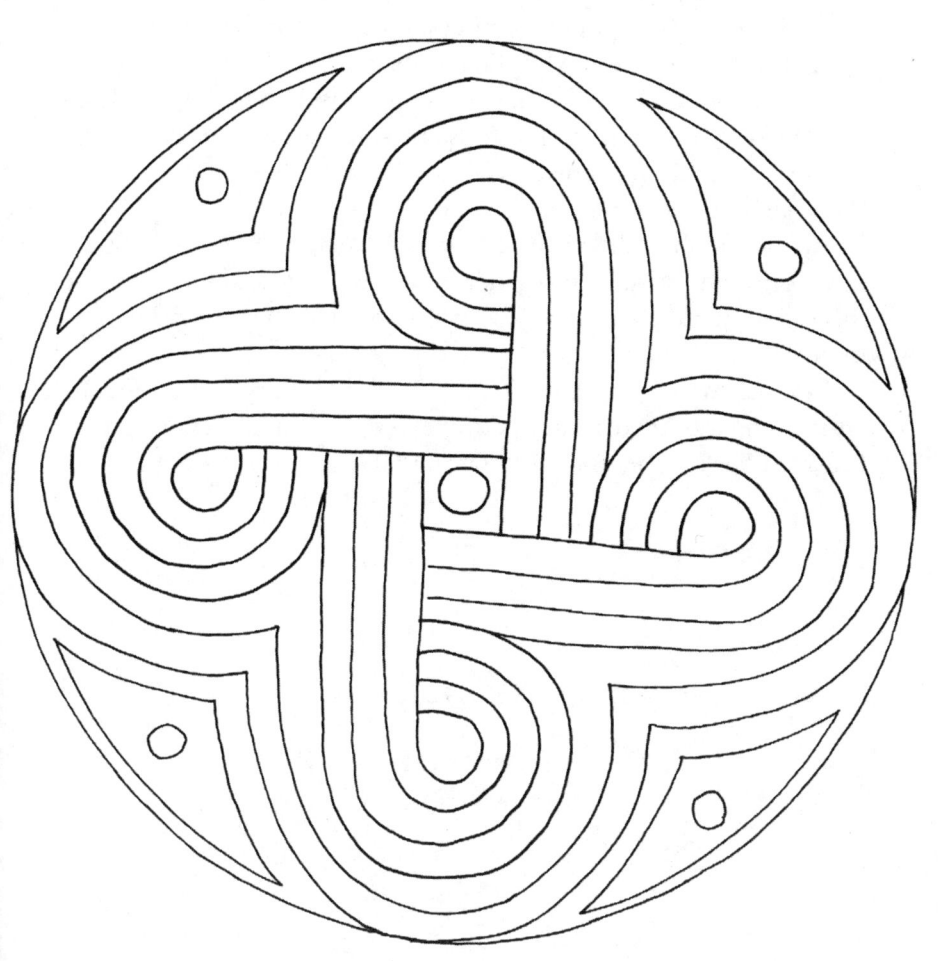

Scherenschnitt-Mandalas

Mandala-Scherenschnitte sind ganz einfach zu verwirklichen: Ein Blatt Papier zweimal falten, sodass vier Lagen Papier übereinander zu liegen kommen. Dann mit einer scharfen Schere von der »dicken Ecke« aus beginnen, Muster hineinzuschneiden, die beim Auffalten ein Mandala ergeben. Durch entsprechende Übung lassen sich so schnell und überraschend vielgestaltige Kreisformen erschaffen. Hinterklebt mit buntem Transparentpapier, entsteht ein Fensterschmuck, der Kindern nicht nur zu Weihnachten Spaß macht.

Zu einem ähnlichen Effekt lässt sich auch mit Wachsmalkreiden kommen, wenn die solcherart gemalten Mandalas von der Rückseite gebügelt werden, bis die Farben Transparenz bekommen.

Man könnte Mandalas auch im Stil der Hinterglasmalerei auf entsprechendes Fensterglas aufbringen, wodurch wir uns den Effekten der Kirchenfenstermalerei nähern.

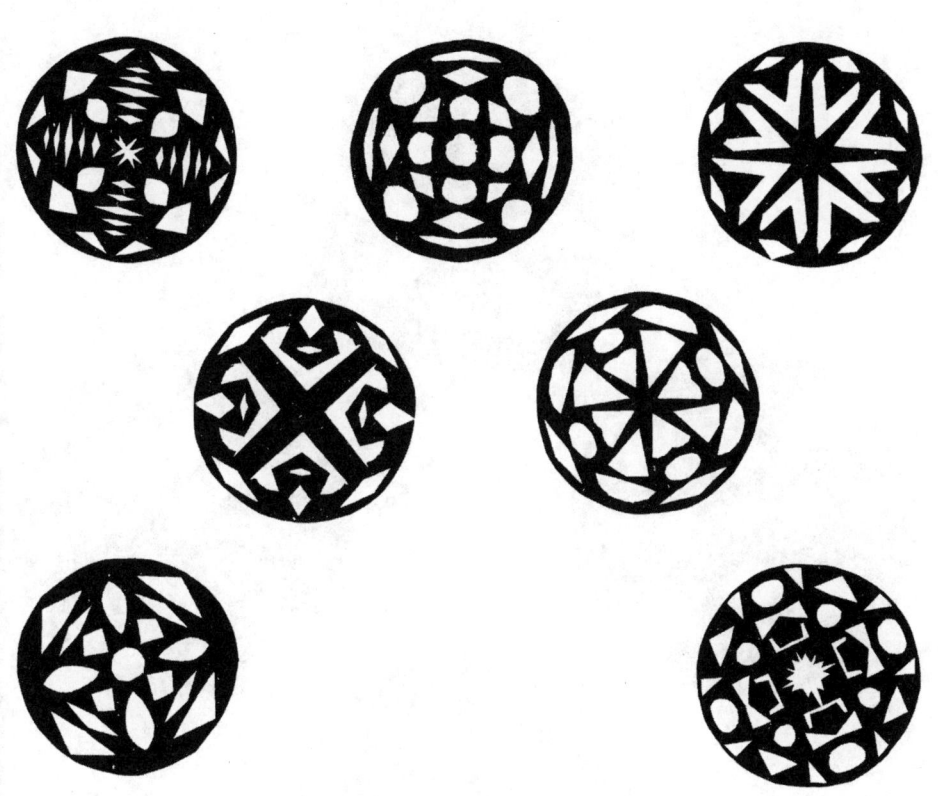

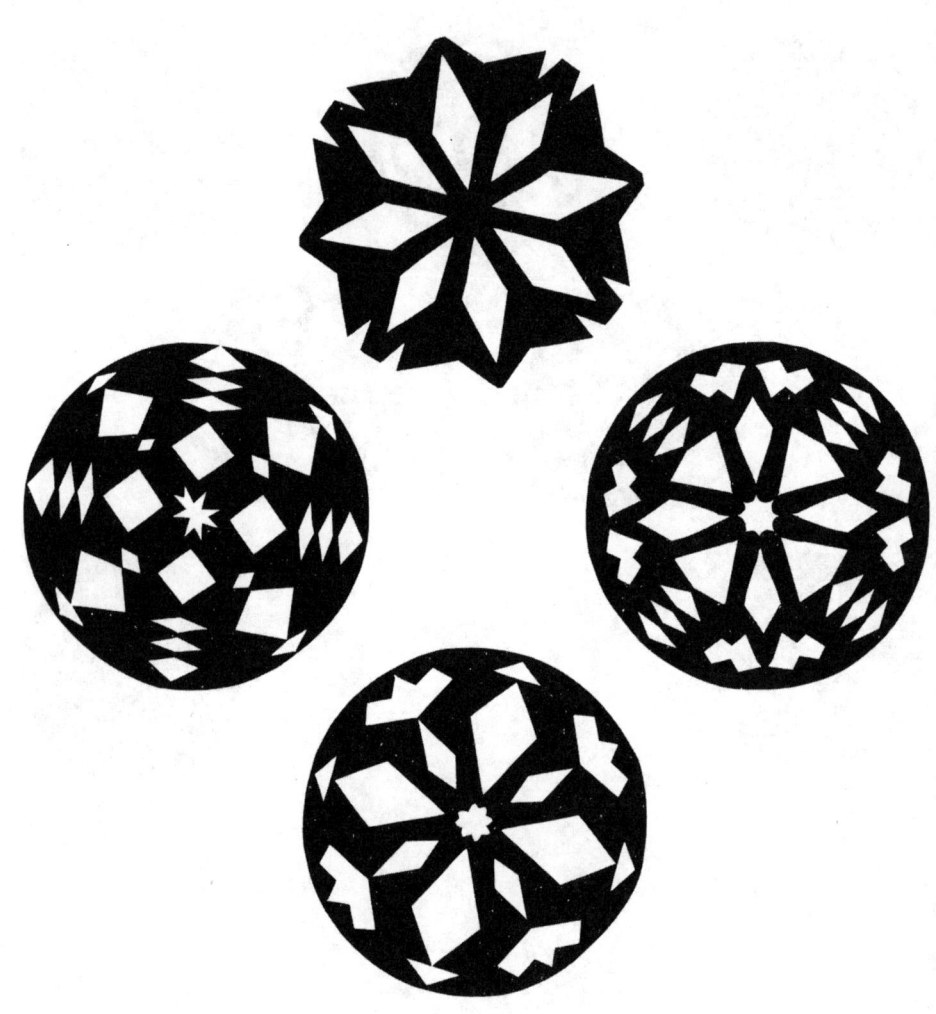

Lebendige Mandalas

Aus kleinen Mandalas lassen sich auch vorzügliche Mobiles basteln. Der Kugeleffekt der Mandalas verstärkt sich noch, wenn man zwei oder mehr Mandalas zur Hälfte einschneidet und sie dann ineinander schiebt. Mit ein wenig Klebeband fixiert, entstehen so beliebig viele bunte Mandala-Bälle, die dem Mobile noch mehr Charme verleihen.

Wer sehr vorsichtig ist, kann sogar die Scherenschnitt-Idee mit der der Mobiles verbinden, wodurch zum Bewegungseffekt noch ein reizvoller Lichteffekt hinzukommt, wenn die Scherenschnitte mit vielfarbigem Transparentpapier hinterklebt sind.

Der Weihnachts-Mandala-Baum

Der Christbaum lässt sich sehr leicht mit Mandalapracht überziehen und wird so seiner ursprünglichen Symbolik noch besser gerecht, als wenn er mit Süßigkeiten überhäuft wird, die in dieser Überflusszeit sicher kein Symbol des wieder erstarkenden Lichtes sind. Bedenkt man die tiefe Licht-Mystik, wie sie in den Rosenfenstern der Gotik eingefangen ist (siehe »Mandalas der Welt«), ist das Mandala eigentlich der angemessenste Schmuck.

Ganz abgesehen von gekauften Kugeln und gebastelten Strohsternen, ihrerseits natürlich ebenfalls Mandalas, lassen sich im Stile der Mobile-Mandalas auch ganz leicht schöne Papierkugeln basteln. Mandala-Sterne können, gemalt oder über die Scherenschnitt-Methode erstellt, ebenfalls zum großen Weihnachtsmandala beitragen. Auch die Adventszeit kommt nicht ohne Mandala aus, wie der Kranz zeigt.

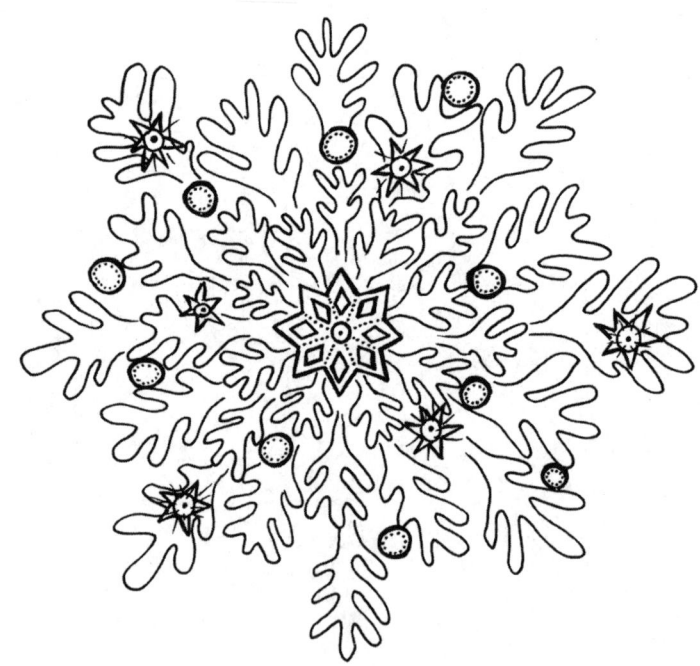

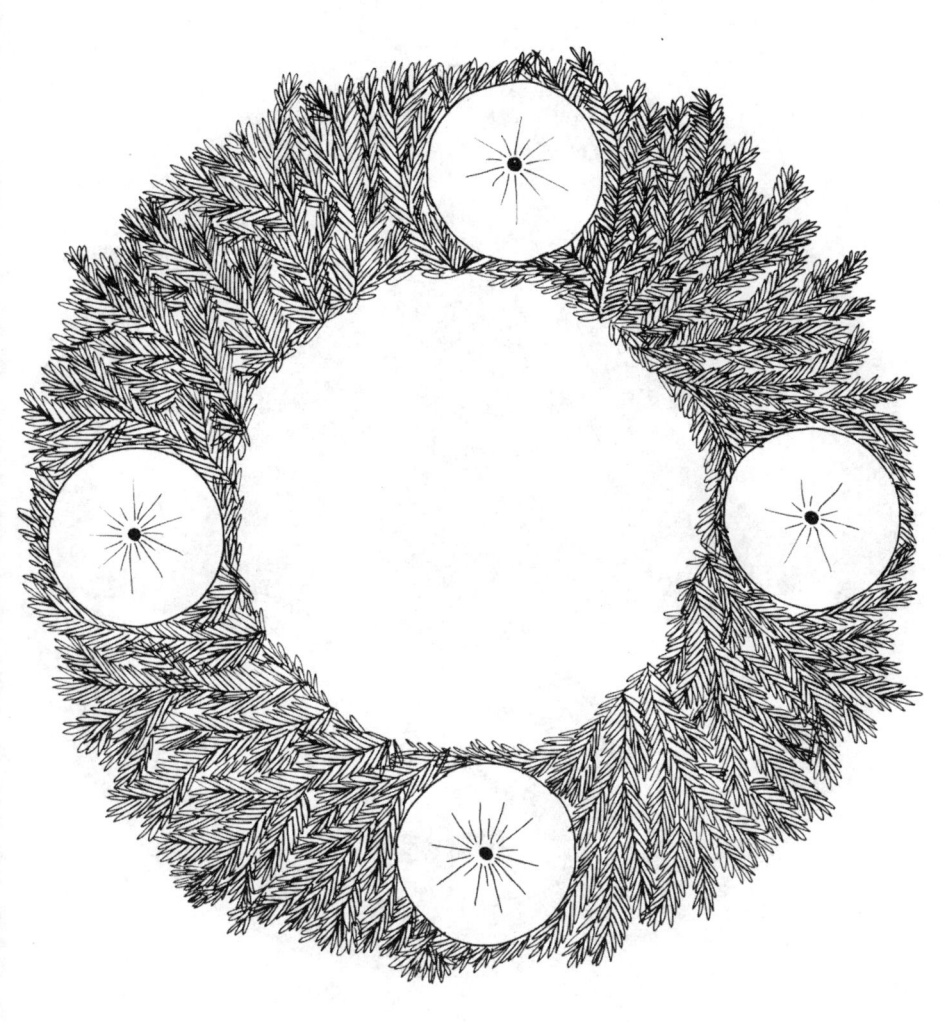

Adventskranz

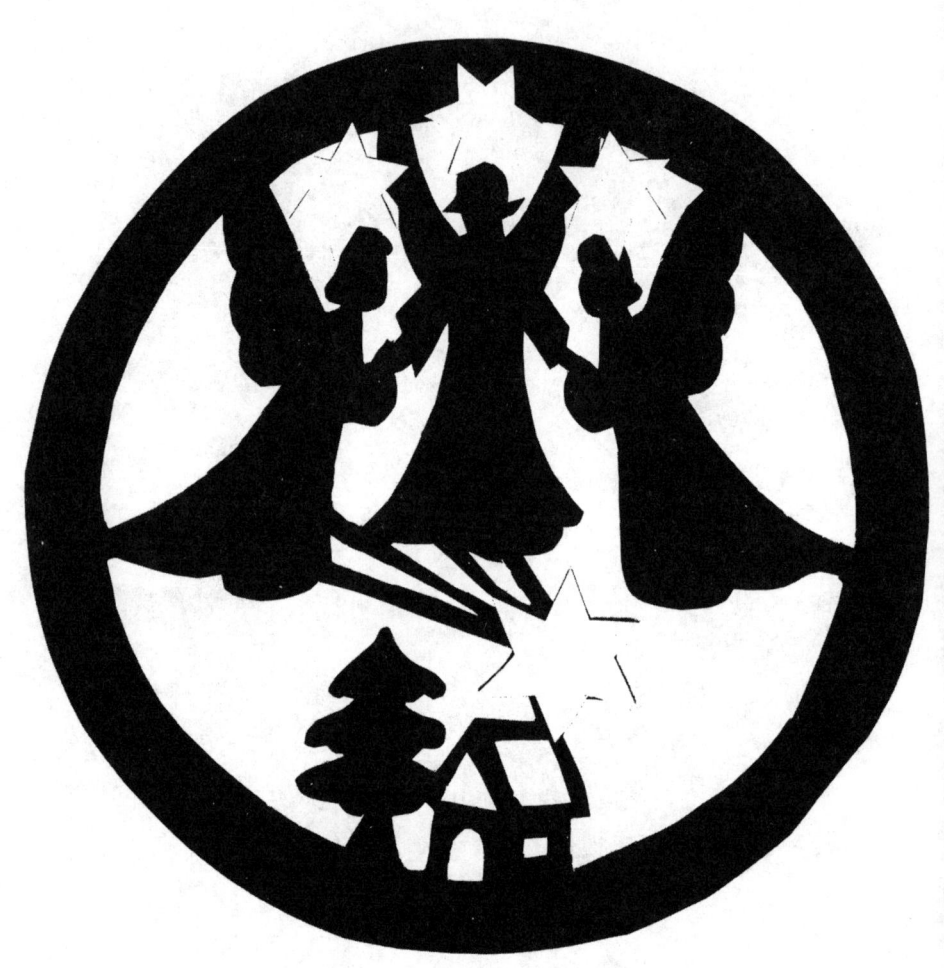

Urlaubs-Mandalas

Am Strand lassen sich wunderbare Mandalas aus Muscheln und all dem anderen Strandgut legen, die zudem den Reiz haben, dass das Meer sie sich immer wieder zurückholt. Das entspricht den alten Mandala-Traditionen Tibets, aber auch den indianischen und überhaupt den meisten schamanistischen, die ja das Mandala-Ritual mit dem Zurückgeben des Mandalas beenden.

In dieser Hinsicht lassen sich natürlich noch beliebig viele Ideen mit Naturstoffen verwirklichen. Aus Herbstlaub ein Mandala in den Garten zu legen und dann den späteren Herbststürmen zu überlassen, kann ebenso reizvoll sein, wie winterliche Mandalas aus Schnee zu formen. Z.B. lassen sich mit entsprechend keilförmig geschnittenen Schneestücken richtige Mandala-Tore formen, die mit dem Winter wieder verschwinden werden und zugleich Anzeigeinstrumente für die Kraft des Winters sind. Verliert er nämlich seine Kraft, sinken seine Mandala-Tore in sich zusammen, wobei erste Zeichen schon zu sehen sind, wenn sie nur ein bisschen geknickt wirken. Hier wäre auch auf die Mandala-Installationen des Künstlers Goldsworthy zu verweisen.

Schnee-Mandala-Bogen nach einer Idee des Künstlers Goldsworthy

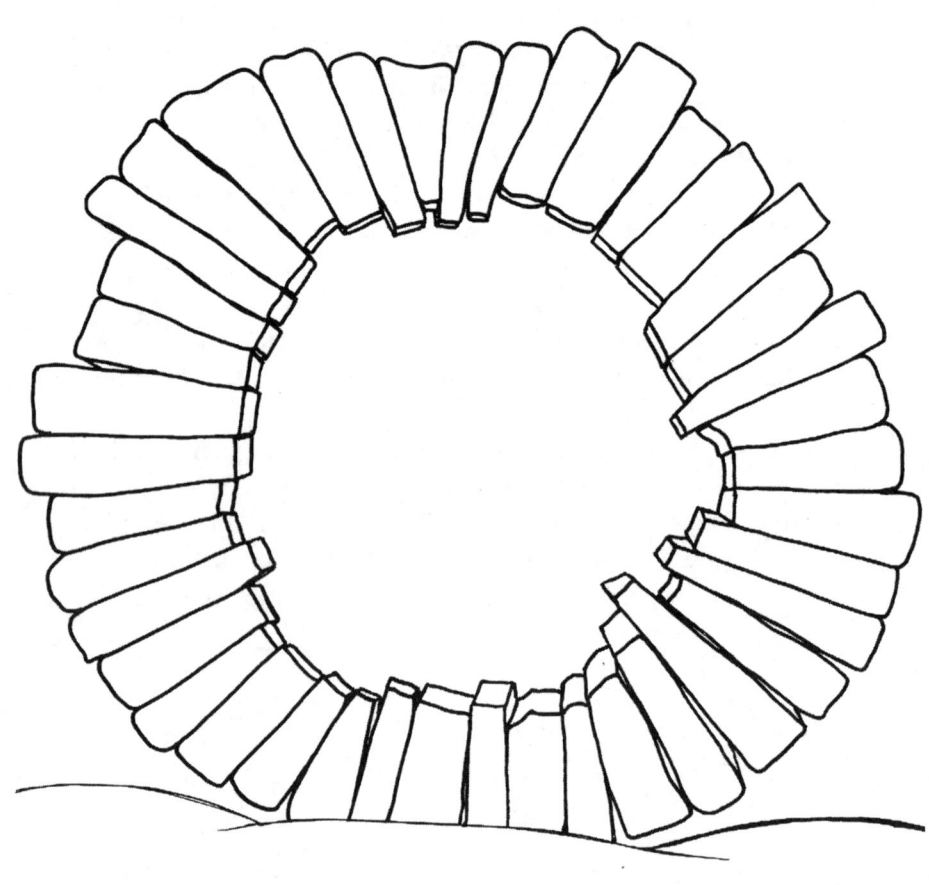

Solange es sich durch dieses Schneetor gehen lässt,
ist die Macht des Winters ungebrochen.

Spiele für Große und Kleine im Mandala

Sehr viele Spiele drehen sich ganz unabhängig von den verwendeten Mandala-Bällen im Mandala-Muster: Vom Kreisel der Kinder über den Hula-Hoop-Reifen der Pubertierenden, das Karussell und das Riesenrad bis zum Roulette der Erwachsenen.

Das vielleicht Schönste an den Mandala-Übungen oder -spielen ist, dass sie Spaß machen und trotzdem eine tiefgreifende Art von Therapie darstellen, eine spielerische Therapie eben oder ein therapeutisches Spiel oder auch nur eine lockere Spielerei. Mandala-Therapie ist immer Eigentherapie und braucht keinen Spezialisten im Hintergrund. Jeder Mensch ist eigentlich Mandala-Spezialist, und wo Hilfe und Anregung notwendig sind, kann sie jede Mutter für ihr Kind sicher besser geben als jeder Mandala-Forscher einer Universität.

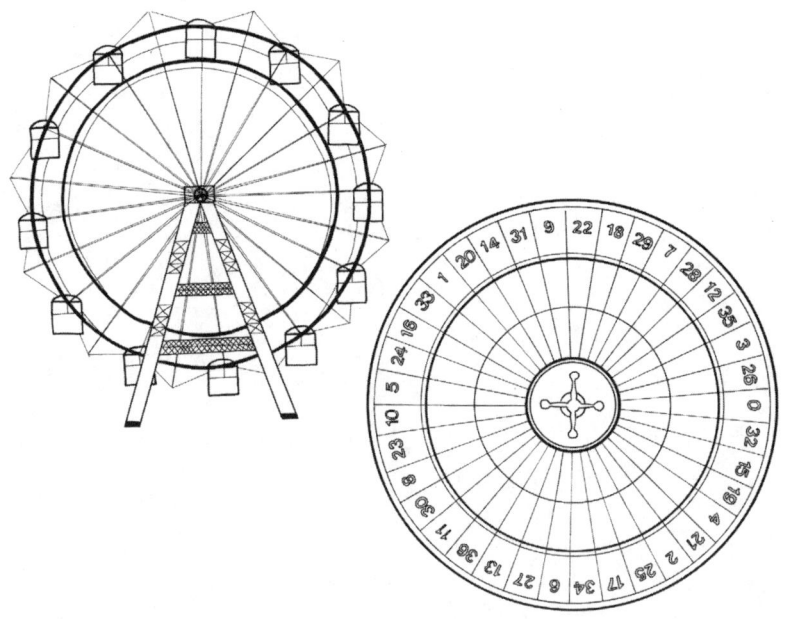

Im Mandala tanzen

Alle Kreis- und Reigentänze sind bereits von der Form her, die sie in den Raum zeichnen, Mandalas. Alle Tänze aber setzen Zentrierung voraus: Die eigene Mitte darf nicht verloren werden und die Tänzer müssen gut in ihr ruhen. Beim Tanzen lässt sich sogar lernen, eine eher instabile Mitte zu stabilisieren bzw. überhaupt erst seine Mitte zu finden. Durchs Leben tanzen und das Leben als Tanz erleben sind Ausdrücke, die um dieses Wissen kreisen. Wer seine Mitte nicht gefunden hat, kann nicht durchs Leben tanzen. Ganz konkret lässt sich das nicht nur an den Derwischen des Islam, sondern auch an den Walzerliebhabern hierzulande sehen, aber selbst noch moderne »Freistiltänzer« brauchen ein Gefühl für ihre Mitte, sonst würden sie hinfallen.

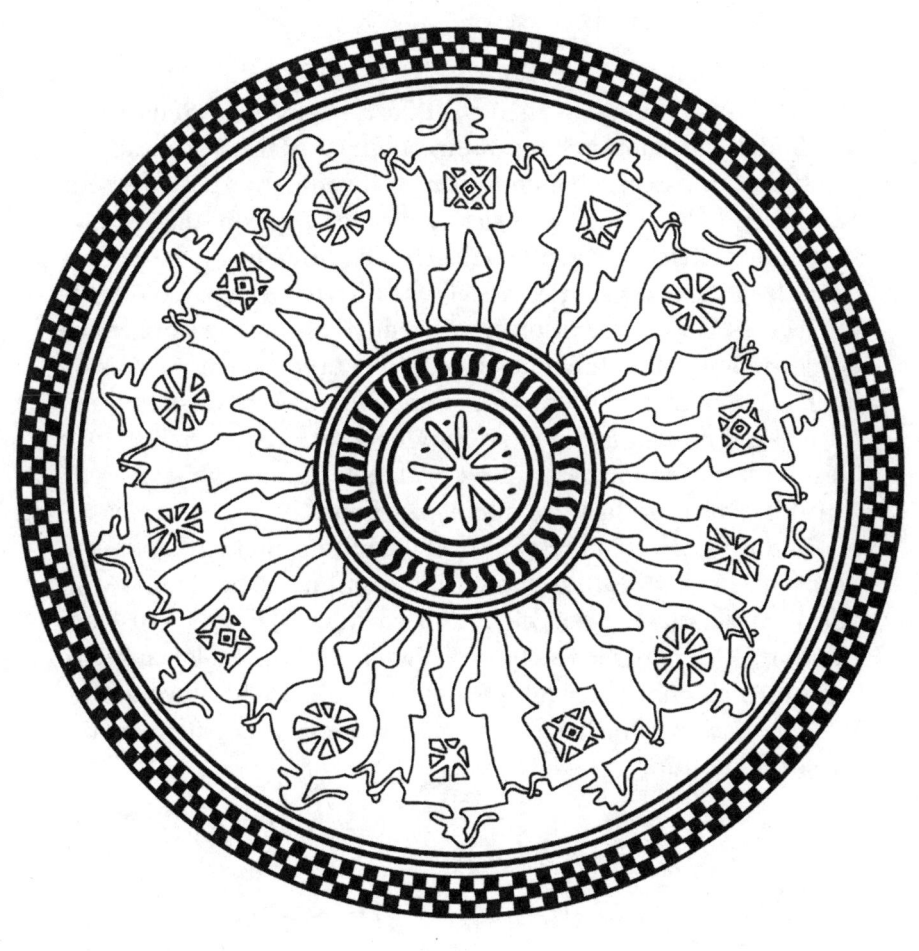

Tanz griechischer Soldaten, Motiv von einer Terrakottascherbe, Athen 750 v. Christus

Garten-Mandalas für Ästhetik und Raumgestaltung

Natürlich kann man sich auch aus Pflastersteinen, Platten oder in den Boden gerammten Holzstämmen im Garten ein Mandala legen beziehungsweise bauen (lassen). Die eingangs beschriebene zentrierende Wirkung wird sich auch hier ergeben, und so entsteht automatisch schon allein durch die Form ein gewisses Zentrum des Interesses an dieser Stelle des Gartens. Sich in die Mitte solch eines Mandalas zu setzen, wird auch die eigene Konzentration erhöhen. Allmählich gewöhnen wir uns ja auch im Westen über Feng Shui und Pyramidenforschung daran, dass Formen durchaus Einfluss auf den sie umgebenden Raum haben. Am Beispiel des Mandalas ist das besonders leicht zu erleben.

In dieser Hinsicht wäre auch ein eigenes indianisches Medizin-Rad im Garten interessant und leicht (aus Steinen) zu legen. Man müsste sich nur ein wenig in die indianische Symbolwelt der Himmelsrichtungen hineinfinden, das Mandala mit dem Kompass, der natürlich selbst auch wieder Mandala ist, ausrichten, und sich dann öfter in die verschiedenen Richtungen setzen zur Meditation oder Besinnung und warten, was einem zu Bewusstsein kommt.

Garten-Mandalas für die Gesundheit

Aus verschieden großen und farbigen Kieselstein-Mandalas lässt sich in frischen Beton ein interessantes Mandala drücken, das obendrein noch medizinischen Sinn bekommt, wenn man später viel darauf herumspaziert und seine Fußreflexzonen von den Mandala-Steinen massieren und so über die Reflexzonen der Füße den ganzen Körper therapieren lässt.

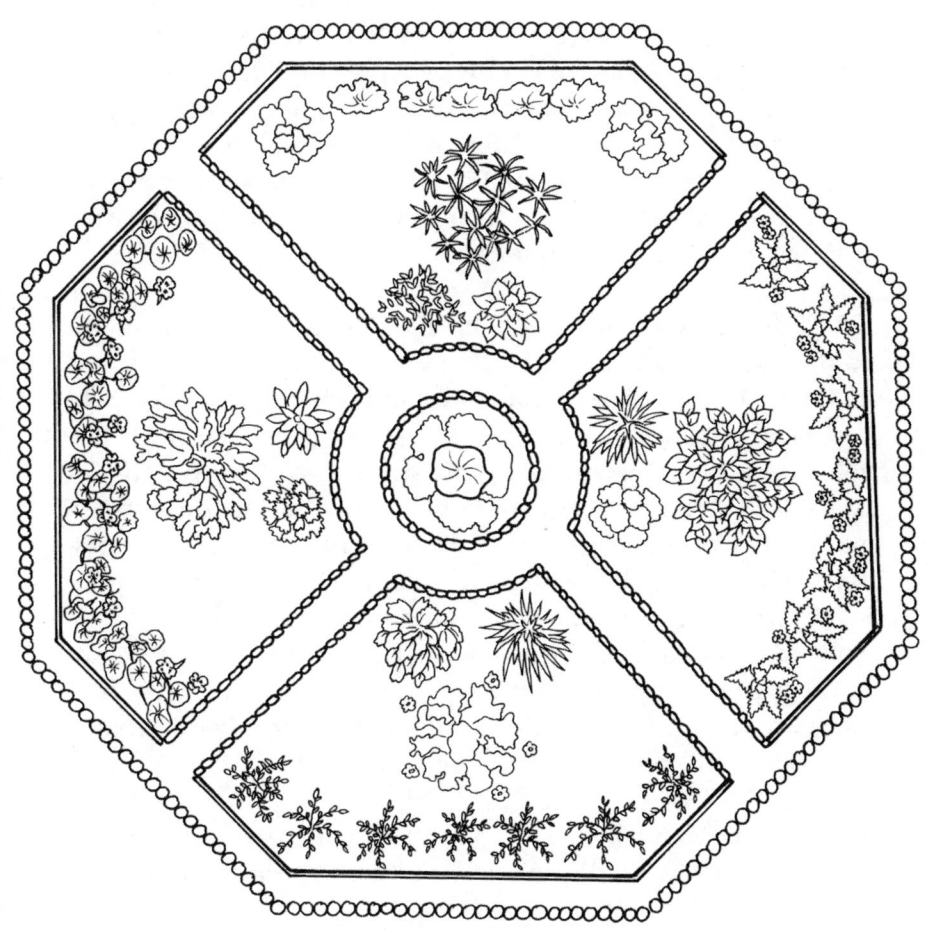

Lebende Jahreszeiten-Mandalas

Für den FRÜHLING oder sogar das ganze Jahr kann man ein Mandala pflanzen, indem man die Samen und Knollen nach einem Mandala-Plan einbringt. Das ganze Jahr über können einem dann die für die Jahrszeiten (arche-)typischen Pflanzen wie eine lebendige Jahreszeiten-Uhr angeben, wie spät es schon im Jahr geworden ist. Besonders Kindern macht das Miterleben der Veränderungen im wachsenden Mandala großen Spaß. Natürlich ist diese Idee der der alten bäuerlichen Kräuter- und Blumengärten vor dem Haus nachempfunden.

Das SOMMER-Mandala lässt sich mit der Mandala-Sonnenuhr kombinieren, indem man Sonnenblumen zu einem Mandala pflanzt. Da diese ihre Mandala-Köpfe nach der Sonne ausrichten, weiß man stets, welche Stunde es geschlagen hat. Solche Erfahrungen mit der natürlichen Sonnenuhr scheinen für Kinder viel wichtiger zu sein, als wir uns heute eingestehen. Zwar haben wir heute viel genauere Uhren, aber die Entwicklungsstufen unserer Zeitmessung bis zu den auf Tausendstel-Sekunden geeichten Chronometern des 21. Jahrhunderts lassen sich für die Seele anhand natürlicher Erfahrungen viel besser nachvollziehen. Ansonsten entsteht nicht selten das Bild eines hilflosen Menschen, der zwar mit all der Technik gut umgehen kann, aber eigentlich gar nicht weiß, wie er zu all dem kommt.

Das HERBST-Mandala ist – wie schon beschrieben – aus Fallobst oder Laub zu legen – die groben Strukturen lassen sich durch mit Stöckchen fixierte Blätter festlegen.

Dem WINTER entspricht das beschriebene Schneebogen-Mandala sehr gut.
    Das ist nicht nur für Kinder ein wundervoller Mandala-Weg durch den Jahreskreis.

Für das ganze Jahr lässt sich ein Baumkreis pflanzen, an dem wir natürlich auch jederzeit ablesen können, wie spät es im Jahreskreis geworden ist. Über die Jahre wächst dieses Mandala mit uns und über uns hinaus. Es wird uns überdauern und auch das ist eine wichtige Erkenntnis in Bezug auf Endlichkeit und Dauer.

Wer genug Platz hat, kann sogar ein Mandala-Haus aus Weiden pflanzen. Durch deren enorme Vitalität und Biegsamkeit lässt sich daraus eine Art lebendiger Iglu zurechtflechten, in dem Kinderherzen – wie immer im Mandala – aufleben.

Der Vierjahreszeitenbaum

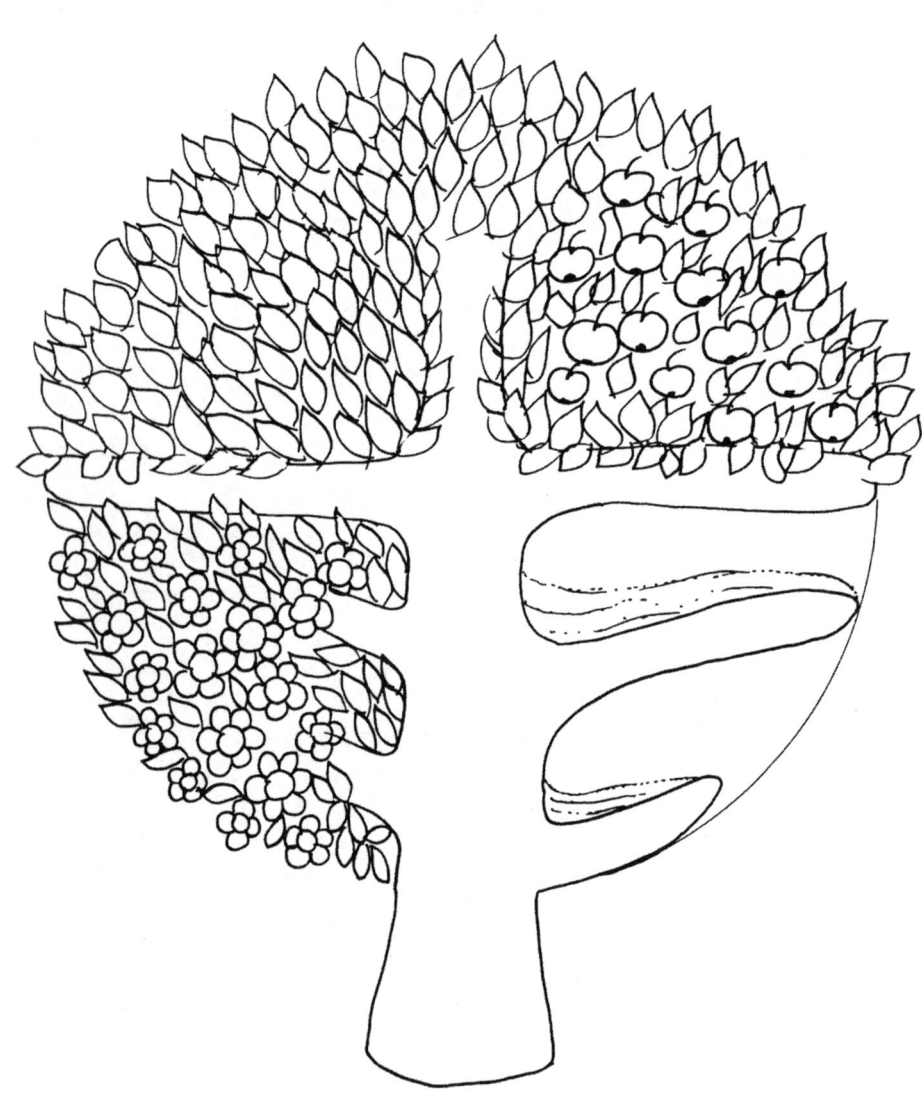

Das Rad des Schicksals als Vierjahreszeitenkreis

Die Darstellung einer französischen Miniatur aus dem 14. Jahrhundert zeigt die Engel, die das Schicksalsrad drehen und dabei den Lobgesang Gottes anstimmen.

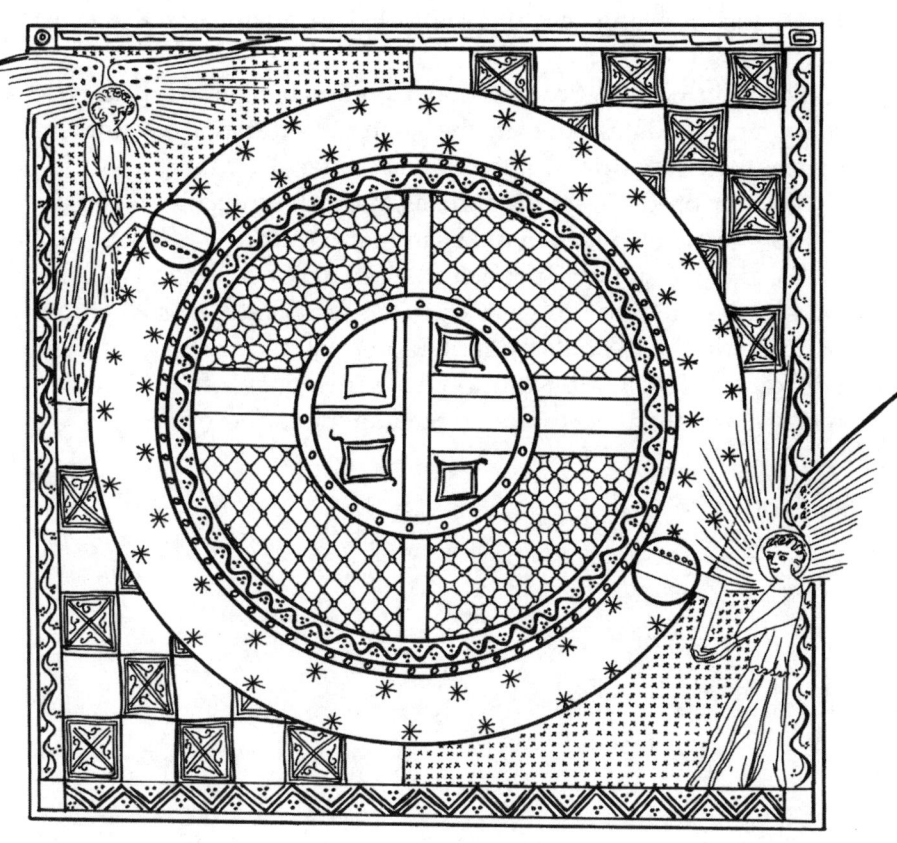

Küchen-Mandalas

Der Prototyp eines solchen ist der an einem Stück abgeschälte Apfel, dessen Schale eine perfekte Mandala-Spirale ergibt, die zum Apfelschalentee weiterverarbeitet werden könnte, ganz abgesehen davon, dass der Apfel vorher und nachher Mandala ist und bleibt.

Wird er in Scheiben aufgeschnitten, ergeben diese, wenn man sie nur aus der ursprünglichen Apfelform auseinanderfallen ließe, wieder ein Mandala.

Auch der einfach durchgeschnittene Apfel enthüllt in beiden Kernhäusern Mandalas, aber natürlich ist auch jeder Kern für sich eines.

Die allermeisten Früchte und Gemüse bleiben auch aufgeschnitten Mandalas oder ergeben überhaupt erst angeschnitten welche, wie etwa der Staudensellerie oder die Möhren. Andere, wie der Broccoli, sind Mandalas, die sich schon oberflächlich sichtbar aus vielen kleineren zusammensetzen.

Werden sie zu Gerichten verarbeitet, bleibt das Mandala ihre angemessenste Form, ob es sich dabei um Salate oder Aufläufe handelt, um kalte Platten oder Gratins. Mit ein wenig Bewusstheit kann die Mandala-Kultur in der Küche auf einen noch höheren und vor allem bewussteren Stand gebracht werden.

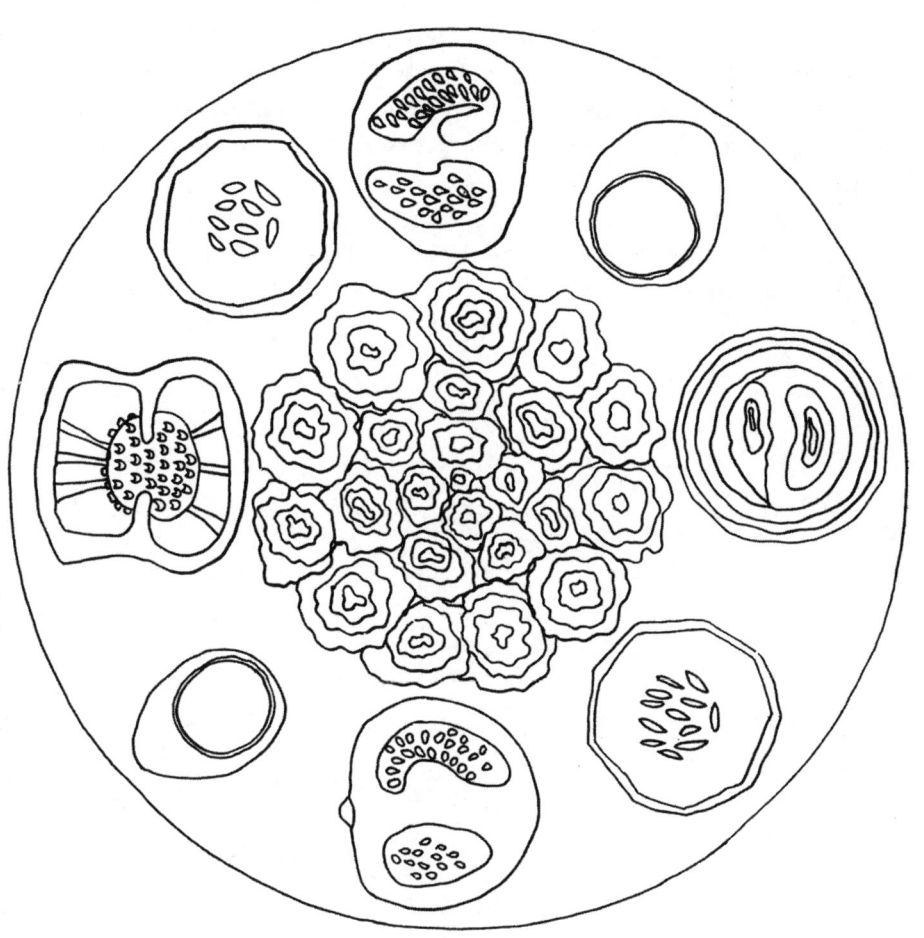

Mandala-Kunst-Handwerk

Kunst beginnt für viele am ehesten über Kunsthandwerk, und hier sind die Möglichkeiten, wie generell mit den Mandalas, beinahe unbegrenzt. Aus fast jedem Material lassen sich Mandalas fertigen, von geschnitzten Tellern bis zu geschmiedeten Torbögen.

Eine wundervolle Erfahrung kann es sein, einmal selbst Glas-Mandalas zu blasen. Auch die Korbflechterei läuft meist auf ein Mandala hinaus.

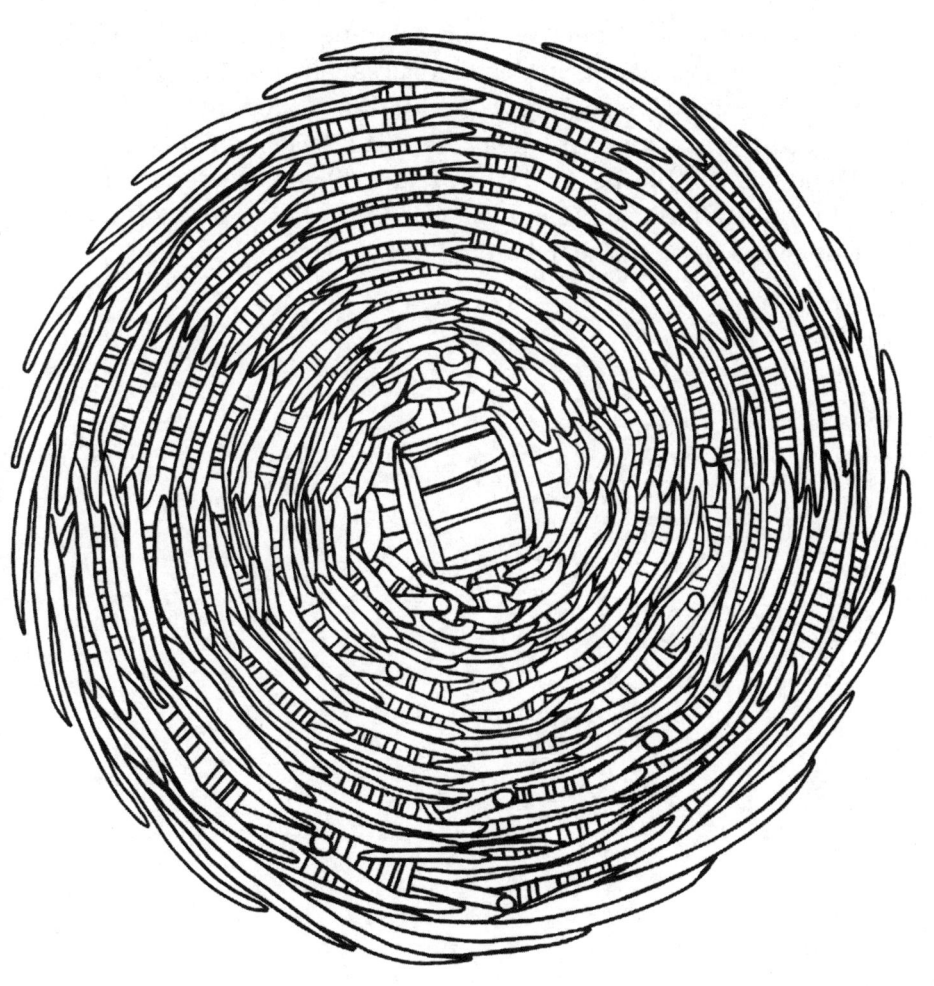

Kunst im Mandala

Vom Handwerk ist der Weg vorgezeichnet zur Kunst in Mandala-Form, wie sie uns in den eindrucksvollen Natur-Mandalas von Goldsworthy[*] schon begegnet ist. Ein Höhepunkt der Mandala-Kunst sind die gemalten und mit Edelsteinen versehenen Mandalas von Marlies Ladurée[**]. Hier schließt sich der Kreis zu den mittelalterlichen Kirchenfenster-Mandalas, die ebenfalls Kunstwerke von unschätzbarem Wert waren.

---

[*]   »Andy Goldsworthy«, Zweitausendeins, Frankfurt am Main, 1991.
[**] Marlies Ladurée: »Les Mandalas Contemporains«, Autoédition

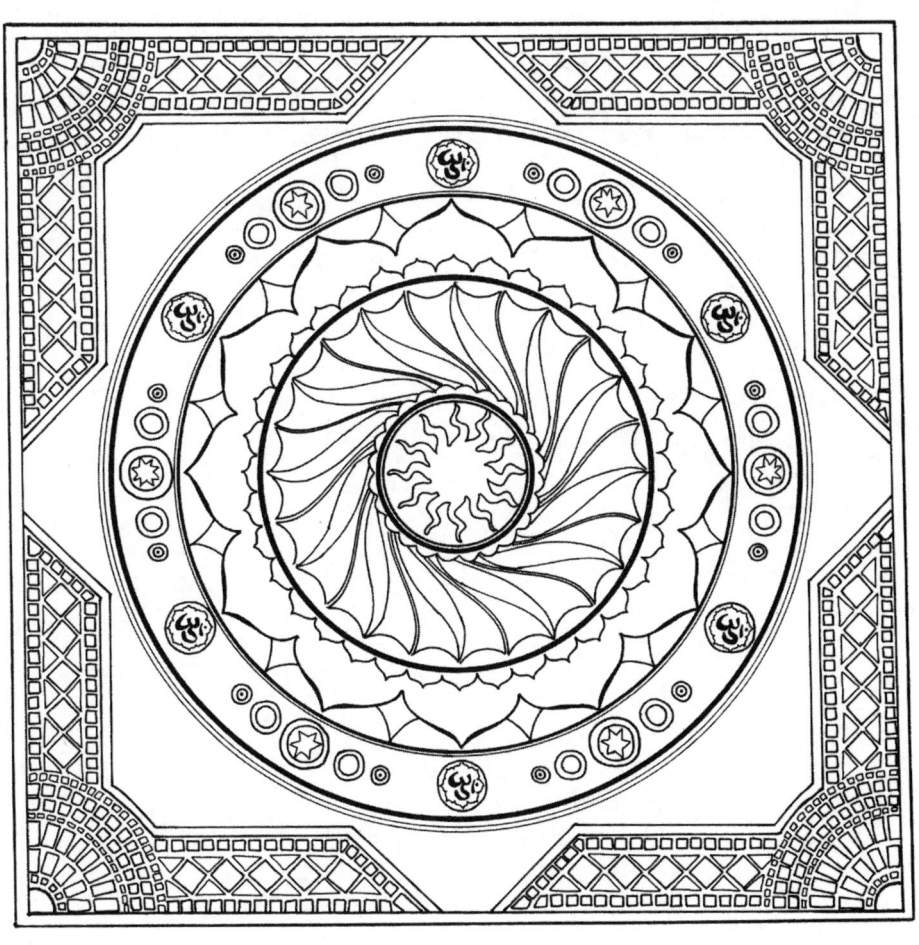

Mandala nach einer Idee von Marlies Ladurée

Schlussmandala

Mit diesen Spuren im Sand, die schon die nächste Welle wegwischen kann, schließt sich der Kreis der Mandalas, wobei er sich natürlich in jedem Mandala wieder öffnet. Aus der Mitte in die Mitte führt der Weg, oder wie die Inder sagen: »Von hier nach hier.«

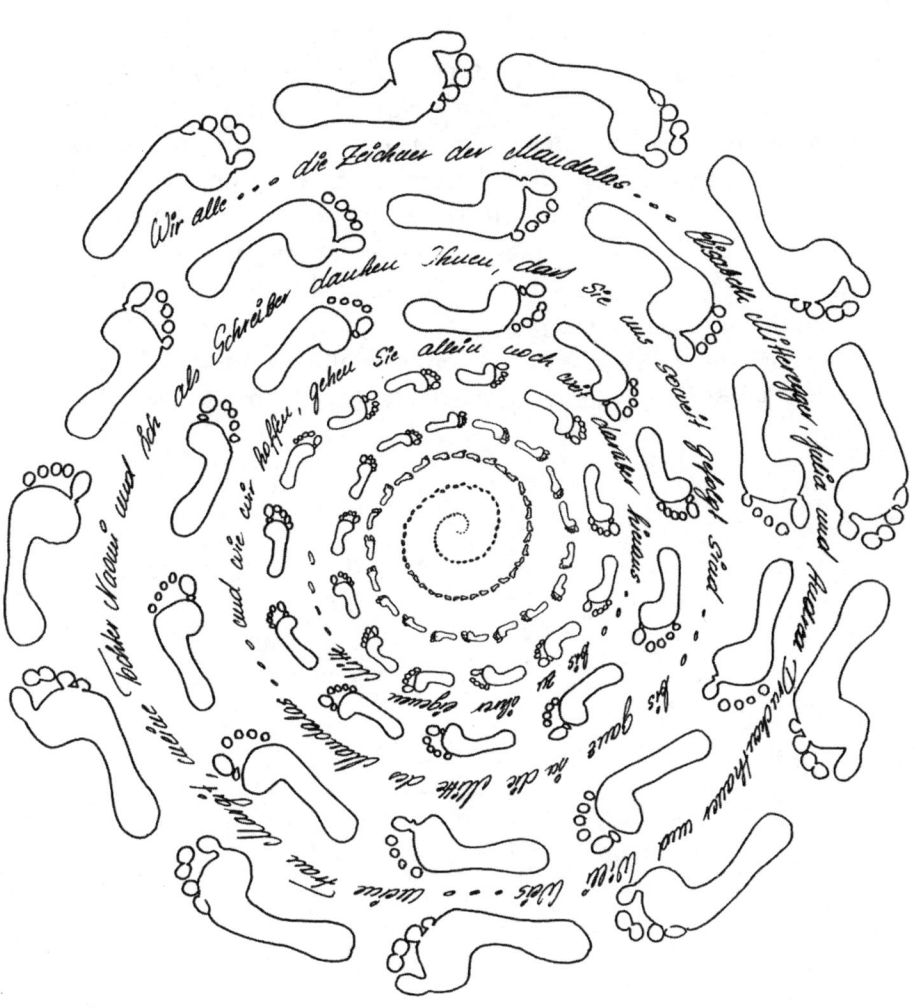

Anmerkungen

Weitere Anregungen zu Mandala-Spielen und Übungen finden sich in »Mandalas der Welt – ein Meditations- und Malbuch«.

Außerdem ist zu diesem Buch eine CD mit geführten Meditationen unter dem Titel »Mandalas – Wege zur eigenen Mitte« bei Goldmann-Arkana-Audio erscheinen. Mit Hilfe dieser und anderer geführter Reisen, auf die jeder ohne aufwendige Reisevorbereitung gehen kann, lässt sich leichter und tiefer einsteigen in das Reich der eigenen inneren Bilder und so auch in die Suche nach den eigenen Mandalas.

Zu diesem Buch gibt es auch einen Malblock mit den 72 Mandalas des Buches »Mandalas der Welt« bei Neptun Music, München.

Literatur

Dahlke, Ruediger: *Mandalas der Welt*, München 1985

Dahlke, Ruediger: *Krankheit als Symbol*, München 1996

Fried, Claudia und Werber, Bruce: CD/MC *Mantren der Welt*, Freiburg 1997

Goldsworthy, Andy: *Andy Goldsworthy*, Frankfurt a. Main, 1991

Heckel, Ernst: *Kunstformen der Natur*, Prestel, München 1998

Honauer, Urs: *Wasser – die geheimnisvolle Energie*, München 1998

Ladurée, Marlies: *Les Mandalas Contemporains*, Autoédition 1991

Maclagan, David: *Schöpfungsmythen*, München 1985

Veröffentlichungen von Ruediger Dahlke

Die Spuren der Seele: was Hand und Fuß über uns sagen, mit Rita Fasel, GU 2010
Die Schicksalsgesetze – Spielregeln fürs Leben: Polarität – Resonanz – Bewusstsein, Goldmann 2009
Aller guten Dinge sind drei – Bewegung – Ernährung – Entspannung, Südwest 2009
Krankheit als Symbol, Bertelsmann, neu bearbeitet 2007
Die Psychologie des Geldes, Nymphenburger 2008
Depression, Wege aus der dunklen Nacht der Seele, Goldmann 2006
Krankheit als Sprache der Kinder-Seele, mit V. Kaesemann, Bertelsmann 2009
Körper als Spiegel der Seele, GU 2007
Das große Buch vom Fasten, Goldmann 2008
Die Notfallapotheke für die Seele, Heilende Wahrnehmungsübungen und Meditationen, Nymphenburger 2007
Vom Essen, Trinken und Leben, mit Dorothea Neumayr, Haug Verlag 2007
Das große Buch der ganzheitlichen Therapien, Integral 2007
Schwebend die Leichtigkeit des Seins erleben, Schirner 2008

Lebenskrisen als Entwicklungschancen, Goldmann 1995
Aggression als Chance, Goldmann 2003
Krankheit als Sprache der Seele – Be-Deutung und Chance der Krankheitsbilder, Goldmann 1992
Frauen-Heil-Kunde: Be-Deutung und Chance weiblicher Krankheitsbilder, mit M. Dahlke und V. Zahn, Goldmann 1999
Der Weg ins Leben – Schwangerschaft und Geburt aus spiritueller Sicht, mit M. Dahlke und V. Zahn, Goldmann
Krankheit als Weg, mit T. Dethlefsen, Bertelsmann 1983, Goldmann TB
Woran krankt die Welt, Goldmann 2001

Mandalas der Welt, Hugendubel 1985
Meine 50 besten Gesundheitstipps, Heyne 2008
Reisen nach Innen – Geführte Meditationen auf dem Weg zu sich selbst, Ullstein TB 2004
Das Senkrechte Weltbild, mit N. Klein, Ullstein 1986
Die Psychologie des blauen Dunstes, mit M. Dahlke, Knaur 1989
Gewichtsprobleme, Knaur 1989
Herz(ens)probleme, Knaur 1990
Verdauungsprobleme, mit Robert Hößl, Knaur 1990
Schlaf – die bessere Hälfte des Lebens, Integral 2005

Wage dein Leben jetzt! Heil-Kunde-Institut, (nur noch über uns erhältlich!)
Entgiften – Entschlacken – Loslassen, Heil-Kunde-Institut, (nur noch über uns erhältlich!)
Richtig essen, Der ganzheitliche Weg zu gesunder Ernährung, Knaur 2006
Meditationsführer – Wege nach innen, Schirner 2005
Worte der Heilung, Schirner 2005
Fasten Sie sich gesund, Hugendubel 2003
Von der Weisheit unseres Körpers, Droemer Knaur 2004
Mandala-Malblock, Neptun Music 1985
Die wunderbare Heilkraft des Atmens, mit A. Neumann, Integral 2000
Habakuck und Hibbelig – Das Märchen von der Welt, Heyne 1987
Säulen der Gesundheit, mit Baldur Preiml und Franz Mühlbauer, Goldmann 2000
Wege der Reinigung, mit Doris Ehrenberger, Heyne 1998
Hermetische Medizin – (Dahlke, Papus, Paracelsus), AAGW, Sinzheim

Geführte Meditationen auf CDs

CDs: *Das Gesetz der Polarität, Das Gesetz der Anziehung* (Resonanz) und *Das Bewusstseinsfeld,* Goldmann 2009

Krankheitsbilder *Rheuma* und *Übergewicht* (jeweils Vortrag und Meditation), Neptun 2009

CDs bei Goldmann-Arkana-Audio
Text und Sprache: Ruediger Dahlke, Musik: Claudia Fried und Bruce Werber
5 Selbsthilfe-Programme (CD und Taschenbuch) zu den Themen: *Angstfrei leben, Entgiften – Entschlacken – Loslassen, Mein Idealgewicht* (3 CDs), *Rauchen, Tinnitus und Ohrgeräusche*

Reihe »Heil-Meditationen«:
Allergien, Angstfrei leben, Ärger und Wut, Bewusst fasten, Den Tag beginnen, Depression – Wege aus der dunklen Nacht der Seele, Der Innere Arzt (2 CDs), *Die 4 Elemente, Elemente Rituale* (2 CDs), *Energie-Arbeit, Entgiften-Entschlacken-Loslassen, Frauenprobleme, Ganz entspannt, Hautprobleme* (2 CDs), *Heilungsrituale* (2 CDs), *Herzensprobleme, Kopfschmerzen, Krebs, Lebenskrisen als Entwicklungschance, Leberprobleme, Mandalas, Mein Idealgewicht, Naturmeditation, Niedriger Blutdruck, Partnerbeziehung, Rauchen, Rückenprobleme, Schattenarbeit, Schlafprobleme, Schwangerschaft und Geburt, Selbstliebe, Selbstheilung, Sucht und Suche, Tiefenentspannung, Traumreisen, Verdauungsprobleme, Visionen, Vom Stress zur Lebensfreude*

Kindermeditation: *Märchenland*

Kindermeditation: *Ich bin mein Lieblingstier* (Schirner)

CDs bei Integral:
7 *Morgenmeditationen, Die Leichtigkeit des Schwebens, Erquickendes Abschalten mittags und abends, Schlaf – die bessere Hälfte des Lebens, Schutzengel-Meditationen, Die Heilkraft des Verzeihens*

CDs mit Übungen zum Buch bei LangenMüller/Hörbuch:
Die Psychologie des Geldes, Die Notfallapotheke für die Seele

Hörbuch CD bei Hoffmann und Campe:
Der Körper als Spiegel der Seele

Vorträge auf CD im Rhythmusverlag:
Hofmarkstr. 27, D-84381 Johanniskirchen,
Tel: 0049-(0)8564-940747,
Email: info@rhythmusverlag.de,
www.rhythmusverlag.de
Der innere Arzt, Gesetze des Lebens, Seelische Verletzungen, Visionen

Vorträge/Tagesseminare auf MC, Video und DVD:
Auditorium Netzwerk, Hebelstr. 47, D-79379 Müllheim,
Tel: 0049-(0)7631-938690,
Email: info@auditorium-netzwerk.de,
www.auditorium-netzwerk.de

Adressen für Seminare, Fortbildungen, Reisen:

Heil-Kunde-Institut Graz
Oberberg 92
A-8151 Hitzendorf
Tel.: 0043-316-71 98 88 - 5
Fax: 0043-316-71 98 88 -6
Mail: info@dahlke.at

Psychotherapien, Beratungen, Wochenendseminare:

Heil-Kunde-Zentrum Johanniskirchen
Schornbach 22
D-84381 Johanniskirchen
Tel.: 0049 – 8564 – 819 (9 – 12 00)
Fax. – 1429

Internetportal: www.mymedworld.cc